U0137511

柳氏经方应用技巧

——经方案例及解析

柳少逸　蔡锡英　编著

全国百佳图书出版单位
中国中医药出版社
·北 京·

图书在版编目（CIP）数据

柳氏经方应用技巧：经方案例及解析／柳少逸，蔡锡英编著.—北京：中国中医药出版社，2023.12

ISBN 978－7－5132－8331－1

Ⅰ.①柳…　Ⅱ.①柳…②蔡…　Ⅲ.①中医临床—经验—中国—现代　Ⅳ.①R249.7

中国国家版本馆 CIP 数据核字（2023）第 146438 号

中国中医药出版社出版

北京经济技术开发区科创十三街 31 号院二区 8 号楼

邮政编码　100176

传真　010－64405721

河北新华第二印刷有限责任公司印刷

各地新华书店经销

开本 880×1230　1/32　印张 16　字数 303 千字

2023 年 12 月第 1 版　2023 年 12 月第 1 次印刷

书号　ISBN 978－7－5132－8331－1

定价　78.00 元

网址　www.cptcm.com

服 务 热 线　010－64405510

购 书 热 线　010－89535836

维 权 打 假　010－64405753

微信服务号　zgzyycbs

微商城网址　https：//kdt.im/LIdUGr

官 方 微 博　http：//e.weibo.com/cptcm

天猫旗舰店网址　https：//zgzyycbs.tmall.com

张　序

　　胶东柳氏医学流派延续了一条世医的传承轨迹，它是由柳吉忱、柳少逸、蔡锡英等及其门生几代人，经过百余年的辛勤耕耘，深究博采，传庚接续，不断总结完善发展起来的。以"三观""四论""一法则"为指导思想。以天人相应、崇尚经典、内外并治、针药兼施为学术特点。以取法乎上，筑基国学；以道统术，谙熟经典；天人相应，形与神俱；古今贯通，中西兼容；四诊合参，首重色脉；三"辨"合一，治病求本；谨守病机，各司其属；杂合以治，四"方"交融等八大特色为流派特征。以其创建的中国象数医学体系、内伤性疾病病机四论体系、太极思维临床辨证论治体系、中医复健医学体系（医经派针术、医经派灸术、医经派推拿术、广意派小儿推拿术、脑瘫病中医治疗康复技术等）、柳氏方证法式应用体系、柳氏抗癌用药式临证应用体系六大创新性体系为学术架构。其理论体系完善，知识结构全面，临证技术丰富，临床方法成熟。该学派发源于栖霞，形成于莱阳，立足于胶东，传播于山东，辐射至全国，影响于东瀛。

　　医派创始人柳吉忱（1909—1995），名毓庆，号济生，以字行，山东栖霞人。六岁入本族私塾，民国时期入小学、中学，后拜儒医李兰逊先生为师，尽得其传。柳吉忱先生曾先后毕业于天津尉稼谦、上海恽铁樵国医班。1941年参加抗日工作，以教师、医师身份为掩护从事地下革命活动。中华人民共和国成立后其历任栖东县立医院、栖霞县人民医院业务院长，烟台市莱阳中心医院中医科主任、主任医师。1954年至1958年受山东省莱阳行政公署委派，其负责莱阳地区的中医培训工作，主办了七期中医进修班，并亲自授课，讲授《黄帝内经》《伤寒论》《金匮要略》《神农本草经》《温病条辨》和《中国医学史》，为胶东地区培养了一大批中医骨干，一部分成为山东中医药高等专科学校的骨干教师，一部分成为半岛地县级医院的骨干中医师。二十世纪六七十年代，其又教子课徒十余人。故山东诸多名医出自其门下。

柳少逸，乃吉忱公哲嗣，牟永昌先生之高徒，山东烟台中医药专修学院院长，泰山医学院、济宁医学院兼职教授，莱阳复健医院院长顾问。他为首届中华中医药学会中医文化分会理事，中国中医药研究促进会小儿推拿外治分会副主任委员，首届山东中医药学会民间疗法专业委员会主任委员、肾病专业委员会委员、心脑病专业委员会委员。其幼承庭训，长有师承，又经院校系统学习，更兼个人砥砺钻研，创建了以天人相应的整体观、形神统一的生命观、太极思维的辨证观三大理论为核心的中国象数医学理论，构建了慢性内伤性疾病的思辨纲领——病机四论体系，即老年退行性疾病的虚损论、功能失调性疾病的枢机论、器质性疾病的气化论、有形痼疾的痰瘀论，以及中医复健医学体系。其著有

《经络腧穴原始》《〈内经〉中的古中医学——中国象数医学概论》《五运六气三十二讲》《〈黄帝内经〉针法针方讲记》《柳少逸医案选》《柳少逸医论医话选》《柴胡汤类方及其应用》《小儿推拿讲稿——广意派传承录》等系列著作三十余部，尚与我共同主编了《名老中医之路续编》1～6 辑。被中国中医药出版社肖培新主任誉为"大医鸿儒"，为柳氏医派的代表人物。

蔡锡英为柳氏医学流派领军者，曾在莱阳中心医院工作30 年，1995 年调任山东烟台中医药专修学院副院长，并筹建山东烟台中医药专修学院中医门诊部，2010 年出任莱阳复健医院院长。现为泰山医学院兼职教授、山东省中医药学会糖尿病专业委员会委员、山东中医药学会中青年中医读书会副主任委员兼秘书长、莱阳市中医药研究协会理事长、烟台复健脑瘫科研所所长。其与柳少逸先生共创柳氏医派辉煌，共同提出中国象数医学、疑难病病机四论体系等新理论。常年致力于中医学的教学、科研及临床研究，医术精湛。先后主编并出版了《齐鲁名医学术思想荟萃》《杏苑耕耘录》等中医专著 9 部，在各级期刊发表了 30 余篇学术论文，如《从天子卦阴阳变化规律谈阴阳平衡论》《子午流注与病死时间规律初探》《时辰护理初探》《康复止痛膏治疗癌痛》《健脾益气法在治癌中的应用》等学术论文，多次出席国际学术会议。《消渴散在糖尿病治疗中的应用》《柳氏治肝八法浅谈》《附子半夏汤与肾病综合征》《温肾暖宫法治疗子宫发育不良》《中药"刮宫方"治疗功能性子宫出血 130 例》《桂枝茯苓丸治疗石淋及肾积水证》等多篇学术论文获国家级、省级奖项。

医学流派在中医药学的传承和发展过程中发挥了重要的作用，而柳吉忱先生创立的柳氏医学流派，是中医学众多流派中的一朵奇葩，为山东中医学的发展添写了精彩的一页。胶东柳氏医学流派的传承脉络清晰，理论体系完整，临床效果肯定，学术思想成熟，学术架构合理，学术著作丰富。柳氏医派的传承，不仅仅是术层面的传承，更有道层面的传承。胶东柳氏医派内容丰富，与其创始人柳吉忱先生所倡导的知方药、知推拿、知针灸的知识架构是一致的。临床治疗涉猎内、外、妇、儿、五官等诸科，治疗手段不仅有方药，更是涉及针灸、推拿、艾灸、刮痧等诸多适宜技术，且以有效而成熟的手段治疗脑瘫、癫痫等疑难病。

庚子季夏，少逸将其与蔡锡英编撰的《柳氏经方应用技巧——经方案例及解析》书稿寄给我，邀我作序。缘于我与吉忱先生的相知及与少逸大夫的师生之谊，以及对柳氏医派的熟知，故欣然允之。阅其书稿，我发现柳氏医派的形成，延续了一条世医的传承轨迹，爰以为序。

何奇文

2022 年于鸢都潍坊百寿堂

蔡　序

近期，柳少逸先生寄来由他与蔡锡英合撰的《柳氏经方应用技巧——经方案例及解析》，请我作序。

柳氏医学流派，是20世纪20年代发起，至50年代中期，形成了一系列学术思想和临床经验，初步构建起学术框架和学术特色，至八九十年代，理论体系更加完善，临床经验更加丰富。

清末民初，栖霞境内，有著名的两大中医传承体系，一是柳吉忱先生受业于清代贡生儒医李兰逊济生堂系，二是牟永昌先生受业于其父清代秀才儒医牟熙光丰裕堂系。柳氏医派第二代传承人柳少逸先生非但有其家传，尚随师牟永昌公六年，尽得牟氏一系之真传。于是，少逸先生汇两支医派学术于一体，理论体系和临床实践均有所成，加之其奋志芸窗，丰富并发展了柳氏医派的学术理论及临床实践，与其夫人柳氏医派领军者蔡锡英，共同将柳氏医派提升到一个新的高度，学术影响亦日益扩大。

由此可知，胶东柳氏医学流派，是由柳吉忱、柳少逸、蔡锡英等及其门生几代人，经过百余年的辛勤耕耘，博览广采，融会贯通，传庚接续，不断总结完善发展起来的。其理论体系完善，知识结构全面，临证技术丰富，临床方法成熟，学术特色丰富。

阅其案，多为柳吉忱、柳少逸、蔡锡英运用经方的医案，其中尚有少逸先生蒙师牟永昌公的部分医案，可谓集柳氏医派代表人物经方医案之大成。

"经方"一词，最早出现于东汉，班固《汉书·艺文志·方技略》谓："经方十一家，二百七十四卷。经方者，本草石之寒温，量疾病之浅深，假药味之滋，因气感之宜，辨五苦六辛，致水火之齐，以通闭解结，反之于平。"后因东汉末年战乱，经方十一家典籍尽失，无一得传。宋代孙奇、林亿在校定《伤寒论》序中云："伤寒论，盖祖述大圣人之意，诸家莫其伦拟。故晋·皇甫谧序《甲乙针经》云：'伊尹以元圣之才，撰用神农本草，以为汤液，汉·张仲景遗论甚精，皆可施用。'是仲景本伊尹之法，伊尹本神农之经，得不谓祖述大圣人之意乎?"由此可知，伊尹根据《神农本草经》知识创立了《汤液经法》，张仲景根据《汤液经法》的知识，广验于临床，从而著成了《伤寒杂病论》。据《汉书·艺文志·方技略》"经方十一家"中，有《汤液经法》三十二卷。又据晋·陶弘景《辅行诀脏腑用药法要》，汉代张仲景等名医，"咸师式此《汤液经法》"。由此可知，在汉代张仲景时代尚见到了"医经七家"与"经方十一家"等古医学文献。于是，就现存的中医文献，《伤寒杂病论》中的方剂便成了经方之祖剂了。对此，徐大椿有"惟仲景则独祖经方而集大成""克谓经方之祖"之论。这说明了张仲景的书是学、研、应用经方的医著，是经方的源头。《注解伤寒论》序云："医之道源自炎黄，以至神之妙，始兴经方，以仲景一部，为众方之祖。"李东垣称"仲景药为万世法，号群方之祖"。而尤在泾称"《金匮要略》者，汉张仲景所著，为医方之祖，而治杂病之宗"。李彣在《金匮要略》序中谓："不读《伤寒论》者，不可与言医，不读《金匮要略》者，并不可与言《伤寒论》。"徐大椿尚语云："因知古圣治病之法，其可考者唯此两书，其可谓经方之祖，可与《灵》《素》并重者。"关于临床应用的意义，蔡陆仙《中国医学汇海》云："经方者，即古圣发明。有法则，有定例，可为治疗之规矩准绳，可作后人通常应用，而不能越出其范围，足堪师取之方也。"

宋·林亿在《金匮要略方论》序中有"尝以对方证对者，施之于人，其效若神"之论。吉忱公临证，均以"方证立论"，且根据病因病机的需要，或经方，或经方头时方尾，大有"以对方证对者，施之于人，其效若神"之验，从而形成柳氏医学流派以"方证立论"法式施于临床的学派特点。宗此，少逸先生亦"以对方证对者，施之于人"，广验于临床，均有显效，从而成为流派之集大成者，故而被人称为"经方派"之医。实则柳氏医派在临床实践中或经方，或时方，或经方头时方尾，均以"方证立论"为法式，所以就不存在什么"经方派""时方派"的界限了，从其已出版的《柳吉忱诊籍纂论》《牟永昌诊籍纂论》《柳少逸医案选》《柳少逸医论医话选》中，可见其端倪。盖因仲景方和后世之方，均是历代医家临床诊疗精粹之结晶。若不广以传承，人为地固守"学派"阵地，则有失仲景"方证立论"之旨意也。

柳少逸、蔡锡英医师深忧"执古方不能治今病"之说日繁，又鉴于"世以医为难，医家尤以治伤寒难为"之境况，为彰显读仲景之书，察其理，明其用，而选编柳氏医派运用经方之验案结集，名曰《柳氏经方应用技巧——经方案例及解析》，以示"以对方证对者，施之于人，其效若神"之论，绝非妄语。同时，从该集医案中可见柳氏医派"理必《内经》，法必仲景，药必《本经》"的知识结构和学术思想内涵。

蔡剑英

2020 年 9 月 8 日

前　言

　　《注解伤寒论》序谓"医之道源自炎黄，以至神之妙，始兴经方"，"以仲景方一部，为众方之祖"。李东垣称"仲景药为万世法，号称群方之祖，治杂病若神"。"炎黄"，系指炎帝神农、黄帝轩辕。炎黄二帝为华夏之始祖。而《黄帝内经》《神农本草经》为中医学最早的典籍，故谓"医之道源自炎黄"。家父吉忱公课徒有"理必《内经》，法必仲景，药必《本经》"之训。

　　"勤求古训，博采众方"，是医圣仲景成才之路，此当为研岐黄之书者奉为圭臬。"书宜多读，谓博览群书，可以长见识也，第要有根柢，根柢者何？即《灵枢》《素问》《神农本草经》《难经》《金匮》、仲景《伤寒论》是也。"此清·程芝田《医法心传·读书先要根》中之语。柢，树木之根，有根柢即有根底，根深柢固也，医学之根柢即今天所讲的四大经典也。当然学研医学经典著作不是"厚古薄今"，对此历代先贤已有真知卓识。清·刘奎称："无岐黄而根底不植，无仲景而法方不立，无诸名家而千病万端药证不备。"清·俞震认为："专读仲景书，不读后贤书，譬之井田封建，周礼周官，不可以治汉唐之天下也。仅读后贤书，不读仲景书，譬之五言七律，昆体宫词，不可以代三百之雅颂也。"

蔡陆仙《中国医药汇海》云："经方者，即古圣发明。有法则，有定例，可为治疗之规矩准绳，可作后人通常应用，而不能越出其范围，足堪师取之方也。"宋·林亿《金匮要略方论》序云："尝以对方证对者，施之于人，奇效若神。"家父吉忱公临证，均以"方证立论"为法式，大有"以对方证对者，施之于人，其效若神"之验，从而形成柳氏医学流派以"方证立论"的学派特点。余等亦"以对方证对者，施之于人"，或经方，或时方，或经方头时方尾，均收效于预期。故而今天论经方，旨在弘扬古代医学精华，汲取今人之成果，借鉴古今，临证通变，提高临床疗效，这是我们当代医家的重要使命。

近期"柳氏广意派小儿推拿中医药特色技术"被山东省卫生健康委员会纳入"2020年齐鲁医派中医学术流派传承项目名单"，烟台市卫生健康委员会将"推动胶东柳氏医学流派创新发展""深入挖掘并整理推广柳氏广意派小儿推拿中医药特色技术"纳入"2020年全市卫生健康工作要点及分工方案"。2022年3月31日，"胶东柳氏医学流派传承工作室"被山东省卫生健康委员会确定为齐鲁医派中医学术流派传承项目。由此可知，当前中医药的传承和发展已经上升到国家及各级政府的层面。为彰显"读仲景之书，察其理，辨后世之方而明其用"，我们将对柳氏医派之医案进行系统的整理工作提上了议程。除对医案分科结集外，还将"经方案""家传方案""师承方案"分别结集，于是就有了《柳氏经方应用技巧——经方案例及解析》的册子。因所选医案，跨越半个多世纪，均为当时之实录，而其文体欠一致，以求原貌。清·沈金鳌《杂病源流犀烛》自序云："医系人之生死，凡治一症，拘一方，用一药，在立法著书者，非要于至精至当。"此即"医之道最微，微则不能不深究；医之方最广，广则不能不小心"之谓也。故我等殚厥心力，躬身而力撰之。然因我等医之根柢薄植，故本集医案之解读，仅具引玉之作。

编　者

2022 年 7 月 27 日

目　录

一、时病 ……………………………………………… 1

　桂枝汤证案 ………………………………………… 1

　麻黄汤证案 ………………………………………… 3

　桂枝新加汤证案 …………………………………… 5

　小柴胡汤证案 ……………………………………… 6

　小柴胡加栀子汤证案 ……………………………… 8

　通脉四逆汤证案 …………………………………… 9

二、疫病 ……………………………………………… 12

　白虎汤证案 ………………………………………… 12

　小承气汤证案 ……………………………………… 13

　柴胡去半夏加瓜蒌汤证案 ………………………… 14

　大承气汤证案 ……………………………………… 16

　小柴胡汤证案 ……………………………………… 17

三、发热 ……………………………………………… 19

　鳖甲煎丸证案 ……………………………………… 19

　通脉四逆加猪胆汁汤证案 ………………………… 21

　加味桂枝汤证案 …………………………………… 23

　小柴胡汤证案 ……………………………………… 24

　柴胡桂枝汤证案 …………………………………… 25

柴胡百合汤证案 ………………………… 26

炙甘草汤证案 …………………………… 27

白虎加人参汤证案 ……………………… 30

大青龙汤证案 …………………………… 32

四、咳嗽 …………………………………… 34

小青龙汤证案 …………………………… 34

竹叶石膏汤证案 ………………………… 36

桂枝加厚朴杏子汤证案 ………………… 37

小青龙汤证案 …………………………… 38

麻黄升麻汤证案 ………………………… 39

小柴胡合苓桂术甘汤证案 ……………… 40

麦门冬汤证案 …………………………… 41

五、哮喘 …………………………………… 43

麻杏石甘汤证案 ………………………… 43

射干麻黄汤证案 ………………………… 44

大青龙汤证案 …………………………… 45

小青龙汤证案 ………………………………… 48

小青龙加石膏汤证案 …………………… 49

六、痰饮 …………………………………… 52

己椒苈黄丸证案 ………………………… 52

苓桂术甘汤证案 ………………………… 54

茯苓甘草汤证案 ………………………… 56

大陷胸汤证案 …………………………… 57

柴胡苓桂汤证案 ·· 58

木防己汤证案 ·· 60

十枣汤证案 ·· 61

厚朴大黄汤证案 ·· 64

桂苓五味甘草汤证案 ··· 65

苓甘五味姜辛汤证案 ··· 66

七、胸痹 ·· 67

瓜蒌薤白白酒汤证案 ··· 67

枳实薤白桂枝汤证案 ··· 70

干姜附子汤证案 ·· 71

茯苓四逆汤证案 ·· 73

桂枝去芍药加附子汤证案 ································· 74

桂枝汤证案 ·· 76

半夏泻心汤证案 ·· 77

人参汤证案 ·· 79

柴胡桂枝干姜汤证案 ··· 80

茯苓杏仁甘草汤证案 ··· 82

橘皮枳实生姜汤证案 ··· 83

乌头赤石脂丸证案 ·· 83

八、肺胀 ·· 87

枳实薤白桂枝汤证案 ··· 87

越婢加半夏汤证案 ·· 89

加味茯苓杏仁甘草汤证案 ································· 90

九、肺痈 ·············· 93

葶苈大枣泻肺汤证案 ·········· 93

桔梗汤证案 ·············· 94

竹叶石膏汤证案 ·········· 98

十、自汗 ·············· 100

桂枝龙骨牡蛎汤证案 ·········· 100

桂枝加黄芪汤证案 ·········· 101

十一、血证 ·············· 103

鳖甲煎丸证案 ·············· 103

升麻鳖甲去雄黄蜀椒汤证案 ····· 105

麦门冬汤证案 ·········· 106

黄土汤证案 ·············· 107

当归芍药散证案 ·········· 109

十二、心悸 ·············· 111

炙甘草汤证案 ·········· 111

柴胡加龙骨牡蛎汤证案 ········· 114

桂枝汤证案 ·············· 115

十三、不寐 ·············· 118

柴胡加龙骨牡蛎汤证案 ········· 118

酸枣仁汤证案 ·············· 120

四逆散证案 ·············· 122

百合鸡子黄汤证案 ·········· 124

百合地黄汤证案 ·········· 125

百合滑石散证案 ·················· 125

桂枝汤证案 ······················· 126

黄连阿胶汤证案 ·················· 128

栀子豉汤证案 ····················· 129

十四、振掉 ························ 131

柴胡加龙骨牡蛎汤证案 ········· 131

十五、癫狂 ························ 133

桃核承气汤证案 ·················· 133

柴胡加龙骨牡蛎汤证案 ········· 134

十六、痫证 ························ 138

柴胡加龙骨牡蛎汤证案 ········· 138

柴胡桂枝汤证案 ·················· 140

十七、郁证 ························ 142

四逆散证案 ······················· 142

柴胡加龙骨牡蛎汤证案 ········· 144

十八、脏躁 ························ 146

柴胡加龙骨牡蛎汤证案 ········· 146

十九、狐惑病 ····················· 149

甘草泻心汤证案 ·················· 149

二十、梅核气 ····················· 152

半夏厚朴汤证案 ·················· 152

二十一、懊侬 ····················· 154

栀子厚朴汤证案 ·················· 154

二十二、奔豚气 ································· 156

　猪膏发煎证案 ································· 156

　奔豚汤证案 ································· 158

　桂枝加桂汤证案 ································· 159

　茯苓桂枝甘草大枣汤证案 ················· 161

　枳实芍药散证案 ································· 162

二十三、瘿瘤 ································· 164

　柴胡加龙骨牡蛎汤证案 ··················· 164

二十四、癥瘕 ································· 169

　当归贝母苦参丸证案 ····················· 169

　鳖甲煎丸证案 ································· 171

　桂枝茯苓丸证案 ································· 172

　下瘀血汤证案 ································· 175

二十五、胃脘痛 ································· 177

　柴胡桂枝汤证案 ································· 177

　四逆散证案 ································· 181

　附子泻心汤证案 ································· 186

　厚朴生姜半夏甘草人参汤证案 ········· 187

　小建中汤证案 ································· 188

　乌梅丸证案 ································· 189

　调胃承气汤证案 ································· 190

　干姜黄芩黄连人参汤证案 ··············· 191

　黄芪建中汤证案 ································· 192

己椒苈黄丸证案 ……………………………………… 195

二十六、腹痛 …………………………………………… 197

桃核承气汤证案 ……………………………………… 197

桂枝加大黄汤证案 …………………………………… 199

大黄牡丹汤证案 ……………………………………… 200

四逆散证案 …………………………………………… 202

柴胡加芒硝汤证案 …………………………………… 203

大柴胡汤证案 ………………………………………… 204

大黄附子汤证案 ……………………………………… 205

乌头桂枝汤证案 ……………………………………… 207

大承气汤证案 ………………………………………… 208

王不留行散证案 ……………………………………… 209

附子粳米汤证案 ……………………………………… 211

当归生姜羊肉汤证案 ………………………………… 212

二十七、胁痛 …………………………………………… 214

四逆散证案 …………………………………………… 214

柴胡四物汤证案 ……………………………………… 215

柴胡茵陈蒿汤证案 …………………………………… 218

柴胡加大黄汤证案 …………………………………… 219

柴胡陷胸汤证案 ……………………………………… 221

大承气汤证案 ………………………………………… 223

六一承气汤证案 ……………………………………… 224

柴平汤证案 …………………………………………… 225

柴胡加芒硝汤证案 …………………………… 227

大柴胡汤证案 …………………………………… 228

王不留行散证案 ………………………………… 231

大黄附子汤证案 ………………………………… 232

旋覆花汤证案 …………………………………… 233

二十八、黄疸 ……………………………………… 236

柴胡茵陈蒿汤证案 ……………………………… 236

茵陈柏皮汤证案 ………………………………… 237

茵陈大柴胡汤证案 ……………………………… 239

麻黄连轺赤小豆汤证案 ………………………… 241

鳖甲煎丸证案 …………………………………… 243

茵陈五苓散证案 ………………………………… 245

二十九、腹胀 ……………………………………… 247

大黄黄连泻心汤证案 …………………………… 247

生姜泻心汤证案 ………………………………… 249

甘草泻心汤证案 ………………………………… 250

小柴胡汤证案 …………………………………… 251

鳖甲煎丸证案 …………………………………… 253

厚朴七物汤证案 ………………………………… 255

小半夏加茯苓汤证案 …………………………… 256

厚朴生姜半夏甘草人参汤证案 ………………… 257

三十、呕逆 ………………………………………… 259

旋覆代赭汤证案 ………………………………… 259

小半夏汤证案 ·············· 260

吴茱萸汤证案 ·············· 261

半夏泻心汤证案 ·············· 262

三十一、鼓胀 ·············· 264

鳖甲煎丸证案 ·············· 264

枳术汤证案 ·············· 266

三十二、泄泻 ·············· 269

人参汤证案 ·············· 269

桃花汤证案 ·············· 272

桂枝人参汤证案 ·············· 274

四逆汤证案 ·············· 275

三十三、痢疾 ·············· 277

葛根芩连汤证案 ·············· 277

桂枝加葛根汤证案 ·············· 278

白头翁汤证案 ·············· 279

黄芩加半夏生姜汤证案 ·············· 282

大承气汤证案 ·············· 283

紫参汤证案 ·············· 284

黄芩汤证案 ·············· 285

三十四、便秘 ·············· 287

大柴胡汤证案 ·············· 287

白通加猪胆汁汤证案 ·············· 288

麻子仁丸证案 ·············· 290

厚朴三物汤证案 …………………………… 291

大黄甘草汤证案 …………………………… 293

三十五、肠痈 ………………………………… 294

大黄牡丹汤证案 …………………………… 294

薏苡附子败酱散证案 ……………………… 296

三十六、蛔厥 ………………………………… 298

大建中汤证案 ……………………………… 298

乌梅丸证案 ………………………………… 299

三十七、消渴 ………………………………… 304

白虎加人参汤证案 ………………………… 304

柴胡去半夏加瓜蒌根汤证案 ……………… 305

瓜蒌牡蛎散证案 …………………………… 308

肾气丸证案 ………………………………… 309

瓜蒌瞿麦丸证案 …………………………… 310

三十八、头痛 ………………………………… 312

吴茱萸汤证案 ……………………………… 312

柴胡加龙骨牡蛎汤证案 …………………… 313

麻黄细辛附子汤证案 ……………………… 315

小柴胡汤证案 ……………………………… 316

三十九、眩晕 ………………………………… 318

真武汤证案 ………………………………… 318

桂枝甘草汤证案 …………………………… 320

柴胡加龙骨牡蛎汤证案 …………………… 321

小柴胡汤证案 ·············· 322

肾气丸证案 ·············· 323

泽泻汤证案 ·············· 325

四十、水肿 ·············· 327

麻黄汤证案 ·············· 327

麻黄连轺赤小豆汤证案 ·············· 329

柴苓汤证案 ·············· 331

真武汤证案 ·············· 334

柴胡桂枝汤证案 ·············· 336

鳖甲煎丸证案 ·············· 338

桂枝二越婢一汤证案 ·············· 340

五苓散证案 ·············· 342

越婢汤证案 ·············· 343

越婢加术汤证案 ·············· 344

防己茯苓汤证案 ·············· 345

防己黄芪汤证案 ·············· 347

四十一、气肿 ·············· 351

桂枝去桂加茯苓白术汤证案 ·············· 351

猪苓汤证案 ·············· 352

五皮胃苓汤证案 ·············· 353

四十二、淋证 ·············· 356

当归芍药散证案 ·············· 356

猪苓汤证案 ·············· 359

桂枝茯苓丸证案 ……………………………………… 361

五苓散证案 …………………………………………… 362

四十三、尿频 ……………………………………… 364

金匮肾气丸证案 ……………………………………… 364

四十四、风寒湿痹 ………………………………… 366

甘草干姜茯苓白术汤证案 ………………………… 366

三附子汤证案 ………………………………………… 368

桂枝加附子汤证案 ………………………………… 370

桂枝倍芍药汤证案 ………………………………… 371

柴胡桂枝汤证案 ……………………………………… 373

甘草附子汤证案 ……………………………………… 374

麻黄加术汤证案 ……………………………………… 376

麻杏薏甘汤证案 ……………………………………… 378

防己黄芪汤证案 ……………………………………… 379

乌头汤证案 …………………………………………… 380

四十五、寒热错杂痹 ……………………………… 383

桂枝芍药知母汤证案 ……………………………… 383

四十六、热痹 ……………………………………… 385

白虎加桂枝汤证案 ………………………………… 385

四十七、尪痹 ……………………………………… 389

三附子汤证案 ………………………………………… 389

黄芪桂枝五物汤证案 ……………………………… 391

桂枝芍药知母汤证案 ……………………………… 394

四十八、血痹 ··· 399

　黄芪桂枝五物汤证案 ······················· 399

四十九、脉痹 ··· 404

　四逆阳和汤证案 ···························· 404

　当归四逆汤证案 ···························· 408

　大黄䗪虫丸证案 ···························· 410

五十、形体痹 ··· 412

　乌头汤证案 ································· 412

　桂枝加葛根汤证案 ························· 414

　桂枝加芍药汤证案 ························· 415

　葛根汤证案 ································· 417

　芍药甘草汤证案 ···························· 419

　瓜蒌桂枝汤证案 ···························· 420

五十一、痛风 ··· 423

　乌头汤证案 ································· 423

　麻杏石甘汤证案 ···························· 425

五十二、痿证 ··· 428

　桂枝倍芍药汤证案 ························· 428

　桂枝加附子汤证案 ························· 430

　柴胡加龙骨牡蛎汤证案 ····················· 432

　柴胡桂枝汤证案 ···························· 433

五十三、中风 ··· 436

　人参汤证案 ································· 436

五十四、乳痈 ·············· 439

小陷胸汤证案 ·············· 439

五十五、月经不调、痛经 ·············· 441

胶艾汤证案 ·············· 441

当归芍药散证案 ·············· 444

枳实芍药散证案 ·············· 445

当归生姜羊肉汤证案 ·············· 446

五十六、崩漏 ·············· 448

胶艾汤证案 ·············· 448

温经汤证案 ·············· 450

白术散证案 ·············· 452

五十七、妊娠呕吐 ·············· 454

小柴胡汤证案 ·············· 454

五十八、带下病 ·············· 456

当归芍药散证案 ·············· 456

五十九、鼻渊 ·············· 458

小柴胡汤证案 ·············· 458

六十、目疾 ·············· 461

小柴胡汤证案 ·············· 461

六十一、痒疮 ·············· 464

麻黄连轺赤小豆汤证案 ·············· 464

六十二、痄腮 ·············· 468

小柴胡汤证案 ·············· 468

六十三、口疮 …………………………………… 470

小柴胡汤证案 ………………………………… 470

六十四、咽痛 …………………………………… 472

猪肤汤证案 …………………………………… 472

桔梗汤证案 …………………………………… 473

苦酒汤证案 …………………………………… 474

半夏散及汤证案 ……………………………… 475

后　记 …………………………………………… 477

一、时病

桂枝汤证案

宋某，女，52岁，工人。1959年2月13日。

昨夜宴宾客，今天早饭后，在院落洗涤餐具，即头身汗出，始感身爽，旋尔烦闷，啬啬恶寒，淅淅恶风，翕翕发热，遂回房间休息，继而头痛，发热，汗出，恶风，伴全身不适。故由家人陪同来诊。查体温37.8℃，舌淡红，苔薄白，脉浮缓。

诊断：伤风。

辨证：风邪客卫。

治法：解肌散表。

方药：桂枝汤。

（1）点刺出血，泻足太阳膀胱经之经穴昆仑，补足少阴肾经之输穴、原穴太溪，点刺督脉之陶道。

（2）桂枝汤：桂枝12g，制白芍12g，炙甘草10g，生姜3片，大枣4枚。2剂，水煎，以热稀粥送服。

2月15日患者欣然相告：首剂初服即微汗出，发热、烦闷、头身痛息，自觉周身轻松。翌日续服1剂，病证痊愈。

（柳吉忱医案）

解析：《灵枢·五变》云："黄帝曰：人之善病风厥漉汗者，何以候之？少俞答曰：肉不坚，腠理疏，则善病风。"意谓皮不致密，肉理粗疏，致风邪厥逆于内，而为漉漉之汗。盖因太阳之津气，运行于肌肤体表，若"肉不坚，腠理疏"，则津泄而为汗。《素问·评热病论》云："帝曰：有病身热，汗出烦满，烦满不为汗解，此为何病？岐伯曰：汗出而身热者风也，汗出而烦满不解者厥也，病名曰风厥。"由此可见，本案患者既属张仲景《伤寒论》中风伤卫之证，又属《内经》风厥之证。雷丰《时病论》称之为时病，"时病者，乃感四时六气为病之证也，非时疫之时也。故书中专论四时之病，一切瘟疫概不载入。尚遇瘟疫之年，有吴又可先生书在，兹不复赘。"由此可知"时病"与"时疫"之畔界。

风邪初客于卫，头先受之，故有头痛之症；风并于卫，营弱卫强，故有发热汗出之症；汗出则腠疏，故有恶风之候；脉浮主表，缓主风，故用解肌散表之法，以祛卫表之风。桂枝汤有《伤寒论》第一方之誉，以桂枝为主药而得名，由桂枝甘草汤、芍药甘草汤加姜、枣而成。该方以桂枝甘草汤辛甘化阳，芍药甘草汤酸甘化阴，姜、枣具酸甘辛之味，而和营卫。故诸药合用，能奏解肌祛风、调和营卫之效。故而《金镜内台方议》有"用桂枝为君，以散邪气而固卫气；桂枝味辛甘性热，而能散风寒，温强卫气，是辛甘发散为阳之义也；芍药味酸性寒，能行营气，退热，理身痛，用之为臣；甘草、大枣味甘而性和，能谐荣卫之气而通脾胃之津，用之为佐；姜味辛性温，而能散邪佐气，用之为使"之精析。啜粥温覆以助药力，即益汗源，又防伤正，则相得益彰。故本案用之，首剂初服即微汗出，则发热、烦闷、头身痛均息。

《素问·骨空论》云："黄帝问曰：余闻风者百病之始也，以针治之奈何？岐伯对曰：风从外入，令人振寒，汗出头痛，身重恶寒，治在风府，调其阴阳，不足则补，有余则泻。"关于"风厥"之治，《素问·评热病论》云："巨阳主气，故先受邪，少阴与其为表里也，得热则上从之，从之则厥也……治之奈何……表里刺之，饮之服汤。""表里刺之"，即刺足太阳膀胱经之经穴昆仑，用泻法，以解太阳经之风邪；刺与膀胱经相表里之足少阴肾经之输穴、原穴太溪，此乃"五脏有疾，当取之十二原"之谓也；点刺督脉与足太阳膀胱经交会穴陶道，以解振寒头痛。故以针刺、汤剂共调治之。此即"表里刺之，饮之服汤"而治病之理也。

麻黄汤证案

冯某，男，56岁。1969年12月6日。

寒冬在果园整枝，因劳累甚，而感受风寒。当晚即发高热，体温达 39.7℃，恶风寒，发热，头痛，身痛，腰痛，骨节疼痛，无汗而伴咳喘。舌苔薄白，脉浮紧有力。

诊断：伤寒感冒。

辨证：外感风寒，毛窍闭塞，肺气不宣，营卫失和。

治法：疏风散寒，宣发肺气，调和营卫。

方药：麻黄汤加味。

麻黄 12g，桂枝 10g，杏仁 10g，川羌活 10g，防风 6g，炙甘草 6g。水煎服。

服药 1 剂后，温覆衣被，须臾，通身出汗而解。

再予桂枝二麻黄一汤 2 剂善后。

桂枝 12g，制白芍 12g，麻黄 6g，杏仁 10g，防风 10g，炙甘草 6g，大枣 10g，生姜 10g。水煎温服。

3 天后，患者欣然相告病已痊愈。

（柳少逸医案）

解析：本案患者，外感风寒，伤寒麻黄汤证之恶寒、发热、头痛、身痛、腰痛、骨节疼痛、无汗而喘八个临床症状均存，故主以麻黄汤辛温解表，宣肺平喘。1 剂后汗出而通身之痛均减，此时邪气已微，非麻黄证可峻汗者，又非桂枝汤所能除者。此时证为介乎表实、表虚之间之太阳病轻证，故合二方之药，药量略有增减，选用桂枝二麻黄一汤，解表不伤正，调和营卫不留邪，故 2 剂而告病愈。

"伤寒之病，不外六经，欲明六经，当知其要。要者何？定其名，分其经，审其症，察其脉，识阴阳，明表里，度虚实，知标本者是也。"此乃叶天士《医效秘传·要书说》之论也。此亦余治伤寒，用经方之圭臬也。

桂枝新加汤证案

吕某，女，62 岁。1974 年 12 月 27 日。

素体阳虚，值"流感"横行，感而发热，服对乙酰氨基酚，虽汗出，邪仍不解，恶风，发热，汗出，身痛，咳嗽，咯痰无力，舌苔淡白，脉浮无力。

诊断：气虚感冒。

辨证：感受外邪，卫气不固。

治法：调和营卫，益气解表。

方药：桂枝新加汤加味。

桂枝 10g，制白芍 15g，红参 10g，防风 10g，炙甘草 10g，大枣 10g，生姜 15g。水煎服。

3 剂后，恶风、发热、咳嗽诸症若失，续服 3 剂而愈。

（柳少逸医案）

解析：时值隆冬，易感风寒，又值"流感"流行之时，因素体阳虚，发汗后，邪痹于外，营虚于内，经脉失濡，而身痛不除。故本案取桂枝新加汤调和营卫，通行气血，安和五脏，而病证痊愈。方中重用芍药以滋阴血、敛汗液，生姜协桂枝以宣通衰微之阳气，人参补汗后之虚，扶耗散之元气，故名"桂枝新加汤"，以奏调和营卫、益气解表之功。

芍药，古称"将离"，《神农本草经》谓其治"邪气腹痛，除血痹，破坚积"。古代赤、白芍不分，今以毛茛科植物芍药根入药，煮后去皮者为白芍，产于浙江者为杭白芍，产于四川者为川白芍，芍药根不去皮者为赤芍。

小柴胡汤证案

黄某，女，32岁。1988年12月3日。

发热发冷1周，伴头痛、微咳，冷热发作时则体痛，服"速效感冒胶囊、对乙酰氨基酚、复方新诺明"，病情仍不见好转，唯服药汗出后可缓解一时，但仍复作如初，故来求治。查舌红，苔薄黄，脉弦细而数。

证属邪在少阳，治以和解为主。

处方：柴胡20g，黄芩12g，半夏10g，党参15g，金银花30g，大青叶30g，甘草10g，姜枣各10g。水煎服。

5剂后证解病愈。

（柳少逸医案）

解析：王旭高认为，小柴胡汤独治阳枢，故曰"小"，"大柴胡汤"阴阳二枢并治，故称"大"。比较而言，以其禁发汗，禁利小便，禁利大便，《医学入门》称其为"三禁汤"。

其在临床应用上，只要方证相符，则往往效若桴鼓，故此方为后世医家所推崇。如清代唐容川，于仲景言外之旨别有领会，其在《血证论》中尝云："此方乃达表和里，升清降浊之和剂。人身之表，腠理实营卫之枢机；人身之里，三焦实脏腑之总管。惟少阳内主三焦，外主腠理。论少阳之体，则为相火之气，根于胆腑。论少阳之用，则为清阳之气，寄在胃中。方取参、枣、甘草，以培养其胃；而用黄芩、半夏，降其浊火；柴胡、生姜，升其清阳。是以其气和畅，而腠理三焦，罔不调治。"唐氏所论，提示了小柴胡汤药物组成之妙。

苦味药：柴胡透达少阳之表邪，黄芩清泻少阳之里热。二药合用，一解寒热往来、胸胁苦满、口苦咽干之症，二协辛味药，除心烦喜呕等胃肠之候。

辛味药：半夏、生姜，二药具有和胃降逆之效，而主治心烦喜呕、不欲饮食之症，并协助苦味药解寒热往来证与胸胁证。

此两类药物相配，乃成辛开苦降之伍，奏升清降浊之效，其寓意深远。尤其是方中柴、芩，若无，则很难说是小柴胡汤的类方，这亦是考证准柴胡剂的先决条件。

甘味药：参、枣、甘草，有生津液、和脾胃之功。其效有三：其一，协助苦辛诸药解除各症；其二，补养元气，扶正固本；其三，调和药性，用甘补之性，以调苦寒克伐之偏，用甘润之体，以制辛燥耗液之弊。

感病1周，寒热时作，故有小柴胡汤之施。舌红，苔薄黄，脉弦细而数，示热邪有入里之势，故用甘寒之金银化、苦寒之大青叶，以清心胃二经之实火，又防热入营血。

小柴胡加栀子汤证案

娄某，女，36 岁，栖霞县供销社职工。1959 年 11 月 9 日。

发热恶寒 5 天，体温高，用西药治疗未愈。寒热往来，胸胁苦满，恶心欲吐，心烦，口苦，咽干，目眩，不思饮食，体温 38.6℃。苔薄白，脉弦。

处方：柴胡 18g，黄芩 12g，太子参 10g，姜半夏 10g，栀子 10g，炙甘草 10g，生姜 3 片，大枣 10 枚。3 剂。水煎服。

服药 1 剂，体温正常，诸症豁然若失，续服 2 剂，病证痊愈。

（牟永昌医案）

解析：《伤寒论·辨太阳病脉证并治》云："伤寒五六日，中风，往来寒热，胸胁苦满，嘿嘿不欲饮食，心烦喜呕……血弱气尽，腠理开，邪气因入，与正气相搏，结于胁下，正邪分争，往来寒热，休作有时，嘿嘿不欲饮食，脏腑相连，其痛必下，邪高痛下，故使呕也，小柴胡汤主之。"本案患者，因感冒 5 天，西药无效，外邪未解，传入半表半里，少阳被郁，郁则化火，火性炎上，上寻出窍，而有口苦，咽干，目眩之候；少阳之脉布胸胁，少阳内郁，而有胸胁苦满之疾；外邪入侵，5 天未解，"邪之所凑，其气必虚"，而有"血弱气尽，邪气因入，正邪分争，寒热往来，休作有时"之特殊热型；因邪犯少阳，枢机不利，致脾胃升降功能失司，而见恶心欲吐，心烦，不思饮食诸候。故永昌公有柴胡剂之用。其理，公引清·唐容川《血证论》之论解之："此方乃达表和里，升清降浊之和剂。人身之表，腠理实营卫之枢机；人身之里，三焦实脏腑之总管。惟少阳内主三焦，外主腠理。论少阳之体，则为相火之气，根于脏腑。论少阳之用，则为清阳之气，寄在胃中。方取参、枣、甘草，以培养其胃；而用黄芩、半夏，降其浊火；柴胡、生姜，升其清阳。是以其气和畅，而腠理三焦，罔不调治。"太子参性平，乃补气药中一味清补之品，故取之以代性微温之人参；栀子苦寒清降，能清心、肺、三焦之火而利小便，既能泄热利湿，又可泻火去烦，为热蕴胸膈证必用之药；与黄芩相伍，又具清瘟败毒之治。于是公有小柴胡加栀子汤之用，借其少阳枢转之功以愈其病，药仅3剂，而收卓功。

《余听鸿医案》云："药贵中病，不论贵贱，在善用之而已。古人之方，不欺后学，所难者，中病耳。如病药相合，断无不效验者。"此案之治，乃"病药相合"之明证也。

通脉四逆汤证案

李某，男，38岁。1978年8月19日。

素体禀赋不足，昨日上午在田间劳作，天气炎热，汗出如流，体乏口渴，去溪边小泉引饮，饮毕感甘凉解渴，倏尔脘腹作痛。待到田间，突然昏倒，昏不知人，牙关紧急，家人急掐人中，旋即复苏。急回村，医生予藿香正气水，未愈。于翌日来院延余医治。家人告知：仍腹泻、腹痛不已，伴恶心呕吐。见患者神疲乏力，发热恶寒，四肢逆冷，气喘不语，舌淡，苔薄白，脉弱。

此即《金匮要略》之"太阳中暍"证。暍者，《说文》云："伤暑也。"《玉篇》谓："中热也。"即今之中暑。然服藿香正气水效不显，盖因此乃阴盛格阳之候。1978年，戊午岁，"上少阴火，中太徵火运，下阳明金，热化七，清化九"，乃"太乙天符"之岁，刚柔失守，化疫之年。少阳司天，岁火太过，大暑流行；阳明在泉，清燥之气盛行。8月，五之气，亦火热之气加临。患者热引寒泉之水，且又素体阳虚，故此乃阴盛格阳之中暑证，治当抑阴通阳，通达内外，故予通脉四逆汤。

处方：炙甘草10g，生附子20g（先煎），干姜15g。水煎服。

服药3剂，腹泻、腹痛止，热退，肢厥息。仍有恶心干呕，尚须益阴和阳，故二诊加猪胆汁，乃通脉四逆加猪胆汁汤意。续服5剂，病告愈。再予黄芪建中汤以建中气。

（柳少逸医案）

解析：通脉四逆汤，乃《伤寒论》为少阴阳衰，阴寒内盛，虚阳外越之证而设。本方与四逆汤药味同，但其附子、干姜用量较大，取其大辛大热之剂，以速破在内之阴寒，可急回外越之虚阳。以其能大壮元阳，主持内外，所以冠以"通脉"四逆，以别于四逆汤也。诸药合用，以成抑阴回阳、通达内外之功。本案实阴盛格阳之轻型，姜、附之量未用至极量。生附子之用必遵古法煎之。二诊时加猪胆汁，以其润燥滋液之功，以制姜、附辛热伤阴劫液之弊，此即益阴和阳之法也。续服黄芪建中汤，补气和里，以建中焦之气也。

二、疫病

白虎汤证案

侯某，男，7岁。1967年8月11日。

患流行性乙型脑炎，入传染科病房。时值盛夏，"乙脑"流行，均行中西医结合治疗，中医治疗由余负责。患儿患病2个月，高热不退，可达40℃以上，头痛较剧，呕吐频繁，烦躁不安，时出现意识障碍，由昏睡至昏迷，出现不同程度肢体抽搐，舌赤，苔黄腻，脉滑数。

证属邪在气分，邪热炽盛，津液被劫，高烧不退；营血灼伤，邪陷心包，上扰神明，故神识不清；热邪灼津，肝阴亏损，风动致痉，而见抽搐。

治宜清热解毒，凉血养阴，佐以息风止搐之品，师白虎汤、清瘟败毒饮意。

处方：知母15g，生石膏60g（先煎），粳米30g，栀子10g，黄芩6g，连翘10g，牡丹皮10g，赤芍10g，竹叶6g，玄参10g，桔梗10g，蝉蜕6g，犀角1g（研冲）。水煎服。

服药1剂，高烧、惊厥息。续服3剂，诸症豁然若失，上方去犀角，继服6剂，病证痊愈。

（柳少逸医案）

解析：流行性乙型脑炎，简称"乙脑"，是由乙脑病毒所致的中枢神经系统急性传染病。其经由蚊虫媒介传播，有严格的季节性，流行于6～10月，以10岁以下小儿多见，临床起病急，以高热、头痛、呕吐、嗜睡或昏迷为特点。属中医温病中"暑温""湿温""伏暑"范围，中医按卫气营血辨证施治。本案属邪在气分，故予白虎汤合清瘟败毒饮而愈。

小承气汤证案

林某，男，12岁。1962年8月13日。

患者以流行性乙型脑炎收入院，经西药治疗仍高热惊厥不解，业师牟永昌公应邀会诊。见患者烦躁不宁，神昏谵语，四肢微厥，腹满微硬，无汗，体温高达40℃，小便短赤，大便先闭结，续得下利秽浊臭水，舌苔黄腻，脉滑数。

此乃热邪传入阳明，而成暑温。大肠中燥屎内结，而成"热结旁流"。

处方：生大黄10g（后下），厚朴6g，枳实6g。水煎服。

1剂后汗出、便通、热退、识清。

（牟永昌医案）

解析：论及此案，师曰："《温疫论》尝云：'热结旁流者，以胃家实，内热壅闭，先大便闭结，续得下利，纯臭水，全然无粪，日三四度，或十数度，宜大承气汤，得结粪而利。因未全大实满，故予小承气汤，此活法也。"《伤寒论》214 条论云："阳明病，谵语发潮热，脉滑而疾者，小承气汤主之。"此案之临床见症，即小承气汤证。

盖因潮热汗出，腹胀满硬痛，大便难，神昏谵语，或热结旁流，脉滑，为小承气汤证。阳明里热炽盛，蒸于外见潮热汗出，内结燥屎，故大便不通，腹胀满硬痛；燥热夹浊气上扰神明，故神昏谵语；若燥热迫津下趋致泻，为热结旁流。急当泻下存阴。方以大黄攻积泄热，厚朴行气宽中，枳实破结除满。故小承气汤适用于阳明腑实而气滞痞满为甚，燥热次之之证。

此案乃一危重急性传染病患者，永昌公以一剂三味药之小承气汤，俾阳明热邪从大便解而愈病，堪称神奇！故请师释迷。公谓："大凡急性传染病，临证可按热病之六经辨证，亦可按温病之三焦辨证，或以温病之卫气营血辨证。此案乃热邪传入阳明之'小承气汤证'，有其证用其法必愈其病，故不足奇矣！"

柴胡去半夏加瓜蒌汤证案

姜某，女，42 岁。1967 年 10 月 7 日。

往来寒热 1 月余。1 个月前，患者冒雨涉水，至次日晨起即感发冷，继而又感发热，再次服解热药片，再次汗出热退，如此反复，寒热往来约1周。患者去医院查血常规：血红蛋白95g/L，白细胞11×10⁹/L，中性粒细胞0.78，淋巴细胞0.22。以"感染"而收住院治疗20天后，病情仍不见好转，患者要求出院。出院后求牟永昌公诊治。

症见口渴引饮，寒热往来，每日一作，热后汗出而解，形体羸瘦，舌红无苔，脉细数。虽本地无疟疾流行，但永昌公仍疑为疟疾。令其查疟原虫，患者与其家属未予重视，故采血取样后即请牟师处方，取药后而返其家。

处方：柴胡30g，黄芩10g，人参12g，天花粉15g，甘草10g，葛根30g，草果12g，常山12g，生姜10g，大枣10g。水煎，去渣再煎，温服，每日1剂。

4剂后，诸症大减，体温降至38℃左右，口渴减。复诊时，取化验单视之，查到疟原虫。因服中药效佳，故患者仍要求服中药治疗，永昌公于原方加入白头翁15g，白薇12g，银柴胡15g。服5剂后，体温降至37℃以下，饮食好转，体力渐加。继服10剂，体温恢复正常，余症消失。为巩固疗效，继进5剂。

（牟永昌医案）

解析：柴胡去半夏加瓜蒌汤，方出于《金匮要略·疟病脉证并治》，其云："柴胡去半夏加栝楼根汤，治疟病发渴者。"疟病发渴者，由风火内淫，劫夺津液使然，半夏性滑利窍，易伤阴液，故去之，而加天花粉生津润燥。《诸病源候论》云："凡疟疾久不瘥者，则表里俱虚，客邪未散，真气不复，故疟虽暂间，小劳便发。"方由小柴胡汤减去辛味之半夏，再配入甘寒之花粉，故适用于"风火内淫，劫夺津液"之疟疾偏热型。盖因邪入少阳，枢机不利，正邪分争于半表半里，邪郁则恶寒，正胜则发热，故见"寒热往来"。此即"血弱气尽，邪气因入"之谓，亦即《内经》"邪之所凑，其气必虚"之论。

柴胡去半夏加瓜蒌汤一方，源自《伤寒论》中之柴胡汤加减法。在小柴胡汤一条中记云："若胸中烦而不呕者，去半夏、人参，加栝楼实一枚。若渴，去半夏，加人参合前成四两半，栝楼根四两。"至于小柴胡汤去滓再煎，寓意亦深，乃取其清能入胆之义。喻嘉言尝云："少阳经用药，有汗、吐、下三禁，故但取小柴胡汤以和之。然方中，柴胡欲出表，黄芩欲入里，半夏欲去痰，纷纷而动，不和甚也，故去滓复煎，使其药性合二为一"。又非和于表，亦非和于里，乃和于中也，是以煎至最熟，令药气并停胃中，少顷即随胃气以敷布表里，而表里之邪，不觉潜消默夺。所以方中既用人参、甘草，复加生姜、大枣，不言其复，全借胃中天真之气为斡旋。

大承气汤证案

王某，男。1965 年 7 月 26 日。

以流行性乙型脑炎入院，经西药救治罔效，仍高热惊厥不解，业师牟永昌公应邀会诊。患者症见烦躁不宁，神昏谵语，肢体惊厥，腹部胀满，无汗，体温达 40℃，久而不退，小便短赤，大便 3 日未解，舌苔黄腻，脉弦数。

证属暑温热邪传入阳明，而成阳明腑实证。治宜峻下热结，润燥存阴之法，以大承气汤加味。

处方：生大黄 10g（后下），厚朴 10g，枳实 10g，芒硝 6g（冲服），石膏 30g（先煎），知母 10g，金银花 15g，连翘 10g，炙甘草 10g。水煎服。

紫雪丹 3g，分 2 次药汤冲服。

患者服药次日即热退神清，续服 3 剂而诸症豁然。

（牟永昌医案）

解析：该案属暑温之邪传入阳明经，而成阳明腑实证，故见诸候。方以大承气汤泄热，承顺胃气下行，俾塞者以通，热邪得下；佐以石膏、知母、甘草，乃白虎汤之施，而阳明实热得解；使以金银花、连翘，以其清热解毒之功，而防热邪入营而致发斑之证。

小柴胡汤证案

倪某，女，25 岁。1967 年 7 月 29 日。

2 周前，突然寒战壮热，休作有时，伴全身疲惫，肢节疼烦，头痛面赤，口渴引饮。热退则身凉。多发生在午后，间日复作。采血检查，发现疟原虫，予以口服奎宁，病势减，然仍间作寒热。请业师牟永昌公会诊。患者神志憔悴，面带倦容，舌苔黄腻，脉弦数。

诊断：疟证。

辨证：邪疟侵入，正邪相搏。

治法：和解少阳，祛邪截疟。

方药：小柴胡汤加味。

处方：柴胡20g，黄芩12g，红参10g，姜半夏6g，常山10g，青蒿15g，乌梅10g，知母10g，炙甘草6g，姜、枣各10g。水煎，去渣再煎，温服。

5剂后，诸症悉除。患者乃栖霞人，因值盛夏，山野多黄花蒿、牡荆枝条，故嘱家人采鲜黄花蒿全草、牡荆枝叶各60g，烧水熏洗双足，取其有截疟除邪之功而善后。于8月13日复查血，未找到疟原虫。

（牟永昌医案）

解析：本案证属疟邪侵入，伏于半表半里，正邪相搏而致疟证。治宜祛邪截疟，和解表里，予以小柴胡汤加味。方用青蒿，以其苦寒清热，辛香透散，以治疟疾寒热之候；牡荆以其辛、苦，微寒之性，而解肢节烦痛、头痛之候。知母清热滋阴，乌梅生津而除烦渴。故诸药合用，则疟热得除，体痛、烦渴得解。

三、发热

鳖甲煎丸证案

梁某，女，29岁。1977年7月23日。

产后行房，遂致感染。带下恶臭难闻，腹痛拒按，体温持续在38~39℃间，腹部膨胀，弥漫性触痛，口苦咽干，心烦易怒，大便干结，小便赤黄，舌苔黄腻，脉弦数。

诊断：发热（产后感染）。

辨证：产后感染，湿热瘀毒结于下焦，络脉瘀阻。

治法：条达枢机，通腑泄热。

方药：鳖甲煎丸化裁。

柴胡20g，黄芩12g，射干12g，制鳖甲10g，鼠妇10g，大黄10g（后下），厚朴10g，桂枝12g，白芍15g，葶苈子10g，石韦10g，瞿麦10g，牡丹皮12g，红参10g，制半夏6g，土鳖虫15g，露蜂房6g，凌霄花10g，芒硝6g，地龙12g，虎杖15g，白花蛇舌草15g，桃仁10g，重楼15g，当归

15g，姜枣各 10g。水煎服。

生大黄 30g，芒硝 10g，醋延胡索 15g，五倍子 10g，苍术 15g，黄柏 15g，研末，淡醋调糊，敷脐中与脐下。

服药 10 剂，体温正常，腹痛腹胀悉减，带下已少，大便通，小便利，仍予上方继服。又服药 10 剂，诸症悉除，病证痊愈。

（柳少逸医案）

解析：鳖甲煎丸，方出《金匮要略》，乃为癥瘕、疟母而设。本案为产后感染，湿热瘀毒蕴于下焦而致发热诸症。虽无有形癥结，然"腹部膨胀，弥漫性触痛"，乃无形之"瘕"也。诚如《金匮要略论注》所云："药用鳖甲煎者，鳖甲入肝，除邪养正，合煅灶灰所浸酒去瘕，效以为君。小柴胡汤、桂枝汤、大承气汤为三阳主药，故以为臣。但甘草嫌其柔缓而减药力，枳实破气而直下，故去之。外加干姜、阿胶，助人参、白芍养正为佐。瘕必假血依痰，故以四虫、桃仁合半夏消血化痰。凡积必由气结，气利而积消，故以乌扇、葶苈子利肺气，合石韦、瞿麦消气热而化气散结。血因邪聚而热，故以牡丹、紫葳而去其血中伏火、膈中实热，为使。"由此可见，鳖甲煎丸具扶正祛邪、软坚消痰、理气活血之用。方中套方，证中寓证，治病之法，乃"使其自累，以杀其势"之连环计也。本案因高热，干姜味辛大热，与证不利，故去之。乌扇，即射干；紫葳，即凌霄花。

通脉四逆加猪胆汁汤证案

吕某，女，55岁。1982年7月24日。

晨起即逐渐发热，日落前即逐步觉凉。症见面黄体倦，头昏眩，纳呆乏力，舌淡无苔，脉细微而弱。体温虽高，然未达39℃。

证属阴寒内盛，虚阳外越。治宜回阳救逆，益阴和阳，予以通脉四逆加猪胆汁汤。

处方：炙甘草12g，制附子12g（先煎），干姜10g，猪胆汁6g。前3味水煎2遍，合之，内猪胆汁，分2份，早晚温服。

7月28日复诊：自觉热减，纳振，头眩仍存，脉沉细而微，舌淡无苔。佐以清热生津、益气和胃之药，乃甘温除热之法。

处方：红参10g，白术10g，茯苓12g，黄芩10g，麦冬10g，石膏30g，知母12g，制附子10g（先煎），甘草10g，生姜3片，大枣2枚，小麦1把。4剂，水煎服。

8月2日三诊：药后昼热悉退，脉复而有力。予以陶氏升阳散火汤化裁。

处方：红参10g，白术10g，茯苓12g，黄芩6g，当归10g，麦冬10g，陈皮10g，柴胡6g，炙甘草6g，生姜3片，大枣2枚。水煎服。

8月12日四诊：续服8剂，诸症悉除，体健神定，纳可。予以补中益气丸续服以善其后。

（柳吉忱医案）

解析：患者纳呆，昏眩，舌淡无苔，脉细微而弱，均属脾肾阳虚之候，自晨至暮而发热，此乃阴寒内盛，虚阳外越之证。对此，明·张景岳云："阳浮于外而发于皮肤肌肉之间者，其外虽热而内则寒，所谓格阳之火也。"公先予《伤寒论》通脉四逆加猪胆汁汤，以回阳救逆，益阴和阳，故有3剂而热减之效。此即《医宗金鉴》"以其大壮元阳，主持内外，共招外热返之于内"之谓。

虽然虚阳外越之证减，然热耗气阴，故二诊时则宗白虎汤意，以清热生津。景岳尝云："阳虚者亦能发热，此以元阳败竭，火不归原也。"故公宗参附汤意而处方。诸药合用，药仅4剂，而热退脉复，诸症若失。为善其后，予陶氏升阳散火汤，乃"火郁发之"之意。

接诊之初，患者体温昼热夜凉，公不以"以寒治热"，反而"以热治热"，此即"从其病者，谓之反治"。故余在侍诊时请公释迷。公以景岳语解之："治有逆从者，以病有微甚。病有微甚者，以证有真假也。寒热有真假，虚实有真假，真者正治，知之无难，假者反治，乃为难耳。""治病之法，无逾攻补，用攻用补，无逾虚实。"

陶氏升阳散火汤，为陶节庵所立，方由人参、白术、茯神、当归、白芍、柴胡、黄芩、麦冬、陈皮、甘草、生姜、大枣组成。此方实乃小柴胡汤之变方。此案之发热，为"晨起即逐渐发热，日落前即逐步觉凉"，此热属"往来寒热，休作有时"之特殊热型证，为小柴胡汤证的主症之一，属小柴胡汤的使用范围。服用 8 剂而病告痊愈。今多用于治低热起伏而兼中气不足之证者。

加味桂枝汤证案

林某，女，35 岁。1973 年 11 月 6 日。

1 个月前因流产不尽行刮宫术，失血甚多，头昏心悸，体倦。近日来发热形寒，恶风，动辄自汗出，汗后恶风益甚，天明热稍退时，更是大汗淋漓，头昏，心慌，疲倦，面色无华，舌淡苔白，脉浮取虚大，重按缓弱。体温均未超过 39℃。

证属失血伤营，导致营卫失和，冲任失调，而致低热之证。治宜和营卫、补气血、益冲任之剂，方用桂枝汤合当归补血汤治之。

处方：桂枝 12g，制白芍 20g，黄芪 30g，当归 6g，炒枣仁 12g，五味子 6g，浮小麦 30g，炙甘草 10g，生姜 3 片，大枣 4 枚。水煎服。

服药 1 剂，当夜即可熟睡。续服 1 剂，自汗、恶风显著减轻，体温降至正常。隔日复诊，予人参养荣汤，服药旬日而愈。

（柳吉忱医案）

解析：此案因不全流产，失血过多，而致发热、汗出、头昏、心悸、疲倦诸症。此即《伤寒论》第54条所云："病人脏无它病，时发热，自汗出，而不愈者，此卫气不和也。"证属失血伤营，致营卫失和之气虚发热。故公予以桂枝汤和营卫，则发热自汗之症可解；当归伍黄芪，以当归补血汤之功而益气养血；药用五味子、浮小麦、炒枣仁，敛心阴，益心气，而自汗、心悸等症得解。

此案之发热，公不用麻黄、银翘、桑菊之剂；汗出之证，不用玉屏风、牡蛎散诸方。公谓该患者因失血伤营及卫，因营卫失和而发热、自汗出，故有《伤寒论》之桂枝汤合《内外伤辨惑论》之当归补血汤之用。俾气充血足，营卫自和而疾愈。

小柴胡汤证案

衣某，女，39岁。1976年8月20日。

夏季农作，适经期冒雨，遂经行停止。翌日发寒热，家人以感冒治之。白天尚可，但感胸胁苦满，口苦微干，入夜寒热往来，神昏谵语，历时月余未解。舌红，苔白，脉弦细。查血常规无异常。

辨证：热入血室。

治法：和解少阳。

方药：小柴胡汤加减。

柴胡 15g，黄芩 10g，红参 6g，牡丹皮 12g，制鳖甲 10g，生地黄 15g，焦栀子 10g，桃仁 10g，红花 10g，当归 10g，炙甘草 6g，生姜 10g，大枣 10g。水煎服，每日 1 剂，两次分服。

服 6 剂而愈。

（柳少逸医案）

解析：《伤寒论·辨太阳病脉证并治》云："妇人中风，七八日，续得寒热，发作有时，经水适断者，此为热入血室，其血必结，故使如疟状，发作有时，小柴胡汤主之。"此乃热入血室的证候及治法。本案患者，经期冒雨，营卫亏虚，卫阳被郁，郁而化热，邪热内陷，月经遂止，乃热入血室之证。故予小柴胡汤去半夏，加牡丹皮、鳖甲、生地黄、栀子、桃仁等药，以外解表邪，内泄里热，凉血活血，而病证痊愈。

柴胡桂枝汤证案

于某，男，42 岁。1972 年 9 月 13 日。

感冒发热 3 天。现寒热交作，头痛目眩，四肢酸楚，心烦恶心，胃脘痞满，不思饮食，口干，舌淡红，苔白，脉弦。

诊断：伤风感冒。

辨证：外感风寒，营卫失和，邪犯少阳。

治法：解肌和营，条达气机，和解表里。

方药：柴胡桂枝汤化裁。

柴胡 20g，黄芩 10g，桂枝 12g，白芍 12g，党参 10g，姜半夏 10g，白芷 10g，炙甘草 10g，姜、枣各 10g。水煎服。

药服 2 剂，汗出热息，诸症悉除。以原方去白芷，柴胡减半量，予 2 剂善后。

（柳少逸医案）

解析：《伤寒论·辨太阳病脉证并治》云："发热微恶寒，肢节烦疼，微呕，心下支结，外证未去者，柴胡桂枝汤主之。"柴胡桂枝汤乃为少阳病兼太阳表证而设。本证属外感风寒，营卫失和，邪犯少阳，故予以柴胡桂枝汤化裁而收效。

柴胡百合汤证案

张某，女，54 岁，1979 年 3 月。

1 年前，因情志激动后渐感低热，每日上午 7 时许始发。发热前，心烦，胸胁满闷，多方检查均无异常，体温 37～37.7℃，发热持续约 1 小时后，汗出而解。在内科曾应用过多种抗菌药物及激素，病情反剧，后因闭经，又在妇科以"更年期综合征"，服"更年康"等药，亦无效果。故来中医科就诊。舌淡红，苔薄白，脉沉弦细。

诊断：低热。

辨证：肾元不足，相火妄动，邪郁少阳，枢机不利。

治法：和解少阳，养阴清热。

方药：柴胡百合汤加减。

柴胡 12g，黄芩 12g，半夏 10g，党参 15g，秦艽 10g，百合 10g，茯苓 12g，青皮 12g，牡丹皮 12g，甘草 6g，姜、枣各 10g。水煎服。

服药 5 剂，诸症豁然，然时有低热。上方加白薇 12g，服药 40 剂，诸症皆除。

（柳少逸医案）

解析：小柴胡汤乃为往来寒热、胸胁苦满、心烦喜呕、嘿嘿不欲饮食诸症而设方。而小柴胡汤的使用原则在《伤寒论》中，开宗明义提示"有柴胡证，但见一证便是，不必悉俱"。本案患者发热"休作有时"，且胸胁症、胃肠症均有，故主以小柴胡汤，则枢机得利，三焦以通，津液以布，五脏安和而病愈。因患者已过七七之年，天癸竭，肝肾亏虚，故佐以百合、牡丹皮、白薇等清热凉血、养阴除烦之味，伍以青皮散结消滞，而消心烦，胸胁满闷之症。诸药合用，实乃《寿世保元》之柴胡百合汤加减。

炙甘草汤证案

李某，女，29 岁。1974 年 5 月 16 日。

1 个月前，因低热、倦怠乏力就诊，查外周血白细胞为 2×10^9/L，内科以白细胞减少症治疗。因患者拒绝肾上腺皮质激素使用，故转中医治疗。症见面色无华，纳食呆滞，倦怠乏力，头晕目眩，心悸懒言，五心烦热，舌淡红少苔，脉细弱。

辨证：气阴两虚。

治法：益气养阴。

方药：炙甘草汤加减。

红参10g，麦冬15g，五味子10g，桂枝6g，生地黄15g，生白芍15g，阿胶10g（烊化），火麻仁10g，当归6g，黄芪30g，赤灵芝10g，补骨脂10g，核桃仁10g，炙甘草10g，生姜3片，大枣10枚。水煎服。

另予大枣黑豆膏内服：大枣60g，黑豆30g，枸杞子15g，骨碎补15g，山药20g，人参30g，当归15g，首乌30g，黄芪15g，赤灵芝10g，天冬10g，生侧柏叶30g，白芍12g，茯苓10g，白术15g，生地黄30g，核桃肉30g，龙眼肉30g，甘草10g。先煎大枣、黑豆、核桃肉、龙眼肉30分钟，再入诸药，慢火煎2小时后过滤去渣，药汁浓缩后，对入蜂蜜250g成膏。每日3次，饭前服30mL。

5月25日复诊：用药1周，诸症悉减，汤剂加鹿角胶6g（烊化），龟甲胶6g（烊化），女贞子15g，旱莲草15g，仍佐膏方续服。

6月22日三诊：治疗1个月余，诸症悉除，查外周白细胞计数升至6×10^9/L。膏方续服，以固疗效。

（柳吉忱医案）

解析：白细胞减少症，属中医"虚损""虚劳"范畴。

本案患者见心悸懒言，头晕乏力，四肢酸软，纳食呆滞，低热等症。《素问·通评虚实论》云："所谓气虚者，言无常也。"张志聪注云："言无常者，宗气虚，而语言无接续也。"《素问·脉要精微论》云："言而微，终日乃复言者，此夺气也。""言无常""言而微"，均为气虚的一种表现。

"虚劳"一病，首见于《金匮要略·血痹虚劳病脉证并治》篇。篇中"脉大为劳，极虚亦为劳"，提示了虚劳病的脉象。"脉大"是大而无力，是精气内损的脉象；"极虚"为轻按则软，重按极无力，亦是精气内损的脉象。篇中"面色薄者，主渴及亡血，卒喘悸"之候，表述了阴血不足，面色无华；血虚不能养心，则心悸；阴血不足，则津亏口干渴；精血不足，则肾不纳气而气短作喘。气属阳，血属阴，故此案证候属气阴两虚之证，故治宜调补气血、益气养阴，予《伤寒论》之炙甘草汤，益气滋阴，补血益心。本方又名复脉汤，以桂枝汤去白芍加人参先扶其阳，以阿胶、麦冬、火麻仁、生地黄滋其阴。《血证论》云："合观此方，生血之源，导血之流，真补血第一方，未可轻易加减也。"公于此案，方加当归、黄芪者，乃《内外伤辨惑论》之当归补血汤，增补气生血之力，俾劳倦内伤，气弱血虚，阳气外越，低热心烦之症以除；入补骨脂、核桃仁，乃宗李时珍之用药法要。李时珍曰："破故纸属火，收敛神明，能使心包之火与命门之火相通。故元阳坚固，骨髓充实……胡桃属木，润燥养血。血属阴，恶燥，故油以润之。佐破故纸，有木火相生之妙。"于是木火相生，肝肾得养，精血得滋，治其本以冀虚劳得愈。因其"低热""心悸""五心烦热"，故公仍用白芍，又寓《温病条辨》之加减复脉汤之伍，以成敛阴润燥之效。

大枣黑豆膏，乃公变通《金匮要略》治"虚劳诸不足"之薯蓣丸意，为膏滋方。验诸临床，此方对贫血、血小板减少症、粒细胞缺乏症有良好的疗效。

白虎加人参汤证案

例 1

王某，男，35 岁，干部。1967 年 7 月 20 日。

昨日值盛夏骑自行车下乡，感受暑邪，遂发热汗出，烦渴喜饮，于河岸树荫纳凉，微风吹来，则恶寒发热剧，又于河边洗脸擦双臂及颈项，暑热暂缓，然旋即发热口渴，汗出恶寒复现，且小便短赤，脉虚大。

证属暑热淫胜，耗气伤阴，而致中暍。治宜清热生津，予白虎加人参汤治之。

处方：知母 12g，石膏 30g（先煎），人参 10g，粳米 15g，石斛 10g，淡竹叶 6g，甘草 6g。水煎服。

服药 1 剂，发热、汗出、口渴诸候悉减。续服 2 剂，病愈。

（柳少逸医案）

解析：苍龙、白虎、朱雀、玄武，古称天之四灵，主四方，此即四象。四象配四季，则西方白虎配秋，北方玄武配冬，东方苍龙配春，南方朱雀配夏。四象配五行，则西方白虎配金。西方金星色白，秋季里天高气爽，万物成熟，故白虎司令。白虎汤乃一首强力清热剂，是为阳明经病之四大症（大热、大渴、大汗、脉洪大）而设。用之犹如秋金行令，夏天炎退，暑热即止，若猛虎啸谷风冷，凉风酷暑立消之意。其神于解热，故名白虎汤，系引喻也。《神农本草经》云："石膏，味辛，微寒。主中风寒热，心下逆气，惊，喘，口干舌焦。"《本草求真》云："石膏……甘辛而淡，体重而降，其性大寒。功专入胃，清热解肌，发汗消郁。"方中石膏其味甘能止渴去火，味辛能解肌达表，泻火退热中具清解之义，于是外解肌肤之热，内清肺胃之火，故为清阳明气分热之要药。知母辛苦寒，辛开苦降，故下则能润肾燥以滋阴，此即苦坚肾、坚阴之谓也。人参益元气而生津液，甘草、粳米资养脾土，甘温而除大热也。实则用白虎汤以清热生津，加人参以益气养阴。故白虎加人参汤，以其清热、益气、生津之功，而解喝病之候。加石斛、淡竹叶以增生津止渴之力。

例 2

高某，男，42 岁。1971 年 8 月 20 日。

时值盛夏，于玉米地锄草，口渴引饮，猝然昏倒，旋即高烧神昏，自汗足冷，家人急刺人中穴而醒，急送医院，由余接诊。先予藿香正气水 2 支口服，急用人参白虎汤加味煎服。

处方：知母 15g，石膏 30g（先煎），西洋参 6g，粳米 30g，淡竹叶 10g，藿香 10g，炙甘草 10g。水煎服。

服药 3 剂而愈。

（柳少逸医案）

解析：此乃白虎汤证及白虎加人参汤证的证治。前者法当辛寒清热，后者当清热、益气、生津。

邪入阳明，燥热亢盛，充斥于外，故见大热、大汗、大渴引饮、脉洪大四大症，或见心烦、神昏谵语等症。此因阳气被郁不达，故常见热厥。石膏、知母清阳明独盛之热，甘草、粳米益气调中，使大寒之品不致伤胃。诸药合用，组成辛寒清热之白虎汤。若大渴不解，口舌干燥者，加人参以益气生津，组成清热益气生津之白虎加人参汤。

大青龙汤证案

梁某，男，58 岁。1968 年 11 月 13 日。

3 天前忽发寒热，身疼痛，不汗出而烦躁。在村卫生室查体温 39.7℃，予以西药口服罔效，遂来医院中医科就诊。患者仍恶寒发热，无汗，周身酸楚疼痛，心烦懒言，舌苔腻微黄，脉浮数。

处方：麻黄 12g，桂枝 10g，杏仁 10g，川羌活 10g，防风 10g，石膏 15g（先煎），炙甘草 10g，姜、枣各 10g。水煎，服药后温覆衣被。

服 1 剂，须臾，通身汗出而解。3 剂后诸症悉除。予桂枝二麻黄一汤续服 3 剂，病证痊愈。

（柳少逸医案）

解析：此乃太阳伤寒里热证，故师大青龙汤意予之。该方由麻黄汤加石膏、姜、枣而成，或云由麻黄汤合越婢汤而成。功在辛温解表，兼清里热。外感风寒，闭郁于表，故见诸表实证。邪实于表，热郁于里，则见烦躁不安。本证与麻黄汤证相较，表寒证同，故内寓麻黄汤，因有里热烦躁兼症，佐之石膏以除烦热。因其倍用麻黄，故为发汗峻剂。此乃"风寒并重，闭热于经，故加石膏于发散药中是也"，此仲景辨证心法也。《绛雪园古方选注》云："麻黄、桂枝、越婢互复成方，取名于龙者，辛热之剂，复以石膏，变为辛凉，正如龙为阳体，而变其用，则为阴雨也。"

四、咳嗽

小青龙汤证案

刘某，女，46岁。1990年12月15日。

夙恙饮喘，已有十余年。复感风寒，已有3日，胸脘痞闷，呕恶眩晕，咳呛气急，不得平卧，声如拽锯，恶寒发热，无汗，咳痰多而稀，舌淡，苔白滑，脉浮。

证属肺肾素虚，又感外邪，引动浊痰，致肺肃肾纳脾运失常。治宜解表蠲饮、止咳平喘之法，以小青龙汤加减。

处方：麻黄10g，制杏仁10g，细辛3g，五味子12g，干姜6g，桂枝10g，姜半夏10g，橘红10g，茯苓12g，制白芍10g，炙甘草10g，生姜3片，大枣4枚。

以水800mL，先煮麻黄，减100mL，去上沫，内诸药，煮取100mL，复煎煮，亦取100mL，合煎液分2次早晚温服。

12月21日复诊：服药5剂，恶寒发热已除，咳喘缓，无咳呛之象。予以原方加炙紫菀10g，炙冬花10g，炙百部

10g，续服，乃紫菀百花汤之用。

12月29日三诊：续服7剂，咳喘缓，咳痰爽，病已基本痊愈。因虑其素有痰饮咳喘之证，嘱服金匮肾气丸，辅以《金匮要略》桔梗汤（桔梗6g，甘草10g）代茶饮，以固疗效。

（柳吉忱医案）

解析：《素问·六节藏象论》云："肺者，气之本，魄之处也，其华在毛，其充在皮。"《素问·五脏生成》云："诸气者皆属于肺。"《素问·至真要大论》云："诸气膹郁，皆属于肺。"故肺合皮毛，为气之主。本案患者素有痰饮，复感风寒，肺卫不舒，而作咳喘。若发汗解表则痰饮不除，蠲化水饮则外邪不解，唯有发汗蠲饮，内外合治，方为正法。故公有小青龙汤加味之治。因其伴有胸脘痞闷、呕恶眩晕诸症，故合入《局方》之二陈汤，以理气和中，化痰燥湿。因方证相符，服药5剂，则外证已解，内饮得化，而诸症豁然。因外感伤肺，咳嗽仍作，故二诊时用紫菀百花汤，方中紫菀、款冬花、百部三药蜜炙，药性温而不热，质润而不燥，入肺经气分，兼入血分，以其开泄肺郁，降逆定喘，而为滋肺润燥、化痰止咳之良方。

金匮肾气丸以其"益火之源，以消阴翳"之功，而行阴中求阳之用，而有温阳化饮、益阴生津之治，为治痰饮咳喘之良方，桔梗汤乃止咳化痰利肺之小剂，故合二方之用，而为痰饮咳喘缓求长安之良方。

竹叶石膏汤证案

马某，男，29岁。1974年12月3日。

寒冬冒风雪在山间拾草，汗出感寒，旋即寒战，高热，急速返家。查体温39℃，服用对乙酰氨基酚、复方新诺明，仍高烧不退，继而出现胸部刺痛，随呼吸和咳嗽加剧。急来院就诊，以大叶性肺炎入院治疗。症见高热口渴，渴欲饮水，咳嗽胸痛，气喘不得平卧，咯铁锈色痰，略带血丝，干呕恶心，小便赤，舌红苔黄，脉洪大。

辨证：邪热壅肺。

治法：清热宣肺。

方药：竹叶石膏汤加减。

竹叶15g，生石膏45g（先煎），姜半夏10g，麦冬12g，党参10g，白花蛇舌草30g，鱼腥草15g，粳米15g，羚羊角2g（研冲），炙甘草10g。水煎服。

服药1剂，体温得降，口渴、咳嗽、胸痛悉减，续服12剂，诸症悉除，病愈出院。

（柳吉忱医案）

解析：本案患者高热不退，且热邪耗阴，而致气阴两伤，故予以《伤寒论》之竹叶石膏汤，清肺生津，益气润肺，止咳定喘。清·莫枚士《经方例释》云："此麦门冬汤去大枣，加竹叶、石膏也。故以竹叶石膏二味立方之名。"

竹叶石膏汤今用治大叶性肺炎，药用竹叶、石膏清热除烦；党参、甘草、麦冬、粳米益气生津；半夏和胃降逆，止呕化痰。诸药合用，清热宣肺，以除壅肺之邪热，故收效于预期。

桂枝加厚朴杏子汤证案

潘某，女，18 岁。1970 年 2 月 27 日。

素有喘疾，今孟春感风寒而引发咳喘，流清涕，头痛，肢体酸楚，微恶寒发热，遇风则咳而声重，气急作喘，伴脘痞腹胀。舌苔薄白，脉浮。

此邪犯太阳，风寒束肺，阳不布津，肺宣发肃降之职失司而发咳喘。治当解肌疏风，温肺理气，止咳定喘，予桂枝加厚朴杏子汤加味。

处方：桂枝 10g，白芍 10g，杏仁 10g，葶苈子 6g，厚朴 10g，橘红 10g，紫菀 10g，炙甘草 10g，姜、枣各 10g。水煎服。

服药 5 剂，咳喘息。递进 5 剂，诸症悉除。

（柳少逸医案）

解析：本案患者，素有喘疾，肺气亏虚，腠理不固，外感风寒引发咳喘。今予桂枝加厚朴杏子汤，意在取桂枝汤以解肌祛风，调和营卫，安和五脏，加厚朴、杏仁降气平喘，化痰导滞。桂枝加厚朴杏子汤乃表里兼治之方。加葶苈子与大枣寓葶苈大枣泻肺汤意，可疗咳逆喘息不得卧；加紫菀，可疗肺虚久咳之症。

桂枝加厚朴杏子汤、麻黄汤、麻杏石甘汤、小青龙汤，均出自《伤寒论》，为治喘之要剂。然麻黄汤证之喘是伤寒表实，风寒犯肺之寒喘；麻杏石甘汤证是邪热壅肺之热喘；小青龙汤证为内饮外寒之喘。而此案取桂枝加厚朴杏子汤而治之，盖因该患者肺虚感寒而喘。

小青龙汤证案

韩某，女，49 岁。2009 年 12 月 6 日。

素有咳疾，遇冬辄发，今时值隆冬，外感风寒，已咳喘3 日。症见咳嗽声重，咳痰稀薄色白，气急，咽痒，微有恶寒，发热，无汗，伴鼻塞，流清涕，头痛，肢体酸楚，舌苔薄白，脉浮紧。

辨证：外感风寒，肺失清肃，痰浊壅肺。

治法：发散风寒，宣肺止咳，温阳化饮。

方药：小青龙汤化裁。

麻黄 10g，桂枝 10g，白芍 10g，细辛 3g，五味子 10g，姜半夏 10g，干姜 6g，桔梗 10g，紫菀 10g，炙百部 10g，炙白前 10g，橘红 10g，炙甘草 10g。水煎服。

服药 5 剂，恶寒、发热、咳嗽等症悉除，唯有咽痒，予上方去细辛、干姜、桂枝等味，加射干 6g，金果榄 3g，续服。又 5 剂，患者咳病愈。嘱服梨贝膏（茌梨 1 个，入川贝 3 粒，白果 3 个，蒸熟后吃梨喝汁，每日 1 次）以善后。

（柳少逸医案）

解析：小青龙汤乃《伤寒论》为太阳伤寒兼水饮病而设。本案患者发热，恶寒，无汗，咳喘，肢体酸痛，脉浮紧，故其治法当辛温解表，兼涤化水饮，主以小青龙汤。咳嗽伴咽痒，法当宣肺疏表，止嗽化痰，故辅以止嗽散。二方合一，余名之曰"青龙止嗽方"。验诸临床，大凡外感风寒，症见咳喘者，均可予此方。

麻黄升麻汤证案

徐某，女，43 岁。1981 年 3 月 12 日。

素体阳虚，纳呆食少，大便溏。3 天前感冒，遂发咳嗽，咳声嘶哑，咯痰不畅，痰稠色黄，口渴，头痛，四肢酸楚，恶风，身热，舌苔薄黄，脉浮滑。

证属肺热脾寒，正虚阳郁之候，予麻黄升麻汤化裁。

处方：炙麻黄 12g，升麻 10g，当归 10g，知母 10g，玉竹 10g，白芍 10g，天冬 10g，桂枝 10g，茯苓 10g，石膏 10g（先煎），白术 10g，干姜 10g，马兜铃 6g，炙甘草 10g。水煎服。

服药 5 剂，诸症豁然若失，续服 10 剂而愈。

因其素体阳虚，脾胃虚弱，易生痰饮，故予以扁鹊灸法，取食窦、中脘、关元、足三里穴。

（柳少逸医案）

解析：麻黄升麻汤，出自《伤寒论》，乃为肺热脾寒、上热下寒、正虚阳郁证而设，可发越郁阳，清上温下。方寓麻黄汤宣肺止咳化痰；桂枝汤调和营卫，解肌开腠，而四肢酸楚得解；白虎汤清肺以生津，而解伤寒传阳明气分之热；以苓桂术甘汤温脾阳而化寒饮；药用马兜铃，以成清肺化痰、止咳平喘之治。药味虽多而不杂乱，且重点突出，井然有序。方中升散、寒润、收缓、渗泄诸法俱备，推其所重，在阴中升阳，故以麻黄升麻名其汤。

因脾胃虚弱，易生痰饮，故再以扁鹊灸法，以杜生痰之源。

小柴胡合苓桂术甘汤证案

汪某，女，31 岁。1989 年 5 月 18 日。

患者 1 周前突然发热恶寒，伴左侧胸胁痛，并放射到颈肩部，随呼吸、咳嗽而加剧。X 射线检查诊为左侧渗出性胸膜炎。因西医无良好方法，故邀中医诊治。舌苔黄，脉弦。

考其证候，为寒热往来之特殊热型，且伴口苦咽干、心烦恶心。证属枢机不利，气化失司，而成悬饮，故予以小柴胡汤合苓桂术甘汤化裁。

处方：柴胡 20g，黄芩 10g，姜半夏 10g，白参 10g，玄参 12g，赤灵芝 12g，茯苓 15g，桂枝 12g，牡丹皮 10g，地骨皮 10g，炙百部 12g，炙紫菀 10g，炙甘草 10g，丝瓜络 10g，橘络 10g，姜、枣各 10g。5 剂，水煎，去渣再煎，温服。

药后诸症豁然，胁肋微有不适。上方加黄芪 20g，知母 10g，白薇 12g，续服 5 剂。

1 周后，患者诸症悉除。每日予以黄芪 15g，赤灵芝 10g，生薏苡仁 15g，桑白皮 10g，桔梗 10g，炙甘草 10g，煎服以善后。1 个月后，X 射线检查，一切正常。

（柳少逸医案）

解析：发热、恶寒、胸胁痛乃小柴胡汤证，口苦、咽干乃少阳病之候，故有小柴胡汤之用。伴咳嗽，此乃"心下有痰饮"，故合入《金匮要略》苓桂术甘汤，以成健脾渗湿、温阳化饮之治。二方合用，俾枢机得利，气化得司，则痰饮、咳嗽之证得解。

麦门冬汤证案

盖某，女，工人，42 岁。1975 年 10 月 17 日。

时值深秋，咳嗽周余。症见咳逆上气，伴口干咽燥，咳痰不爽，饮食尚可，大便干燥，小便短少，舌红少苔，脉虚数。X 光透视见肺纹理增粗。

证属肺胃津液亏耗，肺失宣发肃降，而致咳逆上气。治宜生津止咳、滋养肺胃之法，以麦门冬汤治之。

处方：麦冬 15g，人参 10g，沙参 12g，桔梗 10g，粳米 10g，炙甘草 10g，大枣 4 枚。水煎服。

服药 4 剂，咳嗽逆气、口干咽燥诸候悉除，二便调，舌淡红，薄白苔，脉浮缓。

时值金秋，莱阳茌梨已熟，每日以梨 1 个，桔梗 6g，川贝母 3g，冰糖 6g，蒸熟，吃梨喝汤，以善其后。

（柳吉忱医案）

解析：方用麦门冬汤，以麦冬、人参、甘草、粳米、大枣，滋养肺胃，清降虚火；因半夏辛温行散，与虚火咳喘证不利，故去之。沙参味甘微苦，微寒，入肺、胃经，甘能生津，寒能清热，既能补肺阴，又能养胃阴，生津液，故用之，以解肺热伤阴燥咳之证，且治热病伤阴，胃燥咽干口渴之候。桔梗具开肺利咽之功，合炙甘草，《伤寒论》名桔梗汤，原为少阴客热咽痛之治方，后世名甘桔汤，为治疗咽喉肿痛之主方，亦适用口干咽燥之证。

五、哮喘

麻杏石甘汤证案

李某，女，27岁。1987年3月16日。

5天前感寒，发热恶寒，继而喘逆上气，胸胀或痛，息粗，咳痰不爽，痰黏稠，身痛，无汗，口渴，舌质红，苔黄，脉洪大。

诊断：喘证。

辨证：外感风寒束肺，郁而发热，热郁于肺致喘。

治法：辛凉宣泄，清肺平喘。

方药：麻杏石甘汤加减。

生麻黄 10g，石膏 30g（先煎），杏仁 10g，生甘草 6g，桑白皮 15g，生姜皮 10g，穿心莲 15g。水煎服。

服药1剂，汗出热退，咳止喘息。5剂后诸症若失，予以上方石膏减半，续服。又5剂病愈，乃以梨贝滋膏善后。

（柳少逸医案）

解析：麻杏石甘汤，乃《伤寒论》为热邪迫肺作喘而设。本案患者外感风寒，郁而化热，壅遏于肺，而发咳喘，故予以麻杏石甘汤而收效于预期。麻黄伍石膏，清宣肺中郁热，方中石膏用量多于麻黄，以制麻黄辛温之性，麻黄重于宣肺平喘，乃相制性相伍也。佐杏仁降肺气而定喘，使以甘草和中，共奏清热宣肺、止咳定喘之功。本案加生姜皮辛散水饮，桑白皮肃降肺气，通调水道，以杜太阳表不解，病邪循经入腑；穿心莲又名一见喜，为爵床科植物穿心莲的地上部分，为临床常用之品，具较强的清热解毒、抗感染作用，可广泛应用于呼吸道、消化道、泌尿系及皮肤多种感染性疾病，尚具有抗蛇毒、抗癌、保肝作用。本案以其清热解毒、抗感染之功而用之。

射干麻黄汤证案

辛某，男，54 岁，干部。1974 年 12 月 7 日。

既往支气管哮喘多年，每年入冬辄发。近因天气突变寒冷，风寒感冒而咳喘病复发。症见胸闷憋气，呼吸困难，面色苍白，咳而上气，喉间痰鸣如水鸡声。舌苔薄白，脉浮紧。

证属寒饮郁肺，痰气交阻，气逆而致咳喘。治宜温阳化饮，宣肺平喘，予射干麻黄汤加味。

处方：射干 10g，麻黄 6g，制半夏 10g，细辛 3g，五味子 10g，炙紫菀 10g，炙款冬花 10g，炙枇杷叶 6g，炙甘草

10g，生姜 3 片，大枣 4 枚。水煎服。

服药 4 剂，诸症悉减。上方加炙百部 10g，以润肺止咳，加炙白前 10g，以宣肺降气。续服 4 剂，症状消失，以射干 10g，沙参 10g，桔梗 10g，川贝母 6g，梨 2 个（榨汁）同煎，温服以善后。

（柳吉忱医案）

解析：射干麻黄汤，方由小青龙汤去桂枝、芍药、甘草，加射干、紫菀、款冬花、大枣而成。以麻黄、细辛辛热之性，以祛寒解表；款冬花、紫菀温肺止咳；射干、五味子下气；半夏、生姜开痰；大枣一味调和诸药，安和五脏。诸药合用，外解表邪，内祛里寒，于是咳喘上气之疾得解。关于此方之用，《金匮要略广注》云："喉中水鸡声，痰气壅塞而作声也。麻黄、细辛开壅塞而泄风痰，射干、半夏、紫菀、款冬花皆保肺定喘之药，生姜辛以散之，大枣甘以缓之。"此汤近似小青龙汤，亦证夹停饮者。其不烦躁，故不加石膏。

射干麻黄汤，乃《金匮要略》为寒饮郁肺结喉证而设方，功于祛寒解表，温肺化饮，止咳定喘，清咽利膈。现代研究证明，该方具镇咳、祛痰、平喘及抗过敏等作用，故适用于支气管哮喘、急慢性支气管炎、肺气肿、肺心病及过敏性鼻炎、急慢性咽炎等而见寒饮郁肺结喉证者。

大青龙汤证案

牟某，女，33 岁，古镇都人。1961 年 12 月 19 日。

素有哮喘史，每因外感辄发。自1周前复感，至今未愈。症见咳喘气促，咳痰黏稠，身疼痛，发热，微恶寒，不汗出而烦躁，渴喜冷饮，面赤发热，舌红，苔薄黄，脉浮紧。

处方：麻黄10g，桂枝6g，杏仁10g，石膏30g（先煎），桔梗10g，葶苈子10g，炙甘草6g，生姜3片，大枣4枚。水煎服。

服药3剂，诸症豁然，病去大半。续服3剂，病证痊愈。

（牟永昌医案）

解析：此案患者素有痰饮，复感风寒，毛窍闭塞，肺气不宣，内热壅肺而致喘证。治宜外解表邪，内清里热，佐以止咳平喘之法，故蒙师永昌公予以大青龙汤加味。大青龙汤，方由麻黄汤（麻黄、桂枝、杏仁、炙甘草）加石膏、姜、枣而成，或由麻黄汤合越婢汤（麻黄、石膏、甘草、生姜、大枣）而成。外感风寒，闭郁于表，故见诸表实证；邪实于表，热郁于里，则见烦躁不安之候。本案与麻黄汤证相较，表寒证同，故内寓麻黄汤，因其倍用麻黄，故为发汗峻剂。里热烦躁兼症，则伍以石膏以除烦热。此乃风寒并重，闭热于经，故加石膏于发散药中，此仲景之辨证心法也。故《绛雪园古方选注》云："麻黄、桂枝、越脾互复成方，取名于龙者，辛热之剂，复以石膏，变为辛凉，正如龙为阳体，而变其用，则为阴雨也。"本案与下例米案俱为麻黄剂，均有风寒表证，为痰饮、咳喘病之用剂。彼有里寒证，故用小青龙汤，本案为里热证，故用大青龙汤。《礼记·曲礼》云："前朱雀，后玄武，左青龙，右白虎。"是用以代表南、北、东、西方位的。青龙为神话中的东方木神，张秉成云："名小青龙者，以龙为水族，大则可兴云致雨，飞腾于宇宙之间；小则亦能治水祛邪，潜隐于波涛之内耳。"方有执云："夫龙一也，于其翻江倒海也，而小言之；以其兴云致雨也，乃大言之。"由此可知，大青龙乃发汗峻剂，以其效若青龙当空，兴云致雨，烦热顿解，故名"大青龙汤"；小青龙汤辛温解表，涤化水饮，以其若青龙出水，推波助澜，故名"小青龙汤"。

因寒邪束肺，故用麻黄宣肺平喘；桂枝辛散温通，能振奋气血，透达营卫，外行于表而解肌腠之风寒，协麻黄主解风寒之外邪，尚可横走四肢，温通经脉，而除寒滞，以解身痛之候；风寒束肺，肺有郁热，故重用石膏，以其辛甘大寒之性清热降火，除烦止渴，以解郁肺之里热；杏仁味苦辛而性温，入肺经气分，功专苦泄润降，兼能辛宣疏散，功于宣肺除痰，润燥下气，故为外邪侵袭，痰浊内蕴，以致肺气阻塞，奔迫上逆，而致痰多咳喘之用药；甘草调和药性，且与桂枝乃辛甘化阳之伍，名桂枝甘草汤，具行卫开腠之功；生姜、大枣具和营卫之效。诸药合用，成大青龙汤之伍，以行大青龙汤之用。方加葶苈子以解痰饮壅滞之证，而除胸满咳喘气促之候。且葶苈子与大枣相伍，《金匮要略》名葶苈大枣泻肺汤，原为"肺痈，喘不得卧"而设，本案为邪实气闭喘咳证，故而用之。桔梗苦辛性平，既升且降，善于开提肺气，宣胸快膈，祛痰止咳，可为诸药舟楫，与甘草相伍，名桔梗汤，《伤寒论》乃为客热咽痛而设，《金匮要略》乃为邪热壅肺成痈而设，本案取其清热宣肺达郁之用。永昌公以大青龙汤伍桔梗汤、葶苈大枣泻肺汤之施，用药仅6剂，而收卓功。此案之治，乃永昌公"以古方为规矩，合今病而变通"之验也。

小青龙汤证案

米某，女，49岁，栖霞县城关镇农民。1962年2月18日。

既往有喘病史，雪后上山拾柴，感冒风寒，咳喘病遂发，归家当晚咳喘剧，不得平卧，咯痰清稀，胸闷心悸。现已发病3日，舌淡，苔白腻，脉浮数而滑。X射线胸透示慢性支气管炎、肺气肿。

处方：麻黄10g，白芍10g，桂枝6g，制半夏10g，细辛3g，干姜3g，五味子6g，炙冬花10g，炙百部10g，炙紫菀10g，葶苈子10g，炙甘草6g。水煎服。

服药3剂，诸症悉减。续服3剂，病证痊愈。因素有痰饮顽疾，肺肾亏虚，故嘱服金匮肾气丸，作固本之治。

（牟永昌医案）

解析：小青龙汤在《伤寒论》中，乃医圣张仲景为太阳伤寒兼水饮证而设，而在《金匮要略》中，用其治疗溢饮及咳逆倚息不得卧证。由此可知，该方是治寒饮咳喘证之用方。本案患者为风寒束表，水饮内停，而致咳喘病，故永昌公立解表蠲饮、止咳平喘之法，予小青龙汤加味调之。小青龙汤由麻黄、桂枝、芍药、五味子、干姜、细辛、半夏、炙甘草组成。对该方组成及功效，柯琴有"此于桂枝汤去大枣之腻，加麻黄以开玄府，细辛逐水气，半夏除呕，五味、干姜以除咳也。以干姜易生姜者，生姜之味气不如干姜之猛烈，其大温足以逐心下之水，苦辛可以解五味之酸，且发表既有麻黄、细辛之直锐，更不藉生姜之横散矣"之精析。而《研经言》认为："古经方必有主药，无之者小青龙是也。""八味轻重同则不相统，故无主药。"故应用小青龙汤无有减味之施，唯有加味用之。药用葶苈子，以其祛痰平喘之功，协小青龙汤以解痰饮壅滞、胸满胀喘不得卧之候；炙百部甘润苦降，温而不燥，为治咳嗽之要药；紫菀辛苦微温，具润肺下气、化痰止咳之功；款冬花辛甘而温，具润肺止咳、消痰下气之效。诸药合用，药仅6剂，而喘平咳止。

小青龙加石膏汤证案

衣某，女，52岁。1964年1月6日。

既往患咳喘病经年。2天前"走亲戚"，傍晚返家顶风而行，咳喘复发，归家当晚咳喘剧，故今日急来就诊。症见恶寒发热，咳痰黏稠，呼吸急促，咳逆上气，烦躁而喘，口干不欲饮。舌淡红，苔薄白，脉浮。X 射线胸透示慢性支气管炎、轻度肺气肿。

素有痰饮咳喘病，复感风寒，引动内饮，内外合邪，致肺气不宣，肃降失司，而致咳喘。烦躁者，乃热扰胸膈之候。治宜散邪蠲饮、止咳平喘之法，佐以清热除烦，以小青龙加石膏汤调治。

处方：麻黄 6g，制白芍 10g，桂枝 10g，细辛 3g，干姜 6g，姜半夏 10g，五味子 10g，石膏 15g（先煎），甘草 10g。水煎服。

服药 3 剂，诸症悉减，烦躁已无。予原方去石膏，即小青龙汤，续服 3 剂，病证痊愈。

（柳吉忱医案）

解析：关于小青龙汤加石膏汤，《金匮要略广注》云："龙能变化施雨水，经云阳之汗以天地之雨名之。故发汗用大青龙，行水用小青龙，此命名制方之本意也。心下有水（即痰饮），麻黄、桂枝发汗，以泄水于外；半夏、干姜、细辛温中，以散水于内；芍药、五味子收逆气，以平肺；甘草益脾土以制水；加石膏以去烦躁，兼能解肌出汗也。"

小青龙加石膏汤，《金匮要略》以其散邪蠲饮、止咳定喘之功，为寒饮夹热咳喘证而设。症见咳嗽气喘，胸胀闷塞，咳痰量多而黏稠，或咳痰黄稠，呼吸不畅，烦躁，心悸，苔白滑，或黄白相间，脉浮，或滑，或沉紧。

现代研究表明，本方具止咳、平喘、祛痰、抗过敏、增强机体免疫功能等作用，故适用于过敏性哮喘、支气管炎、肺炎、肺气肿、肺心病、过敏性鼻炎、荨麻疹等病而具寒饮夹热证者。

六、痰饮

己椒苈黄丸证案

于某，男，51岁，工人。1974年9月20日。

胸脘痛膨满10年之久，食欲欠佳，口干不欲饮水，伴有肠鸣辘辘，时有恶心，泛吐清水，阳痿，腰腿痛，足跟痛，大便时有燥结，小便调，眼干眩花，舌质淡，苔薄白，脉沉短而弦。

证属脾胃虚弱，运化失司，食滞内停，痰浊阻滞而成痰饮。治宜温阳化饮，健脾和胃，导滞豁痰，以己椒苈黄丸易汤调治。

处方：防己10g，葶苈子10g，椒目10g，大黄10g（后下），桂枝10g，茯苓15g，干姜10g，陈皮10g，木香10g，槟榔片10g，制半夏12g，枳壳10g，白芍12g，乌药10g，厚朴15g，泽泻12g，炒莱菔子12g，芦根15g，炙甘草10g。3剂，水煎服。

服药后，饮食尚可，腹部胀满消失，矢气通，肠鸣消失，予以原方加红参10g，白术12g，大枣4枚，水煎服。

续服5剂，诸症悉除，病证痊愈。

（柳吉忱医案）

解析：《金匮要略·痰饮咳嗽病脉证并治》篇云："其人素盛今瘦，水走肠间，沥沥有声，谓之痰饮……心下有支饮，其人苦冒眩，泽泻汤主之……支饮胸满者，厚朴大黄汤主之……呕家本渴，渴者为欲解。今反不渴，心下有支饮故也，小半夏汤主之……腹满，口舌干燥，此肠间有水气，己椒苈黄丸主之。"《外台》茯苓饮"治心胸中有停痰宿水，自吐出水后，心胸间虚，气满不能食，消痰气，令能食"。上述诸病证，本案均有之，故公有诸方之用。本案诸症，由于脾阳不振，阳不布津，湿浊阻滞而成，概而论之曰痰饮，细而言之为支饮。

"病痰饮者，当以温药和之。"此乃《金匮要略》治痰饮之大法。细观本案之治，有治水走肠间之己椒苈黄丸，有温阳蠲饮、健脾渗湿之苓桂术甘汤，有主治支饮苦冒眩之泽泻汤，有治支饮兼腹满之厚朴大黄汤，有治支饮呕吐之小半夏汤，有因胸脘饮停纳呆、消补兼施之《外台》茯苓饮（由茯苓、人参、白术、橘皮、枳实、生姜组成）。因有胸脘痛，有乌药伍人参、槟榔、木香之《严氏济生方》四磨汤；因有腰腿、足跟之痛，予白芍伍甘草之芍药甘草汤，酸甘化阴以缓急止痛。诸方合用，脾阳得健，胃气得复，则痰饮食滞得除，而余症亦解。且因化源足，宗筋得濡，阳痿也不特治而愈。此案之效，诚如清·赵晴初《存存斋医话稿》所云："用药治病，先须权衡病患胃气。"此即《内经》"以胃气为本"之谓也。

苓桂术甘汤证案

例1

谢某，女，36岁。1974年10月27日。

2周前以急性心包炎收入内科治疗，经西药治疗诸症悉减，然心包积液未解，请吉忱公诊之。患者仍心慌心悸，呼吸急促，胸胁支满，疲乏无力。舌下脉络紫暗，舌淡红，苔薄白，脉滑。

证属脾肾阳虚，气化失司，水气凌心。予益脾肾、温心阳、达宗气之法，师苓桂术甘汤意。

处方：茯苓30g，桂枝15g，炒白术10g，炙甘草10g。水煎服。

服药15剂，心包积液消失。

（柳吉忱医案）

解析：此案为心包炎经西医治疗2周，心包积液未解，以心慌心悸、呼吸急促、胸胁支满为突出表现，吉忱公认为此案当从"痰饮"论治。宗《金匮要略》"心下有痰饮，胸胁支满"及"短气有微饮，当从小便去之，苓桂术甘汤主之"。其治法，以"病痰饮者，以温药和之"为则。盖因此案之证属清阳不升，浊阴不降，饮阻于中，而见诸候。故以苓桂术甘汤温阳蠲饮，健脾利水。方中茯苓淡味，功于淡渗利水，桂枝辛温通阳，两药相须为用，以成温阳利水之功。白术健脾燥湿，甘草和中益气，两药相辅，以成补土制水之效。

此案实属疑难顽症，吉忱公以苓桂术甘汤调治，药仅 4 味而愈，诸侍诊大夫皆奇之。公笑而语云："药不在多，贵得其宜。"复以清·徐大椿之论解之："古圣人之立方，不过四五味而止。其审药性，至精至当。其察病情，至真至确。方中所用之药，必准对其病，而无毫发之差，无一味泛用之药，且能以一药兼治数症，故其药味虽少，而无症不该。后世之人，果能审其人之病，与古方所治之病无少异，则全用古方治之，无不立效。"

例 2

房某，女，46 岁。1973 年 11 月 16 日。

素体阳虚，心下痞，时吐痰沫，胸胁支满，不欲饮食，目眩，口干不欲饮。舌淡红，苔薄白，脉沉细而滑。

此乃脾阳不振，气化无力而成痰饮，予苓桂术甘汤。

处方：茯苓 30g，桂枝 12g，炒白术 15g，甘草 6g。水煎服。

5 剂服后，诸症悉减。续服 5 剂，病证痊愈。嘱服茯苓粥（茯苓、山药、薏仁、赤小豆、小米各等分），健运中州。

（柳少逸医案）

解析：本案患者，年届天癸将竭之年，肾阳式微，脾土失健，故致气化无力，聚湿成饮。乃"病痰饮者，当以温药和之"之属，故寓桂枝甘草汤以辛甘化阳；脾失健运，有赖白术健脾益气；淡味涌泄为阳，故主以茯苓君药。有其证用其方，故收功愈疾。

茯苓甘草汤证案

林某，女，32 岁。1971 年 10 月 21 日。

心下悸，气短，眩晕，肢体疲倦，脘腹喜温畏冷，背寒，心下痞满，胃中有振水声，口干不欲饮，食少便溏。近1 年来诸症加剧，时恶心，呕吐痰涎。舌体胖，舌边有齿痕，苔白滑，脉滑而细。

辨证：脾肾阳虚，气化失司，胃中停饮。

治法：温阳化饮。

方药：茯苓甘草汤加味。

茯苓 30g，桂枝 12g，炙甘草 6g，生姜 10g。水煎服。

服药 5 剂，心悸、眩晕若失，口干引饮，小便增多，大便成形，唯偶有恶心，吐痰涎，上方加人参 6g，吴茱萸 3g。服 5 剂后，诸症悉除。

（柳少逸医案）

解析：本案患者，素体脾肾阳虚，脾失健运，胃中停饮，而见诸症。治当温阳化饮，淡渗利水。茯苓甘草汤，方出《伤寒论》，具温中化饮、通阳利水之功。方以茯苓为君，取其甘淡而平，甘则通补，淡而能渗，此即"淡味涌泄为阳"之义，大凡脾虚湿困之痰饮，为必用之药。辅以桂枝、甘草、生姜，乃辛甘化阳之用。诸药合用，共奏温阳化气、淡渗行水之功。此患者偶有恶心，吐痰涎，此乃《素问·举痛论》"寒气客于肠胃，厥逆上出，故痛而呕"之谓。故加人参、吴茱萸，乃吴茱萸汤温中补虚、降逆止呕之用。

大陷胸汤证案

高某，女，37岁。1974年9月21日。

既往有结核病史，近因发热，气短，烦躁，大便干结，胸胁痛而来院诊治，西医确诊为结核性渗出性胸膜炎，因其有青、链霉素过敏史，故转中医科治疗。舌红，苔黄腻，脉沉弦而数。

此即《金匮要略·痰饮咳嗽病脉证并治》"水流在胁下，咳唾引痛，谓之悬饮"，属中医"悬饮"范畴。"脉沉而弦者，悬饮内痛"，热邪内陷，与水饮互结，而成热实大结胸证，故予大陷胸汤服之。

处方：大黄12g（后下），芒硝10g，甘遂3g。大黄水煎，冲芒硝、甘遂末服。

服药3剂，诸症豁然若失，上方加赤灵芝10g，芦根20g，葶苈子15g，大枣12枚，续服。

服药3剂，X射线胸片示胸水吸收。予以黄芪15g，赤灵芝10g，名曰"芪芝煎"，每日1剂，代茶饮，以作扶正抗痨之用。

（柳少逸医案）

解析：恽铁樵《群经见智录》云："西医之生理以解剖，《内经》之生理以气化。"故今之临证当辨病辨证相结合，此即中西医互参之意也。清·程杏轩云："医者，理也，意也。盖理明则意得，意得则审脉处方，无所施而不中。"此案即属用古方治今病之实例。方用大胸陷汤，以大黄泄热，甘遂逐水，芒硝破结，诸药合用，以成泄热、逐水、破结之功，而胸水得除。复诊方加赤灵芝、大枣、芦根、葶苈子，增其扶正逐水之力，而病情得愈。

《神农本草经》谓黄芪"味甘，微温……补虚"。《本草求真》谓其"能入肺补气，入表实卫，为补气诸药之最，是以有耆之称。"现代药理研究表明，其有显著的抗衰老作用。灵芝，《神农本草经》有赤、黑、青、白、黄、紫芝之分。赤芝"主胸中结，益心气，补中"，多用于虚劳、咳嗽、气喘之证。现代药理研究表明，其有调整免疫功能及抗衰老的作用。二药合用，以煎剂作饮，余名之曰"芪芝煎"，用于结核性疾病，有很好的抗痨效果。

柴胡苓桂汤证案

汪某，女，31岁。1989年5月18日。

患者 1 周前突然发热恶寒，伴左侧胸胁痛，并放射到颈肩部，随呼吸、咳嗽而剧，X 射线透视诊为"左侧渗出性胸膜炎"。因西医无良好方法，故邀中医诊治。舌苔黄，脉弦。考其证候，具寒热往来之特殊热型，且伴口苦咽干、心烦恶心症，乃少阳枢机不利，气化失司。

诊断：悬饮（渗出性胸膜炎）。

治法：条达气机，化气通脉，健脾利水。

方药：柴胡苓桂汤（小柴胡汤合苓桂术甘汤）化裁。

柴胡 20g，黄芩 10g，姜半夏 10g，白术 10g，玄参 12g，赤灵芝 12g，茯苓 15g，桂枝 12g，牡丹皮 10g，地骨皮 10g，炙百部 12g，炙紫菀 10g，炙甘草 10g，丝瓜络 10g，橘络 10g，姜、枣各 10g。5 剂，水煎，去渣再煎，温服。

药后诸症豁然，胁肋微有不适。上方加黄芪 20g，知母 10g，白薇 12g，续服 5 剂。

1 周后，患者诸症悉除。每日予黄芪 15g，赤灵芝 10g，生薏苡仁 15g，桑白皮 10g，桔梗 10g，炙甘草 10g，煎服，以善后。1 个月后，X 射线胸透，一切正常。

（柳少逸医案）

解析：结核性渗出性胸膜炎，属中医学"悬饮""胁痛"范畴。"悬饮"多因枢机不利，肺、脾、肾三脏气化失司，水湿停滞于胸胁所致。《金匮要略》谓"水流在胁下，咳唾引痛，谓之悬饮"。本案柴胡汤证在，故主以小柴胡汤。"病痰饮者，当以温药和之。"药用苓桂术甘汤，以茯苓为君，主以健脾渗湿，祛痰化饮；桂枝为臣，温阳化气，具化饮利水之效；白术主以健脾燥湿，俾脾阳得健，水湿自除；甘草益气和中，与桂枝相伍，具辛甘化阳、行气通脉之功。药仅四味，配伍严谨，药专而力宏，故为治痰饮病之主方。二方合一，今名柴胡苓桂汤，为舒气机、促气化之用方。方加百部、紫菀、橘络、桔梗、桑白皮，乃止嗽散意；牡丹皮、地骨皮，共治血中伏火，则阴分伏热不生；黄芪、赤灵芝乃扶正达邪之要药。诸药合用，则气机通畅，气化有序，营卫畅行，五脏安和，而胸水得除。

木防己汤证案

邢某，男，51 岁。1969 年 2 月 16 日。

既往有肺心病史，近因外感风寒，服阿司匹林未愈，且病情加重，体温 38.9℃。症见恶寒发热，胸闷喘息，不能平卧，两目及下肢浮肿，小便短少，面色暗紫，苔薄，脉弦细微数。

证属宿有支饮，复感风寒，为支饮迫肺，虚实夹杂之候，治宜寒热并调，补泻兼施而化支饮，以木防己汤意化裁。

处方：木防己 12g，桂枝 12g，红参 10g，生石膏 20g（先煎），丹参 20g，车前子 20g（布包），橘红 10g，炙紫菀 10g，葶苈子 10g。水煎服。

4 剂后，体温正常，胸闷、喘息悉减，已能平卧，浮肿已消，然大便干结，排便困难，予原方去石膏加茯苓、芒硝调之。续服 4 剂，诸症悉除，二便调。予红参 6g，炙黄芪 15g，赤灵芝 6g，芦根 20g，续服以巩固疗效。

（柳吉忱医案）

解析：初诊因寒热夹杂，支饮迫肺，故有木防己汤之用，药后诸症豁然，体温正常，胸中蕴热已解，故去石膏，而成木防己去石膏加茯苓芒硝汤，则喘息止，二便调，病证痊愈。方中芦根佐防己利大小便；石膏主心下逆气而消蕴热；桂枝温阳化气而通水道；加黄芪、赤灵芝，助人参大补元气而温中，正气旺则水饮得解也。于是蕴热得除，水饮迫肺之势大减。二便之候稍缓，故二诊时去石膏加芒硝，软坚而破大便秘结，入茯苓淡渗涌泄而通利小便，则支饮迫肺证悉除，二便自调。善后之方，吉忱公名"参芪益心煎"，乃为心脏疾患稳定期之用方。

十枣汤证案

柳某，男，48 岁，寺口人。1961 年 11 月 20 日。

既往有慢性肝炎史，近 1 个月来腹大胀满如鼓，按之如囊裹水，青筋暴露，叩呈浊音，面色萎黄，小便少，大便溏，舌淡，苔白腻，脉缓。肝功能检查指标均超出正常范围。

处方：甘遂、大戟、芫花各 1.5g，研细末。煮大枣 10 枚，于晨卯时（5~7 时）冲服药末，每日 1 次。

服药 2 天，腹水消退殆尽。为巩固疗效，予以《外台》之茯苓饮调之。

处方：茯苓 15g，党参 12g，炒白术 10g，枳实 6g，陈皮 6g，生姜 10g。水煎服。

（牟永昌医案）

解析：本案证属脾肾阳虚，水饮壅盛于里而成鼓胀（肝硬化腹水），治宜攻逐水饮，故永昌公予十枣汤调之。

十枣汤，源自医圣张仲景《伤寒杂病论》，在《伤寒论》中用治水饮停聚胸胁证，在《金匮要略》中用治悬饮证，其均系水饮内停，结于胸胁，胸阳不宣，气机壅滞所致。本案乃脾肾阳虚，阳气不振，气化失司，水气不行，聚于腹部，故见腹大胀满、小便少、大便溏诸候。明·方谷在《医林绳墨》中云："肿当利水而实脾，胀宜清气以开郁，此治肿胀之大法也。"故首诊有十枣汤之用。方中甘遂善行经隧水湿，大戟善泄脏腑水湿，芫花善消胸胁伏饮，三药峻烈，各有专功，合而用之，其逐水饮、除积聚、消中满作用甚著，经隧脏腑胸胁积水皆可攻逐。由于三药皆有毒，易伤人正气，故以大枣之甘，实脾脏，护胃气，并缓和诸药峻烈之性及毒性，使该方逐水邪而不伤正。此即"肿当利水而实脾"之法也。待其腹水消退，而有《外台》茯苓饮之施。方中茯苓味甘淡而性平，甘则能补，淡则能渗，功于利水渗湿，凡脾虚湿困之痰饮、腹水、泄泻证均可用之，故任为主药。党参味甘性平，既能补气，又能生津，不燥不腻，善于补脾养胃，健运中气，俾饮邪不生。白术味甘苦性温，甘温补中，苦可燥湿，为补脾燥湿之要药。盖因脾为营卫气血生化之源，又主运化水湿，故党参、白术共为辅药，此乃"实脾"而"利水"之谓也。枳实苦寒，功于降气，专于散滞气，开郁积，除痞满，为脾胃气分药。与白术相伍，乃《金匮要略》之枳术汤，功于行气散结，健脾利水，乃医圣张仲景为脾弱气滞，失于输转，水气痞结于"心下"证而设。生姜味辛微温，入肺、脾、胃经，本案之用，取其辛散之性，入脾胃温中祛湿，化饮宽中。陈皮味苦辛而性温，气芳香而入脾肺，功于健脾和胃，理气散郁，燥湿化浊。陈皮、枳实、生姜共为佐使药。《本草求真》谓陈皮"同补剂则补，同泻剂则泻，同升剂则升，同降剂则降，各随所配而得其宜"。由此可见，陈皮同党参、白术则补脾益气，同茯苓则散水湿，同枳实则降气导滞，同生姜则散水气而化饮宽中。且陈皮、枳实、生姜三药之用，乃《金匮要略》之橘枳姜汤，原为饮邪为害，而致"胸中气塞，短气"而设。永昌公认为，大凡水邪凌心，而见"胸中气塞、短气"者可用之；饮停心下，而见鼓胀、水肿者，亦可用之。本案虽腹水消除，鼓胀得解，然肝硬化之隐患未除也，故永昌公有茯苓饮之用，此乃集利水、实脾、清气、开郁四法于一方之用也，亦西医辨病中医辨证之施也。《素问·四气调神大论》云："是故圣人不治已病治未病，不治已乱治未乱，此之谓也。"故二诊用茯苓饮，乃公"治未乱"之法也。

厚朴大黄汤证案

陈某，女，59 岁，工人。1972 年 9 月 27 日。

既往有胸膜粘连史，2 天前因外感风寒，卫生室予银翘解毒丸，感冒症状缓解，然出现胸胁脘腹胀满、咳逆倚息、气短不得卧之候，不思饮食，恶心，口干，伴腹满便结，舌质微绛，苔黄，脉弦细。

证属饮邪上迫胸胁，热迫肠胃，而致胸胁脘腹胀满、便结之症，治宜除满消胀、涤热通腑之剂，佐以理气导滞之味，以厚朴大黄汤加味。

处方：厚朴 12g，酒大黄 10g（后下），枳实 10g，川楝子 6g，佛手 10g，郁李仁 10g，桃仁 10g，杏仁 10g。水煎服。

服药 2 剂，诸候悉减。续服 2 剂，二便通，胸胁脘腹胀满等候基本消失。守方续服 4 剂，以巩固疗效。

（柳吉忱医案）

解析：厚朴大黄汤，乃《金匮要略》以其泄热行气、化饮泻实之功，而为支饮兼腹满证而设，此即支饮"胸满""咳逆倚息""心下坚满""腹满，口舌干燥"之候，且成"胃家实"，故有厚朴大黄汤涤饮除满泻实之治。方中厚朴、枳实行气宽中，除满消胀；大黄荡涤胃肠，攻下泻实，以导支饮之邪从下引出；加川楝子、佛手以理气导滞，佐厚朴、枳实以除痞满之证；肺与大肠相表里，桃仁、郁李仁、杏仁宣肺气，润肠通便，且防郁热成痈。吉忱公名此方曰"厚朴大黄三仁汤"。诸药合用，则饮邪得解，肺气得畅，腑气得通，而病证痊愈。

桂苓五味甘草汤证案

于某，女，43岁。1972年2月27日。

既往有气管炎史，每于孟春发作，咳嗽、胸闷、气短、眩晕、心下悸，喘时自觉气从小腹上冲至胸咽，心下痞满，胃中有振水声，食少便溏。X射线检查诊断为慢性支气管炎合并肺气肿。舌淡，边有齿痕，苔薄白，脉滑细。

证属素有支饮，气机逆乱，冲气上逆之证，治宜温阳化饮，敛气降冲，止咳平喘，以桂苓五味甘草汤调之。

处方：茯苓30g，桂枝12g，五味子12g，炙紫菀12g，炙甘草10g。

服药12剂，咳逆上气、胸闷、心下痞满、眩晕之候悉除，冲气上逆之候自已。

（柳吉忱医案）

解析：本案主以《金匮要略》苓桂五味甘草汤温阳化饮，敛气降冲，止咳平喘，则支饮上虚下实之证得解；加紫菀一味，以其温而不热，质润而不燥，辛散苦泄，入肺经气分，兼入血分，而开泄肺郁，降逆止冲，止咳平喘。此即以苓桂五味甘草汤化饮，紫菀止咳平喘之治。若嫌紫菀之力不足，吉忱公每以紫菀、百部、款冬花同用，名"紫菀百花汤"，常收卓效。

苓甘五味姜辛汤证案

徐某，男，52岁，农民。1952年1月3日。

患者既往有慢性气管炎史，咳嗽，胸闷，倚息不得卧，心下痞满，纳呆，口干不欲饮，自汗出，不得寐，舌淡红，苔薄白，脉弦缓。

证属寒饮迫肺而致咳嗽，治宜蠲饮止咳，以苓甘五味姜辛汤化裁。

处方：茯苓30g，五味子15g，干姜10g，细辛3g，厚朴10g，炙甘草10g。水煎服。

服药4剂，诸候豁然，然仍轻微咳嗽，恶心，故复诊时加炙紫菀10g，姜半夏10g，增其宣肺止咳之效，续服4剂而病愈。

（柳吉忱医案）

解析：寒饮伏肺，先予《金匮要略》苓甘五味姜辛汤，佐理气除满之厚朴，则饮邪之患得以缓解近愈，然咳满仍作，故加炙紫菀，开泄肺郁润燥，并解姜、辛之热，姜半夏止咳化痰降逆，故续服而病愈。

七、胸痹

瓜蒌薤白白酒汤证案

例 1

李某，男，50 岁。1977 年 3 月 7 日。

患阵发性左膺胸痛数年，曾于县医院诊为冠心病，近期胸闷加剧，心前区疼痛频发，且波及背部，肢体麻木，形寒肢冷，倦怠乏力。自寒冬始，阴雨天则"背与心相控而痛"。舌淡，苔薄白，脉沉迟。心电图示冠状动脉供血不足。

辨证：寒邪壅盛，阻遏心阳。

治法：宣痹散寒，温通心阳。

方药：瓜蒌薤白白酒汤合失笑散化裁。

瓜蒌 30g，薤白 10g，桂枝 12g，丹参 30g，五灵脂 10g，蒲黄 10g，淫羊藿 10g，降香 10g，郁金 12g，炙甘草 10g。黄酒、水各半煎服。

服药 5 剂，胸膺闷痛悉减，仍纳呆脘痞。仍守原法，佐以健脾豁痰之剂。

瓜蒌 12g，薤白 10g，桂枝 10g，淫羊藿 10g，红参 10g，白术 12g，丹参 30g，川芎 10g，降香 12g，炙甘草 10g。黄酒、水各半煎服。

续服 5 剂，药后诸症递减，心绞痛未发。仍宗原意，加当归 12g，黄芪 30g。

患者服中药 20 余剂，胸痹悉除，心绞痛未发，纳食渐馨。查心电图恢复正常，复做运动试验亦明显改善。

（柳少逸医案）

解析：《素问·调经论》云："血气者，喜温而恶寒，寒则泣不能流，温则消而去之。"《素问·举痛论》云："经脉流行不止，环周不休，寒气入经而稽迟，泣而不行，客于脉外则血少，客于脉中则气不通，故卒然而痛。"夫寒为阴邪，戕伐阳气，寒性凝滞，阻塞经隧，寒性收引，心脉缩蜷而绌急。经血瘀阻心络，心脏缺血缺氧，致部分心肌坏死，产生剧痛，形成真心痛（心肌梗死）。本案患者每值寒冬或阴雨之日，必发病，病因即寒邪所致，加之素体阳虚，内寒亦盛，故寒凝心脉而发，此即瓜蒌薤白白酒汤之证也。药加桂枝、甘草，乃桂枝甘草汤辛甘化阳通脉之用。淫羊藿甘温补肾助阳，火旺土健，俾脾运以化湿浊，君火相火同气相求，故肾阳充而心阳得健，心气得行。药用失笑散、丹参乃活血通脉之资；郁金辛开苦降，芳香宣达，行气解郁，为血中之气药；降香辛散温通，通脉行瘀，入心经之血分。诸药合用，而心脉通，胸痹解。

例 2

于某，男，57 岁，莱阳外贸转运站工人。1974 年 9 月 12 日。

患冠心病 5 年之久，于昨日开始左胸膺部刺痛，心痛彻背，胸闷痛不得卧，舌强，双下肢麻木，易急躁，食欲尚可，头晕，健忘，舌暗，苔薄白，脉沉而弱。血压 150/100mmHg。心电图示左心房心肌劳损、冠状动脉硬化。

证属心营不畅，心脉痹阻，而成胸痹。治宜温阳化饮，益气通脉，佐以理气导滞，活血化瘀，以瓜蒌薤白白酒汤治之。

处方：瓜蒌 12g，薤白 12g，柴胡 12g，枳壳 10g，川芎 10g，当归 12g，赤芍 10g，桃仁 10g，红花 10g，降香 10g，茯苓 15g，姜半夏 6g，细辛 3g，郁金 12g，桂枝 10g，炙甘草 10g，生姜 3 片，大枣 4 枚。黄酒、水各半煎服。

服药 40 余剂，胸闷基本消失，双下肢麻木已除，仍宗原意续服。

处方：瓜蒌 12g，薤白 12g，红参 10g，赤芍 15g，枳壳 10g，白术 15g，茯苓 15g，柴胡 12g，当归 12g，川芎 10g，桃仁 10g，红花 10g，降香 10g，姜半夏 10g，细辛 3g，郁金 10g，桂枝 12g，炙甘草 10g，生姜 3 片，大枣 4 枚。黄酒、水各半煎服。

（柳吉忱医案）

解析：《精校医案类录》云："夫天地交而为泰，天地不交而为否。人病胸膈胀满，闭塞中宫，亦由否之天地不交也。故善治气痹者，必使上下相交。然地下之气，非辛温不足以上升，天上之气，非甘寒不足以下降，此瓜蒌半夏之所以能建殊功也。"此案属寒邪痰浊壅盛，阻遏心阳使然，继而气血运行不畅而成胸痹。公宗《金匮要略·胸痹心痛短气病脉证治》篇"胸痹，不得卧，心痛彻背者，瓜蒌薤白半夏汤主之"而处方。斯方由瓜蒌薤白白酒汤加半夏而成。方以瓜蒌开胸涤痰，薤白疏滞散结，酒以温通上焦阳气之用，半夏逐饮化痰开结。盖因有痰饮阻塞气机，故入《金匮要略》苓桂术甘汤，以温阳化饮，益气通脉。清·何梦瑶尝云："须知胸为清阳之分，其病也，气滞为多。"故心营不畅，气机壅滞，瘀血内停，胸膺部刺痛，辅以柴胡疏肝散加减，理气导滞，活血化瘀，通络止痛；细辛乃手足少阴经之引经药，以其扶阳通心肾之功，而振奋胸阳；降香辛温，以其活血散瘀理气止痛之功，为治冠心病、心绞痛之效药；郁金苦辛，以其行气祛瘀之效，为胸痹证常用之品。诸药合用，则胸阳得振，瘀滞得祛，而病证痊愈。

枳实薤白桂枝汤证案

衣某，男，50岁，干部。1973年10月9日。

患者于今年4月份确诊为冠心病，近期胸背彻痛日剧，3天前胸中痞满，两胁胀痛，自觉气逆冲心，纳食呆滞，大便微溏，小便清长，舌略暗，苔白而腻，脉沉迟。

证属胸阳不振，气结中焦，治宜通阳开结、消满降逆之法，以枳实薤白桂枝汤化裁。

处方：枳实 10g，厚朴 10g，当归 10g，瓜蒌 15g，桂枝 10g，降香 6g，制半夏 6g，丹参 30g，川芎 10g，炙甘草 10g。水煎服。

服药 8 剂，胸膺闷痛悉减，然纳呆、脘痞之症不减，予原方加炒麦芽、神曲、焦山楂各 10g，续服。

续服 8 剂，诸症豁然，胸膺痛、彻背痛若失，予枳实薤白桂枝汤原方续服以巩固疗效。

（柳吉忱医案）

解析：枳实薤白桂枝汤，《金匮要略》以其通阳开结、消满降逆之功，而治胸痹虚寒证。胸背彻痛，胸痹虚寒证俱，故有枳实薤白桂枝汤之施。舌暗，乃心脉瘀阻之象，故于方中加丹参活血养血，川芎、降香活血化瘀。因苔白而腻，故加制半夏以化痰降浊。二诊时加焦三仙，乃和胃消食之用。现代研究表明，该方有强心、增加冠状动脉及脑血流量、抑制血栓形成作用，故可治疗冠心病、心绞痛、肺源性心脏病、风湿性心脏病、心律不齐、心音低弱等病而见胸痹者。

干姜附子汤证案

姜某，男，52 岁，干部。1973 年 10 月 12 日。

心前区疼痛频作，心胸憋闷，有窒息感，心悸气短，腰膝酸楚，畏寒肢冷，脘痞纳呆，面目浮肿，倦怠乏力。舌体胖，边有齿痕，苔白，脉弱。心电图示完全性右束支传导阻滞。

证属肾阳虚衰，心气不足，治宜温补肾阳，益气养心，予干姜附子汤合炙甘草汤。

处方：干姜 10g，制附子 12g（先煎），红参 10g，五味子 10g，淫羊藿 10g，麦冬 15g，阿胶 10g（烊化），丹参 15g，桂枝 10g，炙甘草 10g，生姜 3 片，大枣 4 枚。水煎服。

患者迭进 24 剂，诸症豁然，心前区疼痛悉除。时有心悸气短，予上方去淫羊藿，加茯苓 15g，巴戟天 10g，地龙 10g，以善后。

（柳吉忱医案）

解析：干姜附子汤，方出自《伤寒论》，原为太阳病误下复汗，而致阳气大伤之证而设。此案患者素体阳虚，阴寒内盛，心阳式微，心气不足，胸阳不振，而致胸痹。故公予温补肾阳之干姜附子汤，若直捣之师，力挽残阳于未亡之时，而有"阴退阳复"之功，则命门得补，胸阳得振。诚如喻昌所云："用附子、干姜以胜阴复阳者，取飞骑突入重围，搴旗树帜，使既散之阳，望帜争趋，顷之复合。"心气虚，胸阳不振，故有心悸、气短、脉弱之症，故吉忱公辅以炙甘草汤，以缓补之。药用炙甘草、大枣、人参补中益气；阿胶、麦冬滋阴养血；桂枝、生姜温阳化气。方加淫羊藿补肾

阳,丹参活血通经。二方加味,心阳得温,心气得补,服24
剂药后诸症豁然,心前区痛悉除。此方之妙,诚如张景岳所
云:"善补阳者,必于阴中求阳,则阳得阴助而生化无穷;
善补阴者,必于阳中求阴,则阴得阳升而泉源不竭。"

茯苓四逆汤证案

贾某,男,62岁。1974年3月14日。

患冠心病多年,近因寒盛而发。症见心前区剧痛,频繁
发作,痛彻肩背及手臂内侧,心悸气短,汗出肢冷,喘息不
得平卧,舌淡白,苔薄,脉微细。

此乃阳虚阴逆,心脉痹阻,而致胸痹。治宜温阳救逆、
益气通脉之法,以茯苓四逆汤化裁。

处方:茯苓20g,人参10g,制附子10g(先煎),干姜
12g,丹参20g,炙甘草12g。水煎服。

药用4剂,胸痛大减,喘息平,可平卧。续服4剂,诸
症若失,原方加地龙10g,巴戟天10g,续服。经治1个月,
痊愈出院。

(柳吉忱医案)

解析:清·林珮琴《类证治裁》云:"胸中阳气,如离
照当空,旷然无外,设地气一上,则窒塞有加。故知胸痹
者,阳气不用,阴气上逆之候也。然有微甚不同,微者但通
其不足之阳于上焦,甚者必驱其厥逆之阴于下焦。"茯苓四

逆汤，乃《伤寒论》为汗下后，阴阳两虚证而设。方由四逆汤（附子、干姜、甘草）加人参、茯苓而成。鉴于茯苓四逆汤，功于扶阳救阴，而本案为阳虚阴逆，心脉痹阻而致之胸痹，故公加味用之。干姜附子汤以其回阳救逆之功，适用于心肾之阳衰微之证。其理，诚如林珮琴所论："甚者用附子……大辛热以驱下焦之阴，而复上焦之阳。"其治，若"补天浴日，独出手眼"。方加甘草为四逆汤；四逆汤加人参，名四逆加人参汤；方再加茯苓，名茯苓四逆汤。由此可知诸方加味之妙。公认为四逆汤以补阳，则心阳得交，胸阳得振；加茯苓、人参以益心脾之阴。其理乃宗成无己"四逆汤以补阳，加茯苓、人参以益阴"之论。此即《内经》"从阴引阳，从阳引阴"之大法也。"一味丹参饮，功同四物汤。"意谓丹参功同四物汤，能祛瘀以生新。故公谓"丹参一味，具活血、养血之功，为治疗冠心病心绞痛之要药。"因理、法、方、药朗然，故用药4剂，胸痛大减，续服4剂，诸症若失。二诊时药加巴戟天，乃以其辛甘性温之功，专入肾家而鼓舞阳气；地龙入肝、肾、肺经，而通络疗痹。佐二药有助阳通脉行痹之用。经治1个月，收效于预期，痊愈出院。

桂枝去芍药加附子汤证案

王某，男，53岁。1984年12月6日。

素体畏寒，患冠心病经年，入秋则感胸闷，寒冬必发胸痹。前日天气阴霾，胸闷气短加剧，继则胸痛彻背，喘息不能平卧。心电图示完全性右束支传导阻滞。面色暗滞，口唇青紫，形体肥胖，舌质淡，苔薄白，舌下脉络暗紫粗长多束，脉沉细而弱。

此患者素体阳虚，胸阳不足，时值寒冬，寒凝气滞，故脉不畅。诚如《医门法律》所云："胸痹心痛，然总因阳虚，故阴得乘之。"故予桂枝去芍药加附子汤治之。

处方：桂枝15g，制附子30g（先煎），炙甘草12g，生姜10g，大枣10g。水煎服。

4剂后胸痛大减，喘息平。原方制附子减量为12g，加生脉饮（红参10g，麦冬30g，五味子10g）、一味丹参饮（丹参30g），以冀心阳得煦，心阴得濡。续服8剂，诸症豁然若失，予原方半量续服。

（柳吉忱医案）

解析：患者患冠心病经年，年过半百，且素体阳虚，肾气衰败，加之严冬感寒，阴寒之邪乘虚侵入，寒凝气滞，痹阻心脉，而胸痹加剧，而见诸症。公首诊予以《伤寒论》之桂枝去芍药加附子汤。桂枝去芍药汤，功在调和营卫，温经复阳。用大剂量附子，取其功于峻补下焦之元阳，而逐在里之寒湿，又能外达肌腠，散在表之风寒，今用治疗胸痹，取其助阳化气、强心复脉之效。待胸痛大减后，合入《内外伤辨惑论》之生脉饮、丹参饮，功于益气养阴，活血通脉，此即景岳"善补阳者，必于阴中求阳，则阳得阴助而生化无穷"之谓。

桂枝汤证案

姜某，男，23 岁。1973 年 10 月 23 日。

去年冬天感冒风寒，愈后仍感胸闷，心悸气短，动则自汗，劳作后则剧。心电图检查：窦性心动过缓，心率 46 次/分。延余诊治。面色少华，神疲乏力，懒言少语，纳食不馨，舌体胖，舌质淡红，苔薄白，脉迟缓。

诊断：胸痹（窦性心动过缓）。

辨证：化源不足，营卫失和，元气失充，心脉失濡。

治法：调和营卫，益气通脉。

方药：桂枝汤加味。

桂枝 12g，白芍 12g，炙甘草 10g，制附子 10g（先煎），黄芪 15g，黄精 12g，人参 10g，丹参 20g，川芎 6g，鹿角片 10g，生姜 3 片，大枣 3 枚。水煎服。

5 剂后，症状大减，继服 10 剂，诸症若失，心率 60 次/分左右。上方减附子、川芎，加当归 10g，肉桂 6g。又 10 剂，患者诸症悉除，神充体健，心律复常。

（柳少逸医案）

解析：桂枝汤被誉为《伤寒论》第一方，除治太阳中风证外，尚可加减治疗诸多杂病。现代研究证明，其具有改善心血管功能、增强血液循环的作用，故可用于窦性心动过缓症。此即《素问·痹论》"心痹者，脉不通"之谓也。故主以桂枝汤和营卫、荣气血而收功。方中桂枝辛甘而温，以其辛温通脉，入心走血分，甘温又能助心阳，与甘草同用，名桂枝甘草汤，乃辛甘化阳之伍，阳气振奋，则脉行有力；芍药甘草汤酸甘化阴；姜、枣二药具酸、甘、辛之味，故具和营卫、补气血之功。诸药合用，脉通而心痹得愈。佐以黄芪、黄精、人参大补元气，丹参、川芎养血通脉，鹿角益元补血，附子能温一身之阳，伍人参乃《正体类要》之名参附汤，有回阳救逆之功。诸药合用，则肾元充、心阳温、心血足，而心律正常。二诊时，去芍加归，合黄芪寓当归补血汤意，而补心血；去附子加肉桂，佐桂枝甘草汤，以助君火、相火，而心气得充。药性和合，脉复如常，病证痊愈。余临证立二桂甘草方（桂枝6g，肉桂3g，炙甘草6g，当归6g，五味子6g，黄芪10g），用治心动过缓而胸闷不甚者，或低血压而眩晕不剧者，以其药性和合，"水滴石穿"之久力，而收卓功。

半夏泻心汤证案

李某，男，43岁。1974年7月21日。

既往有冠心病史。近日胸闷如塞，痰多黄稠，心下满而痞硬，恶心脘灼，纳呆，心烦意乱，大便溏，肠鸣辘辘可闻，小便短赤。舌苔边白中见黄，脉右关弱，左关弦。

辨证：脾虚胃弱，心阳不足，痰浊中阻。

治法：健脾和胃，通阳泄浊，豁痰通痹。

方药：半夏泻心汤化裁。

姜半夏 10g，黄芩 10g，红参 10g，干姜 6g，炙甘草 10g，黄连 6g，瓜蒌 10g，大枣 12 枚。水煎，去渣再煎，温服。

服药 5 剂，胸闷脘痞悉减，心烦悉除。再进 5 剂，诸症悉除，守方续服以善后。

（柳少逸医案）

解析：《灵枢·厥病》云："厥心痛，腹胀胸满，心尤痛甚，胃心痛也。"意谓中焦脾胃运化失司，痰浊中阻，心阳被郁，而致胸痹。本案患者既往有冠心病史，其胸闷如塞，示其因胸阳不振，血行不畅，心绞痛微作而不甚。而心下满而痞硬，痰多黄稠，恶心脘灼，纳呆，小便短赤，肠鸣下利，乃脾胃虚弱，痰浊中阻，蒙蔽心阳，而致胸痹。因恶心、胸闷为其主症，故予半夏泻心汤治之。主以半夏豁痰宽胸，降逆止呕，黄芩、黄连苦寒降逆，干姜、半夏辛温开结，为辛开苦降、寒温合用之伍，以除胸痹、心下痞。辅以人参、甘草、大枣补脾益心而通心阳，药用瓜蒌，宽中下气，涤痰导滞，而开胸散结。诸药合用，则胸痹、心下痞得解，病证痊愈。

清·王三尊《医权初编》云："医者，义也，义者，宜也，宜者，权也。"道至于权变，此即有其证用其方，执古方治今病之义也。

人参汤证案

赵某，男，67 岁。1973 年 10 月 26 日。

既往有冠心病史，胸膺痛数年，近日胸闷隐痛，时作时止，伴腹满，心悸气短，汗出，畏寒，肢冷，腰酸乏力，嗜卧，面色苍白，唇甲淡白，舌淡苔白，脉微细。

证属胸阳虚衰，气机痹阻。此即《素问·痹论》"心痹者，脉不通"之谓也。心以血为用，以阳为本，心血运行，依赖心阳温煦，心气推动。人中年以后，阳气日损，气机滞塞，胸阳痹阻，治宜益气温阳，佐以养血通脉，予人参汤加味。

处方：红参 10g，干姜 10g，白术 10g，炙甘草 10g，地龙 10g，丹参 10g。水煎服。

服药 5 剂，胸闷胸痛、肢冷、汗出悉减。为启下焦生气，原方加制附子 10g 续服。又服 5 剂，诸症豁然，感胸畅心舒，活动有力，要求续服。遂予上方制成水丸，常年服之，乃淳曜敦大，光照三焦之举。

（柳少逸医案）

解析：成无己云："心肺在膈上为阳，肾肝在膈下为阴，此上下脏也。脾胃应土，处在中州，在五脏曰孤脏，属三焦曰中焦。自三焦独治在中，一有不调，此丸专治，故名曰理中丸。"故理中丸为温中祛寒、补气益脾，治疗四逆证之要剂。理中丸在《金匮要略》中称人参汤，故今多以汤入药。《素问·脏气法时论》云："脾欲缓，急食甘以缓之。"缓中健脾，必以甘为主，故以人参为君。温中胜湿，必以甘为助，故又以白术为臣。方中人参、炙甘草补益，白术健脾燥湿，干姜温中散寒，诸药合用，以成辛温通阳、开痹散寒之功。故脾阳得运，胸阳得振，阴寒得除，而胸痹得解。病缓需久服者用丸剂，病情急者用汤剂，乃理中丸一方二法也。药加丹参、地龙，活血通脉，佐人参汤共成益气温阳、活血通脉之功，而"心痹者，脉不通"证可除。

柴胡桂枝干姜汤证案

于某，男，48岁，农民。1989年6月7日。

3年前，患者每遇劳累或情志不畅则胸闷、憋气，深呼吸方感稍畅，经西医检查，诊为"冠状动脉供血不足"。经常服用复方丹参片、冠心苏合丸、活心等药，病仍时作。3天前，在田间劳动时，突感头晕目眩，即仆倒在地，因当时无人发现，故发作时情况不明。醒后感胸闷、憋气，心中发乱，头晕目眩，恶心欲吐，不敢活动及站立，稍站立即有欲仆感。农村医生诊其病，言为"心动过缓（38次/分），心源性休克"，给予"阿托品、谷维素及扩冠药"，病情无显著好转，故来诊。脉迟（44次/分），舌暗淡，边有齿痕，苔白滑。

心电图检查：心动过缓（42 次/分），慢性冠状动脉供血不足。

证属枢机不利，阳气被郁，胸阳不振，痰浊壅滞，而致胸痹。治宜枢转气机，温阳化饮，豁痰开结，予柴胡桂枝干姜汤加味。

处方：柴胡 12g，桂枝 12g，干姜 10g，制半夏 12g，红参 15g，黄芪 15g，制附子 15g（先煎），丹参 15g，檀香 10g，炙甘草 10g，大枣 10g。水煎服，每日 1 剂。

3 剂后，眩晕减，胸闷亦减，继服 3 剂，其症去其大半，上方改制附子 6g，5 剂后诸症悉除。

（柳少逸医案）

解析：柴胡桂枝干姜汤，方出《伤寒论》，原为少阳病兼水饮病而设，本案患者以此方治之而收功。盖由柴胡剂条达气机，因黄芩苦寒，于证不利，故去之；桂枝、干姜、甘草辛甘化阳，以化气通阳泄浊，则胸痹得解；药加附子，伍人参为《正体类要》之"参附汤"，附子伍干姜、甘草为《伤寒论》之四逆汤，二方均为回阳救逆剂，以治阳气衰微，内外俱寒之证。檀香利膈宽胸，行气止痛，丹参活血通脉，二药同用，为治冠心病气滞血瘀证常用药对。黄芪补气升阳，与附子相伍，名"芪附汤"，为治阳虚证之效方；与人参相伍，名"参芪汤"，为治气虚证之良剂。方中人参、黄芪、桂枝、炙甘草，名"保元汤"，乃益气通阳之要方。诸药合用，则寒解、瘀去、浊化，而胸痹得解。

茯苓杏仁甘草汤证案

丁某，男，41 岁，工人。1973 年 10 月 21 日。

既往有冠心病史。心前区闷痛，时及臂内，每日 2～5 次。症见形体肥胖，胸闷憋气，动则胸闷喘促，气短，咳痰清稀且多，头晕，苦冒眩，形寒肢冷，面色暗滞，舌淡体胖，苔薄白，脉虚弱。

证属饮停胸膈之证，治宜宣肺化饮，以茯苓杏仁甘草汤调治。

处方：茯苓 15g，制杏仁 10g，丹参 30g，瓜蒌 12g，人参 10g，炒白术 12g，琥珀 3g（冲服），炙甘草 10g。水煎服。

服药 4 剂，诸症若失。继服 4 剂，诸症悉除。

（柳吉忱医案）

解析：茯苓杏仁甘草汤，乃《金匮要略》宣肺化饮、下气和中、通达气机之方，用以治疗饮停胸膈之胸痹证。清·林珮琴《类证治裁》云："寒气客于五脏六腑，因虚而发，上冲胸间，则胸痹。"此案患者因脾肾阳虚，内生寒湿，形成饮停胸膈之候。故有茯苓杏仁甘草汤，合四君子汤之施。药用瓜蒌利气宽中；因"心前区闷痛，时及臂内""面色暗滞"，故入丹参、琥珀以养血通脉，此即"一味丹参散，功同四物汤"之谓也。

橘皮枳实生姜汤证案

刘某，女，49 岁，干部。1974 年 9 月 27 日。

既往有冠心病史，头晕目眩年余，胸闷气短，心下痞闷，腹胀，纳呆。血压 120/84mmHg。舌淡，苔薄白，脉濡滑。

证属心脾两虚，饮停于胃之候，治宜益气健脾，和胃化饮，予橘皮枳实生姜汤加味。

处方：陈皮 20g，枳实 10g，炒白术 15g，茯苓 15g，人参 10g，丹参 20g，炙甘草 10g，大枣 4 枚，生姜 4 片。水煎服。

服药 5 剂，胸闷、气短、心下痞闷诸候豁然。续服 5 剂，病证痊愈。

（柳吉忱医案）

解析：橘皮枳实生姜汤，方出自《金匮要略》。以其和胃化饮、消痞除满之功，用治气郁痰阻胸痹证。此案乃胸痹之轻证者，因饮停于胃，故有橘皮枳实生姜汤、枳术汤健脾和胃之用。大凡脾虚失运，必痰浊内生，故辅以四君子汤治其本，入丹参者，意在养血通脉而益心也。

乌头赤石脂丸证案

王某，男，39 岁，干部。1962 年 11 月 2 日。

患慢性结肠炎、冠心病经年。症见便溏，五更泻，大便每日 2～3 次，夜尿频，每夜 3～4 次，伴形寒肢冷，胸闷气短，体倦神疲，纳食呆滞。近日胸闷气短较前加剧，今日上班伏案则感胸闷胸痛，且背与胸相控而痛，四肢逆冷。西医诊为心绞痛，患者要求中医治疗。舌淡，苔薄白，脉沉弦而细。

处方：制川乌 15g，制附子 15g（先煎），干姜 10g，赤石脂 15g，川椒 10g，红参 10g，诃子 10g，肉豆蔻 10g，炒白术 15g，炙甘草 10g。水煎服。

11 月 5 日二诊：服药 3 剂，胸痛解，然仍感胸闷。原方加佛手 10g，丹参 20g，续服。

11 月 9 日三诊：续服 3 剂，诸症豁然若失，原方加黄芪 20g，续服。

11 月 20 日四诊：继治 10 天，胸痛悉除，且大小便亦正常，面色红润，已无倦态。舌淡红，苔薄白，脉缓。予理中丸易汤、参芪煎以善后。

处方：红参 6g，干姜 3g，炒白术 10g，黄芪 10g，丹参 10g，炙甘草 6g。水煎服。

(牟永昌医案)

解析：《素问·脏气法时论》云："心病者，胸中痛，胁支满，胁下痛，膺背肩胛间痛，两臂内痛。"由此可知，本案之症，属《内经》"心病"范畴。《灵枢·厥病》云："厥心痛，与背相控，善瘛，如从后触其心，伛偻者，肾心痛也。"由此可见,本案之症,又属《内经》"厥心痛""肾心痛"范畴。冠心病,属中医"胸痹""心痛"范畴。《黄帝内经》首发其端,而有心病、心痛、厥心痛的论述。"胸闷胸痛,且背与心相控而痛",乃阴寒痼结,胸阳不振,心脉痹阻之候;"四肢逆冷""便溏,五更泻,夜尿频""舌淡,苔薄白,脉沉弦而细",乃肾阳虚衰,"肾心痛"之候也。故非大辛大热之品,不能祛除极寒之阴邪。于是宗《金匮要略》"心痛彻背,背痛彻心,乌头赤石脂丸主之"意,而有味极辛之川椒、干姜之用,以川椒温脾肾而散阴冷之气,以干姜温脾胃而温中回阳;有性大热之乌头、附子之共施,以川乌逐寒邪以通痹,以附子补下焦之元阳而强心回阳;脾肾阳虚,脾运失司,肾气失固,而有溏泄、尿频之候,故有赤石脂益肾固肠而施。从本案之治验,可知"乌头赤石脂丸"乃"厥心病"或云"肾心痛"之用方,即心绞痛伴大便溏、夜尿频之用方。患者尚见"四肢逆冷,体倦神疲,纳食呆滞"及"便溏"之候,此乃肾阳虚衰,脾阳不振,胃纳失司之证,故永昌公宗《金匮要略》"胸痹,心中痞气,气结在胸","人参汤主之"意,而又有人参、白术、干姜、甘草之用,《金匮要略》名"人参汤",《伤寒论》名"理中丸",乃温中祛寒,补气健脾,治疗四逆证之要剂。为增其温补脾肾、涩肠止泻之效,故有肉豆蔻、诃子佐赤石脂以涩肠止泻。于是合乌头赤石脂丸、人参汤二方之效,则厥心痛得除,二便得调,收效于预期。

吴谦《医宗金鉴·凡例》云："方者一定之法，法者不定之方也。古人之方，即古人之法寓焉。立一方必有一方精意存于其中。"此案用经方而愈病，可见永昌公明仲景立方之精意也。

八、肺胀

枳实薤白桂枝汤证案

王某，女，32 岁，莱西人。1981 年 1 月 9 日。

两颧潮红，面色赤紫，口唇发绀，喘憋急迫，气短不足以息，面浮肿，胸脘痞满，纳呆，体倦恶寒，舌暗，苔白，脉沉细。

证属心阳衰竭，肺气不宣，气血失运，浮阳上越之肺胀（肺心病）。予枳实薤白桂枝汤化裁。

处方：红参 10g，沙参 15g，白术 15g，茯苓 15g，柏子仁 30g，麦冬 30g，枳壳 10g，桂枝 10g，厚朴 6g，木香 10g，浙贝母 10g，橘红 10g，石菖蒲 10g，瓜蒌 30g，薤白 10g，焦三仙各 10g，当归 12g，白芍 15g，炙甘草 10g，生姜 3 片，鲜芦根为引。4 剂，水煎服。

1 月 13 日二诊：服药后症状大减，呼吸急迫已缓，纳食亦振，原方去浙贝母，加制杏仁 10g，五味子 15g。5 剂，水煎服。

2月28日三诊：药后身体状况良好，呼吸均匀，体健有力，舌淡红，苔薄白，脉沉。因器质性病变尚存，故予以健脾化饮、益气养心之剂以巩固疗效。

处方：红参30g，白术12g，茯苓12g，猪苓12g，桂枝9g，泽泻12g，陈皮10g，木香10g，柏子仁12g，车前子15g（包煎），木通9g，滑石20g，琥珀3g（冲服），白茅根20g。水煎服。

（柳吉忱医案）

解析：肺胀，多系慢性肺系疾病迁延失治，肺气胀满，不能敛降而致。此案患者因肺气虚，宣发肃降之功失司，而见诸症，久之导致气阴两虚，又见阴虚火旺之候。故首治予以《金匮要略》枳实薤白桂枝汤（枳实、厚朴、薤白、瓜蒌、桂枝）、桂枝生姜枳实汤（桂枝、生姜、枳实）以通阳开结，枳实行气峻烈，故以枳壳代之；合四君子汤益脾阳化痰饮；药加石菖蒲、木香宽胸除满；伍橘红、浙贝母、鲜芦根以化痰散结；沙参、麦冬、柏子仁养阴生津，则心肺得滋，浮阳上越之证得息，而颧潮、面赤之症可解；当归、白芍养血活血通脉，则口唇发绀之候可除；焦三仙之用而纳呆陈疾亦解。诸药合用，繁杂之候得除，故复诊时"服药后症状大减，呼吸急迫已缓，纳食亦振"。去浙贝母，加五味子，乃寓《内外伤辨惑论》益气养阴之生脉饮、《金匮要略》化饮除满之苓甘五味姜辛汤。三诊时，诸症悉除，予《局方》四君子汤合《伤寒论》五苓散利尿渗湿、理气和胃等药，常规服用，虽不能根除其顽疾，然可扶正而防其病作。

越婢加半夏汤证案

米某，女，47 岁。1960 年 12 月 17 日。

素有咳喘病，每感风寒辄发。5 天前患感冒，服银翘解毒丸，未见显效。自昨日加剧，症见发热恶寒，继而喘逆上气，胸胀满闷，时痛，息粗，喘剧，睛外突，咳痰不爽，身痛无汗，目窠与下肢略见浮肿。舌红，苔黄白相间，脉浮大。

证属外感风寒，寒邪束肺，郁而化热，热郁于肺，引动内饮，而致肺胀、咳喘上逆之候。治宜宣肺泄热，降逆平喘，以越婢加半夏汤加味治之。

处方：生麻黄 10g，生石膏 30g（先煎），桑白皮 15g，生姜皮 10g，姜半夏 10g，生甘草 10g，大枣 4 枚。水煎服。

服药 1 剂，汗出热退，服药 2 剂，咳止喘息，续服 2 剂，诸症若失，再予原方石膏减半，续服 5 剂，病愈。

（牟永昌医案）

解析：越婢加半夏汤，宣肺清热，降逆平喘。方中重用麻黄、石膏，辛凉配伍，可以发越水气，兼清里热；半夏散水降逆；甘草、大枣安中州而调和诸药。对越婢加半夏汤之解，《金匮要略广注》云："脾运水谷，主为胃行津液，取卑如婢，汤名越婢者，取发越脾气，通行津液之义也。今治肺胀，则麻黄散表邪，石膏清内热，甘草、大枣养正缓邪，半夏、生姜散逆下气也。"此案以越婢加半夏汤用治饮热肺郁之候。本案加生姜皮辛散水饮，桑白皮肃降肺气，通调水道，一解喘逆之肺胀，一解目窠、下肢浮肿之候。

加味茯苓杏仁甘草汤证案

武某，男，50 岁，某厂干部。1974 年 10 月 25 日。

9 月份开始头胀眩晕，心悸，睡眠不好，食欲不振，胸闷，气短喘息。既往有慢性支气管炎并肺气肿、慢性肝炎史。舌质赤绛而胖，苔腻微黄，脉沉弱无力。血压 130/85mmHg。实验室检查：肝功正常，胆固醇 341mg/dL。心电图正常。

证属肺气不宣，心营瘀滞，痰湿壅滞。治宜宣肺豁痰，润燥和营，予加味茯苓杏仁甘草汤调之。

处方：沙参 15g，麦冬 15g，炒苏子 10g，瓜蒌 15g，薤白 10g，枳实 10g，党参 30g，白术 15g，茯苓 12g，桑椹子 15g，焦山楂 15g，苍术 10g，竹茹 10g，杏仁 12g，橘皮 12g，半夏 10g，甘草 10g，生姜 3 片，大枣 4 枚。4 剂。水煎服。

10 月 30 日二诊：服药后，睡眠尚可，痰少，胸闷减轻。予以健脾益气、宣肺豁痰、宁心安神之治。

处方：党参 30g，白术 15g，茯苓 12g，炒枣仁 30g，远志 10g，杏仁 12g，瓜蒌 15g，薤白 10g，苏子 12g，焦山楂

15g，橘皮 12g，当归 15g，白芍 10g，合欢花 15g，柏子仁 12g，竹茹 10g，甘草 10g，生姜 3 片，大枣 4 枚。4 剂。水煎服。

11 月 27 日三诊：服中药 20 余剂，眩晕、头胀、心悸等症大减，仍睡眠不好，梦多。

处方：沙参 30g，麦冬 12g，橘红 12g，川贝母 10g，炒苏子 12g，远志 10g，杏仁 10g，黑芝麻 30g，柏子仁 12g，党参 15g，白术 12g，茯苓 12g，生地黄 30g，款冬花 12g，当归 15g，夜交藤 15g，补骨脂 12g，炙甘草 3g，瓜蒌 12g，生姜 3 片，大枣 4 枚。4 剂。水煎服。

12 月 4 日四诊：药后诸症豁然，心悸、胸闷、失眠消失，舌淡，苔薄白，脉沉有力。予中成药生脉饮、天王补心丹，以善其后。

（柳吉忱医案）

解析：《灵枢·胀论》云："肺胀者，虚满而喘咳。"肺胀是多种慢性肺系疾患迁延不愈所致。此案患者之临床见症尚与咳喘、痰饮、心悸等证有关。故首诊吉忱公予《金匮要略》之茯苓杏仁甘草汤（茯苓、杏仁、甘草）、橘枳姜汤（橘皮、枳实、生姜），以疗"胸痹，胸中气塞，短气"之证；因脾虚失运，痰饮内生，故辅以四君子汤、温胆汤、瓜蒌薤白白酒汤，以宣肺健脾，豁痰开结；因舌赤，苔黄腻，温燥之药甚多，防其伤津，故有沙参、麦冬、桑椹子养阴生津润燥之伍。药用苏子，取其下气消痰之功，以解痰涎壅盛，胸闷气短之候。

二诊时，诸症悉减，恐麦冬、沙参滞腻，于脾运不利，故去之。因其睡眠欠佳，故佐宁心安神之药。此案患者，陈疾多，病机复杂，实属难愈顽疾。对于病证众多、病机复杂之疾，如何入手治疗，公谓："医者，治病工也。"并以清·陆懋修之语导之："医者必须舍短从长，去繁就简，卷舒有自，盈缩随机，斟酌其宜，增减允当，察病轻重，用药精微，则可谓上工矣。"

九、肺痈

葶苈大枣泻肺汤证案

柳某，女，32 岁。1965 年 12 月 6 日。

患感冒 1 周，咳逆上气，喘不得卧，服西药效不显，遂请中医会诊。咳嗽频作，咳黏痰不爽，痰中带有血丝，咳剧则胸痛如刺，咽喉肿痛，发热恶寒，全身酸痛。自昨日咳嗽加剧，夜间吐出铁锈色痰涎，口干渴，咽痛，吞咽困难，小便黄赤，大便干燥，舌红绛，苔黄少津，脉数有力。体温39.5℃。X 射线胸透示肺纹理增粗，右肺下叶大片均匀致密影，诊为大叶性肺炎。

证属热毒壅肺而致肺痈，治宜开泄肺气，佐以清热解毒，予葶苈大枣泻肺汤加味治之。

处方：葶苈子 30g，大枣 10 枚，败酱草 30g，金银花30g，连翘 15g，桑白皮 15g，三七 10g。水煎服。

3 剂后肺气得以宣发，而诸候悉减，予葶苈大枣泻肺汤加炒栀子 10g，炙白部 10g，炙紫菀 10g，以成清热泻火、润燥止咳之治。续服 6 剂，症状悉除，X 射线胸透胸部阴影完全吸收。

（柳吉忱医案）

解析：方中葶苈子辛苦性寒，为肺家气分药，李时珍谓"肺中水气膹郁满急者，非此不能除"，故为治疗痰饮喘咳、肺气壅塞、水肿胀满之要药。因其苦寒滑利，恐其峻猛损伤正气，故佐以大枣，安中而调和药性。二药相伍，以药物组成及功效名方，以其泻肺启闭、止咳定喘之功，而疗肺痈脓未成者。

葶苈大枣泻肺汤，乃《金匮要略》为肺痈邪实闭阻证而设。以其泻肺启闭、止咳定喘之功，而疗肺痈脓未成者。症见咳嗽气急，胸满，胸痛，继而壮热不寒，汗出烦躁，咳吐浊痰，痰有腥味，甚则咯吐脓血，气喘不得卧，咽燥，或渴或不渴，舌红，苔黄腻，脉浮数或滑数。或肺痈水逆证，或支饮属热证者。现代医学研究表明，该方可用于慢性支气管肺炎、支气管哮喘、大叶性肺炎、肺脓疡、肺不胀、渗出性胸膜炎、胸腔积液及水肿等病而见上述证候者。

桔梗汤证案

李某，女，59 岁，栖霞城镇人。1960 年 2 月 27 日。

1 周前发热恶寒，未行治疗，继而咳嗽加剧，时出腥臭浊痰，如米粥样，伴胸胁满闷作痛，转侧不利，气喘不得卧，口干咽燥，苔黄腻，脉滑数而实。

处方：桔梗 24g，甘草 18g，金银花 10g，桑白皮 10g，芦根 10g，冬葵子 10g，麦冬 10g，沙参 10g。1 剂，水煎服。

3 月 1 日二诊：药后诸症豁然，原方续服。

3 月 4 日三诊：继服 3 剂，患者病去大半，胸痛息，呼吸畅，已能转侧，然仍不得卧，痰量减少，舌苔薄黄，脉滑而缓。

处方：桔梗 30g，甘草 18g，金银花 15g，连翘 10g，栀子 10g，蒲公英 10g，黄芩 10g，浙贝母 10g，沙参 10g，麦冬 10g。水煎服。

3 月 7 日四诊：服药 3 剂，诸症悉除，呼吸顺畅，咳痰清爽，无异味，已能平卧，唯咽部微干，舌淡红，苔薄白，脉缓。

处方：桔梗 6g，甘草 6g，麦冬 6g，沙参 6g，射干 6g，山豆根 6g，捣碎，每日 1 剂，代茶饮。

（牟永昌医案）

解析：《素问·五脏生成》篇云："诸气者，皆属于肺。"《素问·阴阳应象大论》云："天气通于肺。"《医原》谓肺"一呼一吸，与天气相通"，表述了肺为五脏六腑之华盖，主司呼吸功能。故《素问·灵兰秘典论》有"肺者，相傅之官，治节出焉"之论。治节，即治理、调节之谓。对此，张介宾释云："节，制也。肺之气，气调则营卫脏腑无所不治，故曰治节出焉。"《素问·至真要大论》云："诸气膹郁，皆属于肺。"膹郁，张介宾注云："膹，喘急也；郁，痞闷也。"肺属娇脏，故外感风寒，首先犯肺，肺之"治节"失司，肺之宣发肃降功能失节，而致"诸气膹郁"，先是咳喘胸闷，继而肺失宣发肃降之功，肺气郁久化热，搏于血分，蕴结成痈，继而积热不散，血败为脓。对此，《金匮要略》有"风舍于肺，其人则咳，口干喘满，咽燥不渴，多唾浊沫，时时振寒。热之所过，血为之凝滞，蓄结痈脓，吐如米粥"之记，此案即此。因风热郁肺，肺气不利，而见诸症。故永昌公宗《金匮要略》"咳而胸满，振寒，脉数，咽干不渴，时出浊唾腥臭，久久吐脓，如米粥者，为肺痈，桔梗汤主之"意，予以加味桔梗汤，此乃清肺化痰、排脓去壅之治也。《本草求真》谓："桔梗味苦气平，质浮色白，系开提肺气之圣药，可为诸药舟楫，载之上浮，能引苦泄峻下之剂至于至高之分，俾清气既得上升，则浊气自克下降。"故《金匮要略》有主以桔梗宣肺祛痰、排脓消痈之桔梗汤（桔梗、甘草）之用。甘草味甘，入十二经，生用偏凉，能清热解毒。《本草便读》谓："甘草色黄味甘属土，为脾胃之正药，能补诸虚，善解百毒，以诸药遇甘则补、百毒遇土则化之意……甘草味极甘，故热药得之缓其热，寒药得之缓其寒，同补药则补，同泻药则泻，缓一切火，止一切痛。"故《伤寒论·辨少阴病脉证并治》有"少阴病二三日，咽痛者，可与甘草汤（独甘草一味）；不差，与桔梗汤"之施。意谓客热咽痛，法当清热利咽，生甘草清热解毒，咽部轻微肿痛者，可一味甘草以愈之，若效不显，可入桔梗以开肺利咽，名桔梗汤，后世名甘桔汤，为治咽痛之基础方。张仲景在《金匮要略·肺痿肺痈咳嗽上气病脉证治》中，尚以此方治风热郁肺，热伤血脉，热毒蕴蓄，肺痈成脓。《本草求真》谓金银花功于"入肺散热，能治恶疮肠澼，痈疽痔漏，为外科治毒通行要剂"。金银花伍甘草，名"忍冬汤"，乃《医学心悟》为治"一切内外痈痛"而设。故永昌公伍以金银花，以增清热解毒之功。芦根，《本草便读》谓其"清肃上焦，肺痈可愈"，《本草备要》云："芦中空，故入心肺，清上焦热，热解则肺之气化行，而小便复其常道也。"永昌公谓芦根甘寒质轻，可导肺部热毒下行，且具清热不伤胃、生津不恋邪之特点，为《千金》苇茎汤之主药，而用治肺痈。药用桑白皮，永昌公谓《神农本草经》用以"补虚益气"，实乃泻肺平喘，利水消肿之用，汪昂《本草备要》论桑白皮"甘辛而寒，泻肺火"，罗谦甫曰："是泻肺中火邪，非泻肺气也。火与元气不两立，火去则气得安矣，故《本经》又云益气。东垣曰：甘固元气之不足而补虚；辛泻肺气之有余而止嗽。"药用沙参、麦冬，共成润肺止咳之效，兼行生津清咽之功，二药相伍，名"沙参麦冬饮"，为《温病条辨》沙参麦冬汤之主药。《神农本草经》云："冬葵子，味甘寒。主五脏六腑，寒热羸瘦，五癃，利小便。久服坚骨，长肌肉，轻身延年。"《本草求真》云冬葵子"甘寒淡滑，润燥利窍，通营和卫，消肿利水"。故为利尿通淋、通乳催生之要药。而永昌公谓冬葵子乃清热利湿、通脉化气之要药，为肺痈、乳痈之常用之药。

诸药合用，永昌公立"加味桔梗汤"，药仅1剂，则诸症豁然。续服3剂，而病去大半。"然仍不得卧"，故三诊时，方加蒲公英、黄芩、栀子、连翘，以增其清热解毒之功，加浙贝母润肺化痰，消痈散毒。故续服3剂，诸症悉除，呼吸顺畅，咳痰清爽无异味。

竹叶石膏汤证案

林某，女，28岁，农民。1989年8月3日。

盛夏在田间劳作，忽逢大雨，冒雨急行回家，旋即寒战、高热，体温39.7℃。村医予对乙酰氨基酚、复方新诺明服之，仍高烧不退，2日后出现胸部刺痛，随呼吸和咳嗽加剧。来院内科就诊，以大叶性肺炎收入院治疗。经抗生素治疗3天，仍高热不退，故请中医会诊。症见高热口渴，咳嗽胸痛，气喘不得平卧，咯铁锈色痰，小便赤，舌红苔黄，脉洪大。

证属邪热壅肺，治宜清热宣肺，以竹叶石膏汤加减。

处方：竹叶15g，生石膏45g（先煎），姜半夏10g，麦冬12g，西洋参10g，穿心莲15g，鱼腥草15g，粳米15g，羚羊角2g（研冲），炙甘草10g。

服药1剂，体温得降，口渴、咳嗽、胸痛悉减。续服12

剂，诸症悉除，病愈出院。

（柳少逸医案）

解析：清·莫枚士《经方例释》云："此麦门冬汤去大枣，加竹叶、石膏也，故以竹叶石膏二味立方之名。"另据陶弘景所云，仲景之竹叶石膏汤，在《汤液经法》中名曰"大白虎汤"（石膏、竹叶、半夏、炙甘草、麦冬、粳米、生姜），"治天行热病，心中烦热，时自汗出，舌干，渴欲饮水，时呷嗽不已，久不解者方。"即仲景以大白虎汤去生姜加人参而成竹叶石膏汤。

十、自汗

桂枝龙骨牡蛎汤证案

牟某，女，46岁。1986年3月6日。

月经不调数年，去年冬季闭经。近2个月来，不因寤寐，亦不因劳作，自汗出，伴肢体困乏，心悸，气短烦倦，目眩发落，性急则汗出剧。舌淡红，脉沉细。

证属肝肾亏虚，冲任失调，营卫失和，气虚不固，而致自汗。治宜和营卫，养肝肾，固表敛汗，予桂枝龙骨牡蛎汤加味。

处方：桂枝12g，制白芍15g，龙骨20g（先煎），牡蛎20g（先煎），制龟甲10g（先煎），远志10g，石菖蒲10g，浮小麦30g，炙甘草10g，生姜10g，大枣10g。水煎服。

服药5剂，汗出心悸止，仍有肢体困乏感，上方加黄芪20g，黄精15g，赤灵芝10g，水煎服。

续服10剂，诸症豁然，身健神悦。予以左归丸、乌鸡白凤丸调冲任、养肝肾以善后，并煎服浮小麦大枣饮以益气和血。

（柳少逸医案）

解析：桂枝龙骨牡蛎汤，方出《金匮要略》，乃为清谷亡血失精证而设。本案患者年过"六七"，闭经半年，示其肝肾亏虚，精血不足。故予桂枝汤和营卫、调气血，而固表止汗；龙骨、牡蛎有收敛固涩之功而有敛汗之用；辅以《千金方》之孔圣枕中丹易汤以调补冲任，交通心肾，宁心安神，育阴潜阳。诸药合用，则肾气充，精血足，营卫调和，自无汗出之因。

桂枝加黄芪汤证案

宫某，女，41岁，干部。1965年4月20日。

近期因工作及家务繁忙，身神疲惫，心烦少寐，多梦心悸，四肢酸楚，月经先期，量少，清稀色淡，继自汗日甚，汗出黏稠，面色无华，舌淡红，苔薄白，脉濡缓。

证属心脾两虚，营卫失和，卫失固津，营失濡脉，而致诸候。治宜益心脾，和营卫，固津止汗，以桂枝加黄芪汤加味。

处方：生黄芪30g，桂枝12g，制白芍15g，远志10g，龙眼肉10g，浮小麦30g，炙甘草6g，大枣9枚，生姜3片。水煎服，另啜热稀粥以助药力。

服药1剂，诸候悉减。续服3剂，诸症若失，自汗已。

守桂枝加黄芪汤原方继服 4 剂以固疗效。

（柳吉忱医案）

解析：本病用方由桂枝汤加黄芪而成。桂枝汤解肌，调和营卫，尤赖热粥以出微汗，再加黄芪行阳散邪，增其通卫补气之力，俾阳郁得伸，则热可外达，营卫调和，而病证痊愈。吉忱公谓："桂枝加黄芪汤，非特为治黄汗之剂也。大凡心脾两虚，营卫失和，而致自汗者，皆可用之，此乃桂枝汤加黄芪之方证也。桂枝汤和营卫，濡气血，安和五脏，黄芪大补元气，以固卫敛汗，兼以行阳散邪。饮热稀粥，顾护中气，微汗以发越郁于肌表之邪也。"

桂枝加黄芪汤，《金匮要略》以其和营卫、益心脾、固津止汗之功，而愈黄汗证。该方不但可治疗寒湿发黄证，尚可治疗营卫不和表虚证，又适用于体虚感冒经久不愈、荨麻疹多日不解、皮肤过敏日久未愈、过敏性鼻炎、慢性胃肠炎而具营卫失和、心脾两虚证者。

十一、血证

鳖甲煎丸证案

万某，男，8岁，学生。2011年11月7日。

患儿家人代述，1周前患儿感冒，服用阿莫西林、止咳糖浆。3天后双下肢起红色粟粒大斑丘疹，略痒，斑点渐增大，压之不褪色，疹点先鲜红后扩大约豆粒大，色暗红，无腹痛，11月5日于市中医医院诊断为过敏性紫癜，查血常规、尿常规均未见异常。服抗过敏药无效。昨晚开始双手无明确原因红肿，左手腕部起斑疹，无发热恶寒，面色无华，心肺听诊未见明显异常，腹部平坦柔软，无压痛。纳食一般，二便调。舌淡红，有裂纹，苔剥，脉细数。

诊断：肌衄（过敏性紫癜）。

辨证：风热蕴于肌肤，迫血妄行。

治法：宣发风邪，清利湿热，活血通脉。

方药：鳖甲煎丸易汤合加味消风散化裁。

炙鳖甲6g，柴胡10g，黄芩6g，党参10g，桂枝6g，赤芍 6g，酒大黄 3g（后下），土鳖虫 6g，地龙 6g，鼠妇 6g，射干 6g，凌霄花 6g，瞿麦 6g，石韦 6g，牡丹皮 6g，炒桃仁 6g，葶苈子 6g，荆芥 10g，防风 10g，金银花 15g，连翘 10g，石膏 10g（先煎），蝉蜕 6g，蛇蜕 6g，浮萍 6g，紫草 6g，当归 6g，川芎 6g，水牛角 10g（先煎），生地黄 10g，女贞子 10g，旱莲草 10g，茯苓 10g，炒杏仁 6g，甘草 3g，生姜 10g，大枣 10g。水煎服。

11 月 21 日二诊：服药 10 剂后，双下肢红色粟粒状斑丘疹逐渐隐退，纳可，二便调。仍宗原意，守方继服。

12 月 14 日三诊：双上、下肢红色粟粒状斑丘疹已愈，大便正常，纳可，眠好。予以消风散合滋肾敛肝饮化裁。

处方：生地黄 15g，党参 10g，桂枝 6g，赤芍 6g，炒白芍 6g，山萸肉 15g，地龙 6g，射干 6g，石韦 6g，牡丹皮 6g，芦根 15g，葶苈子 6g，荆芥穗 10g，连翘 6g，浮萍 6g，紫草 6g，当归 3g，柴胡 10g，水牛角 6g（先煎），炙乌梅 10g，枸杞子 10g，女贞子 10g，旱莲草 10g，茯苓 10g，地骨皮 6g，生薏苡仁 10g，黄芪 15g，大枣 10g，生姜 10g，甘草 3g。水煎，早晚分服。

12 月 21 日四诊：药后斑疹消退，至今未再出现新的斑疹。舌淡红，苔薄白，脉略沉。服下方巩固疗效。

处方：生地黄 15g，党参 10g，桂枝 6g，赤芍 6g，炒白芍 6g，山萸肉 10g，地龙 6g，石韦 6g，牡丹皮 6g，浮萍 6g，紫草 6g，当归 3g，防风 6g，炙乌梅 10g，枸杞子 10g，女贞子 10g, 旱莲草 10g, 茯苓 10g, 地骨皮 6g, 生薏苡仁 10g, 黄芪 15g, 沙苑子 6g, 炙甘草 6g。水煎服。

(柳少逸医案)

解析：此案患者外感风热，发为斑疹，因未伤内络，而无腹痛，故予鳖甲煎丸。以鳖甲入肝，除邪养正，以杜血不归经之弊。方中含小柴胡汤、桂枝汤、大承气汤，其为三阳经之药，可透理三焦，调和营卫，推陈致新，以防热郁胃肠血络，而致腹证。射干、葶苈子利肺气；石韦、瞿麦化气散结，以防肾脏受累而致紫癜性肾病；血因邪聚而热，故以牡丹皮、凌霄花去血中伏火、胃肠实热；合以加味消风散，解肌透邪。于是热邪得除，营血得清，离经之血得除，新血得安，而病证痊愈。

升麻鳖甲去雄黄蜀椒汤证案

尉某，女，43 岁。1974 年 5 月 16 日。

从事油漆工作，且有过敏史。近 10 天来发现双下肢散在皮下出血点及瘀斑，不痛不痒，于是来院就诊，以过敏性紫癜收入内科病房。因患者不同意用激素治疗，故请中医会诊。下肢出血点仍大片出现，伴腹痛胸闷，手足心热，汗出，舌红，苔薄微黄，舌下脉络曲张而怒，脉数。

以升麻鳖甲去雄黄蜀椒汤化裁调治。

处方：升麻 10g, 制鳖甲 20g, 当归 12g, 炙黄芪 30g,

生地黄 20g, 阿胶 10g (烊化), 紫草 10g, 醋白芍 10g, 炙甘草 10g, 大枣 10g。水煎服。

服药 2 剂, 诸症豁然, 旧有斑点大部消退, 偶有新的斑点出现。继服 6 剂, 瘀斑全部消退, 病证痊愈, 原方去紫草续服以巩固疗效。

(柳吉忱医案)

解析: 升麻鳖甲去雄黄蜀椒汤, 在《金匮要略》中, 乃为阴毒而设, 以解毒泄热、凉血化瘀之功, 主治血分毒热证。方中升麻、甘草清热解毒; 鳖甲、当归滋阴散郁; 黄芪伍当归, 乃当归补血汤之施; 白芍伍甘草, 为芍药甘草汤之伍, 以成酸甘化阴之治; 药加阿胶、生地黄、紫草以成滋阴凉血之功。诸药合用, 血分毒热得清, 而病证痊愈。

麦门冬汤证案

唐某, 女, 25 岁。1978 年 6 月 22 日。

患者发热, 身痛, 胸中痛, 咳嗽气短, 咽燥而干, 继而咯血, 痰涌, 耳聋, 胸胁满, 痛连肩背, 舌红苔黄, 脉洪数。西医内科诊为支气管扩张。

证属炎暑流行, 热甚则燥, 肺金受邪, 而致咯血、咳嗽诸疾。以麦门冬汤加减。

处方: 麦冬 12g, 白芷 10g, 清半夏 6g, 竹叶 10g, 桑白皮 15g, 炙紫菀 12g, 红参 10g, 钟乳石 10g, 炙百部 10g, 炙

款冬花 10g，炙甘草 10g，生姜 3 片，大枣 4 枚。水煎，食前服。

6 月 27 日二诊：服药 5 剂，发热、咳嗽诸症悉减，咯血咽痛不减，原方加三七 6g，桔梗 10g，穿心莲 15g，水煎服。

7 月 3 日三诊：续服 5 剂，病愈，予紫菀百花汤 5 剂，以巩固疗效。

（柳吉忱医案）

解析：火邪乘金，肺失清肃而见咳嗽诸症；肺热灼津，而见咽燥而干；肺络受损，故见咯血；邪犯肌腠，故有胸胁肢体疼痛之症。其治一在抑火，一在救金，故公予以《三因方》之麦门冬汤加味治之。方中麦冬养肺之阴，人参益肺之气，故无金败水竭之弊；桑白皮甘寒，紫菀微辛，开其腠郁则咳喘可除，并借以止血之功，而除咯血；半夏、甘草益脾土，燥湿化痰；白芷芳辛，缪问谓其"能散肺家风热，治胁痛称神"；竹叶性升，引药上达；钟乳石性通达，入肺经而治咳嗽喘息。方加百部、款冬花、紫菀，乃紫菀百花汤之用，增其润肺止咳之功。二诊时，因咯血、咽痛之症不减，故加三七、桔梗、穿心莲三味，增其清热利咽、润燥止血之功，续服 5 剂，病证痊愈。

黄土汤证案

赵某，男，47 岁，工人。1963 年 6 月 27 日。

大便溏薄色黑，伴有胃脘不舒，隐隐作痛，喜温喜按，恶寒体倦，四肢不温，面色萎黄，舌淡体胖，边有齿痕，苔薄白，脉沉细。既往有十二指肠溃疡病史。

证属中焦虚寒，脾阳不足，统血之功失职而致远血。治宜补脾散寒，统血摄血，以黄土汤加味治之。

处方：伏龙肝30g（先煎），炒白术15g，生地黄炭15g，黄土30g，制附子10g（先煎），阿胶10g（烊化），黄芩炭6g，白及6g，白蔹10g，地榆炭20g，三七3g（研冲），炙甘草6g。水煎服。

服药2剂，脘腹胀痛悉除，大便微溏。复进2剂，大便正常，恶寒体倦之候亦息。效不更方，原方继服，以求病愈。

（柳吉忱医案）

解析：《金匮要略广注》云："脾胃属土，色黄，黄土功能助胃，灶中之土，更得火气，以火能生土也；白术、甘草皆培植中土；阿胶、地黄养阴血；黄芩清热，入肺经，肺与大肠为表里也；附子能引补血药以养不足之真阴，故用以温经逐湿。"由此可见，该方注重阴阳调和、阴平阳秘的作用，既扶脾阳，又补脾阴，此即《素问·至真要大论》所云："调气之方，必别阴阳。"亦即景岳"善补阳者，必于阴中求阳，则阳得阴助而生化无穷；善补阴者，必于阳中求阴，则阴得阳升而泉源不竭"之谓也。本案乃上消化道出血案，方以黄土温补脾阳，补血摄血；制附子温中祛寒；黄芩既可制约附子之燥，炒炭又能解郁热而止血；白及、白蔹、三七佐白术益脾和胃，又协阿胶、生地黄养阴益津；地榆敛脾阴，涩肠可愈便溏，炒炭可止血固泄；炙甘草调和药性，使诸药合入脾胃而达病所。故 2 剂豁然，复进 2 剂下血亦止。

当归芍药散证案

李某，男，31 岁。1976 年 3 月 23 日。

尿血 2 年多，逐渐加重，曾在门诊以西药治疗。X 射线拍片未见结石。尿检红细胞（++），白细胞（+）。面目浮肿，面色暗而不华，腰痛，尿有血块，内夹有血色黏稠状物，尿时小腹部闷憋，纳呆，乏力。舌淡，尖赤，苔薄白，六脉沉弱而短。

证属脾气虚弱，肝脾失调，湿热下注，热盛伤络，迫血妄行，而致尿血。治宜健脾益气，养血柔肝，凉血通络，以当归芍药散加味。

处方：当归 15g，黄芪 30g，赤芍 12g，茯苓 30g，猪苓 12g，泽泻 12g，牡丹皮 12g，生地黄 10g，忍冬藤 30g，仙鹤草 30g，旱莲草 15g，侧柏叶 12g，莲须 12g，高良姜 12g，萹蓄 12g，炒白术 10g，甘草 10g，三七粉 3g（冲服）。5 剂，水煎服。

用药 5 剂，血尿止，小便畅通。续服 10 剂病愈。

（柳吉忱医案）

解析：《太平圣惠方》云："夫尿血者，是膀胱有客热，血渗于脬故也。血得热而妄行，故因热流散，渗于脬内而尿血也。"本案患者之血尿，即"膀胱有客热，血渗于脬故也"；尿时"小腹部闷憋"，"六脉沉弱而短"，乃脾虚中气不足故也；小腹乃肝脉循行之部，故小腹不适，乃肝失疏泄之故。用大剂黄芪，乃健脾益气举陷之用；主以《金匮要略》之当归芍药散易汤，以养血柔肝，健脾利湿。方中既用芍药敛肝和营，缓急止痛，又以当归调肝和血，更佐以茯苓、猪苓、泽泻、白术健脾渗湿以通淋。清·曾鼎《医宗备要》云："血蓄止于内，凝滞不散，故名曰瘀血。"清·王清任《医林改错》云："血受寒，则凝结成块，血受热，则煎熬成块。"本案患者尿中之血块，即"受热则煎熬成块"也，故药用生地黄、侧柏叶，乃四生丸意，生用凉血之力倍增；同用旱莲草、仙鹤草，功于凉血止血；牡丹皮清血中伏火；萹蓄、忍冬藤清下焦蕴热，则膀胱之客热可清；莲须健脾渗湿；药用三七，以其具止血、化瘀、消肿、止痛之殊功，俾瘀血得去，新血得安。故前人有"一味三七，可代《金匮》之下瘀血汤，而较用下瘀血汤，尤稳妥也"之誉。高良姜辛温，护中反佐。如此，理、法、方、药朗然，用药15剂而告病愈。

十二、心悸

炙甘草汤证案

例1

刘某，男，28岁，干部。1974年10月30日。

晨起全身乏力，眩晕，懒言，心悸，曾去烟台市桃村中心医院就诊，理化检查未见异常，唯心电图示窦性心律不齐。细询之，1个月前曾因发热、身痛、心慌之症，在当地医院以感冒治疗，发热等症除，唯时有心悸未愈，且伴胸闷气短，时自汗出，心躁烦，动则心悸剧，口干舌燥，舌红少津，脉代。

证属外感邪毒，伤及气阴，稽留不去，宗气不足，失其贯心脉、行血气之职，而发心悸、脉代之症。治宜益气养阴，助心阳以复脉，予以炙甘草汤加味。

处方：炙甘草15g，红参10g，黄芪30g，生地黄30g，火麻仁12g，麦冬12g，桂枝10g，生龙骨30g（先煎），生牡蛎30g（先煎），阿胶10g（烊化），桑仁30g，炒枣仁30g，远志 10g，柏子仁 12g，夜交藤 30g，当归 15g，钩藤 10g，生姜 3 片，大枣 4 枚。5 剂，水煎服。

11 月 6 日二诊：药后心悸、胸闷、气短、眩晕诸症悉减，心律整，脉虚数。予原方去二藤，加黄精 15g，继服。

11 月 17 日三诊：服药 10 剂，胸闷心悸悉除。予炙甘草汤继服以善其后。

（柳吉忱医案）

解析：患者平素体健，外感愈后而心悸未除，吉忱公认为此乃病毒性心肌炎心肌受累所致，主以《伤寒论》之炙甘草汤。炙甘草汤方由炙甘草、生姜、人参、生地黄、桂枝、阿胶、麦冬、火麻仁、大枣组成，原为气血虚弱，脉结代，心动悸之证而设。本案用之，以益气养阴、补血复脉为治。辅以黄芪、当归，乃《内外伤辨惑论》当归补血汤之意，大补气血，贯心脉，行气血，以冀复脉；炙甘草汤加三仁，滋阴养血，补心安神，乃寓《摄生秘剖》天王补心丹之意；炙甘草汤伍二藤、龙骨、牡蛎，又寓《通俗伤寒论》阿胶鸡子黄汤之意；处方中尚寓《伤寒论》之桂枝甘草龙骨牡蛎汤之味，此乃心阴耗伤，必致心气不足，该方以桂枝甘草之伍以复心阳，龙骨、牡蛎收敛心气，则心神浮越之证得除，而"心躁烦"之证得解。故一纸处方，得众方之妙而收卓功。

例 2

仲某，女，31 岁。1986 年 4 月 12 日。

1 个月前因发热、身痛、心慌，以病毒性心肌炎收入院。经治 1 周，发热、身痛息而出院，然仍心动悸，气短，神疲乏力，心烦，胸闷，自汗出，动则心悸、胸闷剧。延余诊治。症见口干舌燥，舌红少津，脉代。

诊断：心悸。

辨证：邪伤气阴，宗气不足，心脉失贯。

治法：益气养阴，助心复脉。

方药：炙甘草汤加味。

炙甘草 12g，红参 10g，桂枝 10g，生地黄 15g，阿胶 10g（烊化），麦冬 15g，火麻仁 10g，生姜 10g，大枣 10g。水煎服。

服药 10 剂后，胸闷、心悸诸症悉减，唯仍时有气短，上方加黄芪 20g，黄精 15g。续服 10 剂，诸症豁然若失，嘱服中成药生脉饮以益心脉。

（柳少逸医案）

解析：因邪热湿毒损伤气阴，故本案患者具心悸、脉代诸症。

炙甘草汤具益气养阴、补血复脉之功，乃《伤寒论》为"伤寒，脉结代，心动悸"证而设。李时珍云："结脉，往来缓，时一止复来。""代脉，动而中止，不能自还，因而复动。"本案因热病伤阴，心阳虚无力鼓脉，而致"脉代""心悸"，故予以炙甘草汤而收效于预期。由此可见，经方之效，诚如明·朱栋隆所云："脉有独病，药有独能，医有独断，三者合一，未有不效者。"陈宗琦《医学探源》云："医者理也，医者为道非精不能明理，非博不能制其约。能知天时运气之序……处虚实之分，定顺逆之节，察疾病之轻重，量药剂之多寡，贯微洞幽，不失细小，方可言医。"此其阐述《内经》"法于阴阳，和于数术""形与神俱"之论也，当为医者临证所宗。

柴胡加龙骨牡蛎汤证案

刘某，女，39岁，教师。1983年6月11日。

患甲状腺功能亢进病1年，服"他巴唑"期间症减，但每停药后即感心悸气短，心烦，失眠，易怒，多食善饥，胸脘满闷，口苦咽干，头晕目眩，目睛胀突，两手震颤。舌红，苔黄，脉弦数。

证属肝郁气滞，痰气交阻。治宜解郁化痰，平肝息风，予柴胡加龙骨牡蛎汤化裁。

处方：柴胡15g，黄芩15g，半夏10g，党参12g，龙骨30g（先煎），牡蛎30g（先煎），磁石30g（先煎），桂枝12g，川大黄10g（后下），茯苓15g，生地黄15g，夏枯草10g，香附10g，百合10g，生姜5片，大枣5枚。水煎服，每日1剂。

服上方36剂后，诸症消失，甲状腺摄[131]碘试验正常。

（柳少逸医案）

解析：此案虽为"甲亢"，因无甲状腺肿大，故以"心悸"论治，而不以"瘿瘤"论治。以其柴胡证具，故主以小柴胡汤条达气机，解郁化痰；又因其头晕目眩，两手震颤，故予龙骨、牡蛎、磁石平肝息风以镇肝胆；目睛胀突，用补肝散（夏枯草、香附）以解郁除胀；茯苓宁心安神；大黄通腑导滞，可缓胸脘之满。以柴胡加龙骨牡蛎汤加味，散郁消结，神志安和，心悸等症即除。

桂枝汤证案

姜某，男，23 岁。1973 年 10 月 23 日。

去年冬天感冒愈后，仍感胸闷，心悸气短，动则自汗，劳作后则剧。心电图示窦性心动过缓，心率 46 次/分。延余诊治。面色少华，神疲乏力，懒气少语，纳食不馨，舌体胖，质淡红，苔薄白，脉迟缓。

处方：桂枝 12g，白芍 12g，炙甘草 10g，制附子 10g（先煎），黄芪 15g，黄精 12g，人参 10g，丹参 20g，川芎 6g，鹿角片 10g，生姜 3 片，大枣 3 枚。水煎服。

5 剂后，症状大减。继服 10 剂，诸症若失，心率 60 次/分左右。上方减附子、川芎，加当归 10g，肉桂 6g，又服 10 剂，诸症悉除。

（柳少逸医案）

解析：此案证属化源不足，营卫失和，元气失充，心脉失濡，而致心痹。此即《素问·痹论》"心痹者，脉不通"之谓也。予以桂枝汤加味治之，而收效于预期。阳旦，桂枝汤之别名也。《千金要方》《外台秘要》之阳旦汤，为桂枝汤加黄芩。张璐在《张氏医通》十六卷"祖方"中言："阴霾四塞，非平旦之气，无以开启阳和。桂枝汤原名阳旦，开启阳邪之药也，《千金》于中加入黄芩之苦寒性轻，以治冬温在表之邪热，仍以阳旦称之。若兼夹寒食，再加干姜之辛温散结，以治中土之停滞，遂因之曰阴旦。"陶弘景《辅行诀脏腑用药法要》云："依《神农本草经》《桐君采药录》……商有相伊尹，撰《汤液经法》……昔南阳张机，依此诸方，撰为《伤寒论》一部……张机撰《伤寒论》，避道家之称，故其方皆非正名也，但以某药名之，亦推主为识之义耳。"此即仲景不用"二旦""六神"等道家色彩方名之由也。桂枝汤由《汤液经法》中之"小阳旦汤"更名而成，主治"天行病，发热，自汗出，而恶风、鼻鸣、干呕者"。陶氏并云："阳旦者，升阳之方，以黄芪为主；阴旦者，扶阴之方，以柴胡为主；青龙者，宣发之方，以麻黄为主；白虎者，收重之方，以石膏为主；朱鸟者，清滋之方，以鸡子黄为主；玄武者，温渗之方，以附子为主；勾陈者，补寒之方，以人参为主；螣蛇者，泻通之方，以大黄为主。此八方者，为六合、八正之正精，升降阴阳，交互金木，既济水火，乃神明之剂也。""六合"，又称"六神""六兽"，即青龙、朱雀、钩陈、螣蛇、白虎、玄武，乃道学、易学之用语及用典也。螣蛇，即古籍所云能飞之蛇；钩陈，星官名，泛指北极或北斗。而《汤液经法》中之"大阳旦汤"，仲景去人参，更名曰"黄芪建中汤"。

十三、不寐

柴胡加龙骨牡蛎汤证案

许某，男，48 岁，干部。1974 年 10 月 24 日。

烦躁不安，失眠多梦，有时竟彻夜不寐，伴头痛，头晕，耳鸣，眼花，口干舌燥，胸闷气短，已 28 天之久。腰时有酸痛，右侧上下肢阴雨天倍感麻木，食欲欠佳，时有胃脘胀满隐痛，血压 110/75mmHg。脉左右关弦，双尺部弱。心电图示窦性心律。

证属枢机不利，肝郁犯胃，心肾不交。治宜条达枢机，疏肝解郁，交通心肾，以柴胡加龙骨牡蛎汤化裁。

处方：柴胡 10g，黄芩 10g，姜半夏 10g，桂枝 10g，龙骨、牡蛎各 10g（先煎），酒大黄 10g，炒枣仁 30g，远志 10g，白芍 15g，当归 15g，生地黄 30g，郁金 12g，木香 10g，合欢花 30g，丹参 30g，神曲 12g，磁石 30g（先煎），陈皮 12g，白术 12g，党参 30g，茯苓 12g，竹茹 10g，桑椹子 30g，炙甘草 10g，生姜 3 片，大枣 4 枚。4 剂。水煎服。

11月23日二诊：药后心悸烦躁减，夜寐4小时左右，大便秘结，肢体麻木，口干咽燥，脉弦细，舌红无苔，仍予原方续服。

11月29日三诊：药后诸症悉减，夜寐6小时，仍宗原法，辅以孔圣枕中丹易汤续服。

处方：柴胡10g，黄芩10g，党参30g，桂枝10g，白芍12g，磁石30g（先煎），酒大黄10g（后下），龙骨、牡蛎各30g（先煎），制龟甲10g（先煎），远志12g，节菖蒲12g，白术12g，茯神15g，桑椹子30g，炒枣仁30g，柏子仁30g，生地黄30g，合欢皮15g，炙甘草12g，生姜3片，大枣4枚。水煎服。

12月8日四诊：续服5剂，诸症豁然，夜寐可，予以天王补心丹、左归丸续服，以巩固疗效。

（柳吉忱医案）

解析：《灵枢·大惑论》云："病而不得卧者，何气使然？岐伯曰：卫气不得入于阴，常留于阳，留于阳则阳气满，阳气满则阳跷盛，不得入于阴则阴气虚，故目不瞑矣。"此案患者因从事公安工作，日夜操劳，休作失序，致枢机不利，营卫失和，肝郁犯胃，心肾失济，而致不寐诸症，故公予以《伤寒论》之柴胡加龙骨牡蛎汤，以和解少阳，调和营卫，镇惊除烦，安神宁心。方以柴胡疏肝达郁，推陈致新；黄芩除胸胁烦满，清热化痰；半夏降逆祛痰，消痞散结；生姜祛痰下气，解郁调中；大枣安中养脾；人参补气和中，宁神益智；茯苓健脾化痰，宁心安神；磁石代铅丹以镇心安神；龙骨、牡蛎镇惊安神，软坚散结；桂枝和营行卫，降逆散结；大黄通瘀导滞，安和五脏。柴胡、黄芩相伍，则专清热解郁之力；芩、夏相须，则彰燥湿化痰之能；桂枝、甘草乃辛甘化阳行卫之伍，芍药、甘草乃酸甘化阴通营之伍，姜、枣合用，以姜之味辛、枣之酸甘，则著调营行卫之功，五药乃桂枝汤，具调和营卫、安和五脏之用。诸药合用，为和解少阳、调和营卫、镇惊除烦之剂。辅以四君子汤，以健脾益气；桂枝伍甘草、龙骨、牡蛎，寓《伤寒论》桂枝甘草龙骨牡蛎汤，成镇惊、安神、通阳之用，以治心阳虚损，心神浮越之烦躁证；又寓《金匮要略》桂枝加龙牡汤，和营卫，调气血，宁心神。患者眩晕、耳鸣、躁烦诸症，乃肝肾阴亏，心阴亏耗之候，故三诊时，辅以《千金方》之枕中丹，以成滋阴降火、镇心安神之功。

侍诊中，见公尝用柴胡加龙骨牡蛎汤治癫、狂、痫、郁诸症，弗明不解，故请公释迷。公曰："医者，理也。治病之要在方剂，则治法之中有定法，定法之中有活法。"癫、狂、痫、郁、不寐诸症，多由忧思伤脾，喜怒伤肝，气、火、痰、郁，蒙蔽神明使然。而柴胡加龙骨牡蛎汤，在于理气不伤正，泄热不伤胃，以其条达气机，化痰开窍，安神定志而收功。

酸枣仁汤证案

郝某，女，32岁，栖霞松山人。1981年2月7日。

心烦意乱，不寐，纳呆，大便微结，舌淡无苔，脉沉弱无力，余均正常，西医诊为神经衰弱症。

证属枢机不利，肝郁化火，扰动心神，而致不寐。治宜理气导滞，透达郁阳，佐以养血安神，清热除烦，予酸枣仁汤加味。

处方：炒枣仁 30g，远志 10g，桑椹子 30g，柴胡 10g，白芍 12g，枳壳 10g，木香 10g，白术 12g，瓜蒌 12g，陈皮 12g，知母 10g，石菖蒲 12g，党参 30g，夜交藤 20g，川芎 10g，龙骨、牡蛎各 20g（先煎），焦三仙各 10g，茯神 10g，甘草 10g，生姜 3 片，大枣 3 枚。水煎服。

3月9日二诊：经治 1 个月，诸症悉减，然仍心烦，不得眠。

处方：柴胡 10g，桂枝 9g，龙骨、牡蛎各 20g（先煎），白芍 12g，炒枣仁 30g，桑椹子 30g，磁石 30g（先煎），神曲 15g，郁金 10g，党参 15g，白术 10g，茯苓 12g，夜交藤 20g，麦芽 10g，龙胆草 6g，甘草 10g，生姜 3 片，大枣 5 枚，小麦 50g。10 剂，水煎服。

4月16日三诊：药后睡眠可，心烦、纳呆诸症悉除。为巩固药效，嘱服天王补心丹。

（柳吉忱医案）

解析：此案患者，始病时因心情不舒，致枢机不利，肝气郁结，郁久化火，扰动心神，而发不寐。胸阳被郁，不能通达四肢，而见脉沉弱无力。故公以《伤寒论》四逆散理气导滞、透达郁阳为治。《素问·至真要大论》云："热淫于内，治以咸寒，佐以甘苦，以酸收之，以苦发之。"对此，成无己注云："枳实、甘草之甘苦，以泄里热；芍药之酸，以收阴气；柴胡之苦，以发表热。"并谓"四逆散以散传阴之热也"。此即四逆散透解郁热，疏肝理脾，以除"心烦不得眠"之理也。主以《金匮要略》之酸枣仁汤伍茯神、桑椹子、远志、夜交藤、石菖蒲，养血安神，以救其本，并兼清热除烦；药加龙骨、牡蛎，乃镇惊安神，以敛"不守舍"之神，尤药用牡蛎，乃"治以咸寒"之谓也。诸药合用，公谓方名"加味酸枣仁汤"。药入瓜蒌，乃清热散结、润肠通便之伍；方入党参、白术，与茯苓、甘草，乃四君子汤之伍，以成健脾和胃之用，木香、陈皮、焦三仙理气，而纳呆之候可解。经治月余诸症悉除，病证痊愈。

四逆散证案

牟某，男，66 岁，干部。1982 年 8 月 21 日。

因晚年丧偶，心情抑郁，入寐艰难，或惊恐而醒，或寐而不酣，或时寐时醒，或醒后不能再寐，或彻夜不能入寐，已有半年之久，苦不堪言。伴胸闷气短，心悸健忘，头目眩晕，肢倦神疲，纳食不馨，面色少华，舌淡苔薄，脉沉细而弱，左关脉微弦。

证属情志抑郁，郁而化火，扰动心神，心肾不交。治宜条达气机，清胆除烦，交通心肾，宁心安神，予四逆散合定志丸易汤治之。

处方：柴胡 10g，生白芍 12g，枳实 10g，茯苓 10g，龙骨 10g（先煎），龟甲 10g（先煎），橘红 12g，人参 10g，炒枣仁 30g，竹茹 6g，石菖蒲 12g，远志 10g，姜半夏 10g，甘草 10g，生姜 3 片，大枣 4 枚。水煎服。

8 月 27 日二诊：服药 5 剂，诸症悉减，夜寐 5 小时，仍寐而不酣，原方加柏子仁 30g，桑椹 30g，龙骨 15g，水煎服。

9 月 20 日三诊：继服 15 剂，诸症豁然，患者面色红润，心神兴奋，已停药 5 天，睡眠可，精力亦充。嘱每日用唐·王冰粥法调养：黄芪 10g，甘草 10g，水煎，取汁 1000mL，浸泡小麦 100g，与龙眼肉、桑椹各 30g，共煮成粥，早晚温服。

（柳吉忱医案）

解析：此乃一老年患者，因情志抑郁，致枢机不利，心肾失其交泰，继而患不寐之证。其治宜条达气机，疏肝解郁，交通心肾。故公于处方中主以《伤寒论》四逆散，疏肝解郁；因脾胃虚弱，化源不足，痰湿内生，而有胸闷气短、心悸易惊、纳呆诸候，故辅以温胆汤以豁痰除烦；佐以《杂病源流犀烛》之定志丸（人参、茯苓、茯神、石菖蒲、远志、朱砂）、《千金方》之孔圣枕中丹（龟甲、龙骨、远志、石菖蒲），以成益肾养血、宁心安神之功。

一纸处方，药仅 10 余味，含达郁、豁痰、益肾、宁心诸法，寓四逆散、定志丸、孔圣枕中丹、温胆汤 4 方。服药 19 剂，而顽疾得除，此即"药不在多，贵在其宜""方者，法也，必有法，乃可云方"之谓也。

百合鸡子黄汤证案

郭某，女，23 岁，教师。1968 年 2 月 11 日。

高中毕业后，在某小学任民办教师，期待转成正式教师，因值"文革"时期，所期无望，遂积忧成疾。心烦意乱，入夜难寐，睡则多梦，口干渴微咳，舌红少苔，脉细微数。

处方：百合 20g，鸡子黄 1 枚，水煎服。

1 周后复诊，患者欣然相告：服药 3 剂，入寐易。续服 3 剂，睡眠正常，亦很少做梦。予以每日百合 10g，水浸，入蜜少量蒸服，以为善后之治。

（牟永昌医案）

解析：验诸临床，《金匮要略》之百合鸡子黄汤，多用于心肺虚热而兼血虚证者，症见心悸，干咳，失眠，盗汗，精神恍惚，舌红，少苔，脉虚数或细数。本案证属心肺阴亏，虚火上扰心神而发失眠多梦，治宜滋阴润燥，安和五脏，故予百合鸡子黄汤。

现代研究表明，百合鸡子黄汤，可用于治疗心脏神经官能症、自主神经紊乱、大叶性肺炎恢复期而见虚热阴亏证者。

百合地黄汤证案

车某，女，46 岁，教师。1978 年 6 月 17 日。

因任高中班主任及语文课老师，教学压力大，致失眠 2 年。症见心烦不得眠，心悸，恐惧，耳鸣，潮热，语音低微，动辄汗出，口干，舌燥，月经先后不定期，舌红少苔，脉虚数。

处方：百合 15g，生地黄 20g，知母 10g，小麦 30g，太子参 15g，地骨皮 10g，白薇 12g，石菖蒲 10g，合欢花 10g，夜交藤 15g，肉苁蓉 10g，炙甘草 10g，大枣 10g。水煎服。

服药 1 剂，诸症悉减，入寐可。复进 6 剂，病证痊愈。

（柳吉忱医案）

解析：百合地黄汤以其清心润肺，益阴养血之功，而适用于心肺阴虚内热证，临床多见虚烦不得眠，心悸，多梦，干咳少痰，口干舌燥，舌红，少苔，脉细数等。本案证属心肺阴亏，阴虚内热之候，治宜滋阴清热，宁心安神，故以百合地黄汤合甘麦大枣汤加减，且收卓效。

百合滑石散证案

张某，女，24 岁，职工。1973 年 10 月 21 日。

头痛，心烦不得眠，眩晕，口干口苦而渴，手足心热，自汗出，纳食时好时差，时神识恍惚，月经先期，量少，小便量少短赤，舌红少苔，脉细数。

证属心肺阴虚之百合病，治宜滋阴清热、通利小便之法，予百合滑石散加味易汤服之。

处方：百合 20g，滑石 15g，知母 10g，天花粉 10g，生地黄 15g，生牡蛎 20g（先煎），淮小麦 30g，炙甘草 10g，大枣 4 枚。水煎服。

10 日后，患者欣然相告，服药 1 剂后诸症悉减，续服 5 剂，病证痊愈。嘱服甘麦大枣汤以善后。

（柳吉忱医案）

解析：方中百合滋肺养阴，滑石清里热而利小便，俾热从小便而解。滑石之用，其理，诚如《金匮要略广注》所云："由内热以致表热，用滑石利小便以泻去内热，则表热从此泄去，此釜底抽薪法也。又心合脉，与小肠为表里，利小便，即以泻心火也。"治方主以百合滑石散，实寓百合知母汤、百合生地汤、甘麦大枣汤诸方。百合滑石散，乃《金匮要略》为百合病变发热者而设，今多用于心肺虚热证夹湿邪者，症见心烦，干咳，咽燥，身沉重思卧，小便赤，或咳而无痰，或发寒热，舌红，少苔或黄腻，脉濡数等。

桂枝汤证案

王某，女，35 岁。1972 年 2 月 27 日。

1个月前因人工流产行刮宫术，失血甚多，头昏，心悸，体倦，心烦不得眠，面色无华。旬日来形寒恶风，动辄自汗，汗后恶风益甚，天明时更是大汗淋漓。脉浮取虚大，沉取缓弱，舌淡苔白。

处方：桂枝10g，制白芍20g，黄芪30g，当归6g，炒枣仁12g，五味子3g，炙甘草10g，生姜3片，大枣4枚。水煎服。

服药后，当夜即熟睡。续服1剂，自汗、恶风显著减轻，体温正常。隔日复诊，予以人参养荣汤化裁以巩固疗效。

（柳吉忱医案）

解析：《金匮要略广注》云："阳旦汤，即桂枝汤也。产后气血两虚，虽中风至十数日，头痛恶寒等表证不解者，以原自汗出，但宜解肌而不可发汗，故予此汤。"大凡腠理不固，风寒外袭，营卫失调而致之证，治当"辛甘发散"，故成无己有"桂枝汤辛甘之剂也"的论述。桂枝汤是《伤寒论》第一方，以桂枝为主药而得名，其中桂枝甘草汤辛甘化阳，芍药甘草汤酸甘化阴，姜、枣具酸甘辛味，而和营卫。诸药合用，共奏解肌祛风、调和营卫之功。故而《金镜内台方义》云："用桂枝为君，以散邪气而固卫气，桂枝味辛甘性热，而能散风寒，温卫气，是辛甘发散为阳之义也；芍药味酸性寒，能行荣气，退热，理身痛，用之为臣；甘草、大枣味甘而性和，能谐荣卫之气而通脾胃之津，用之为佐；姜味辛性温，而能散邪佐气，用之为使。"本案证属流产后失血伤阴，营弱导致营卫失调，致心血亏虚，心神失养，发为不寐，故予桂枝汤加味合当归补血汤调之，而收效于预期。

黄连阿胶汤证案

宫某，女，41 岁，教师。1989 年 10 月 21 日。

因任高中班主任，教学压力大，致失眠 2 年，曾服多种镇静安眠药物不效，故延余诊治。自述入夜则心烦神乱，辗转反侧，难以入寐，挂钟叮当亦烦，伴头晕，耳鸣，健忘，腰膝酸楚，口干少津，舌红，脉细数。

辨证：肾阴不足，火旺水亏，心肾不交。

治法：滋阴降火，交泰心肾。

方药：黄连阿胶汤化裁。

黄连 12g，黄芩 10g，制白芍 10g，鸡子黄 1 枚，阿胶 10g（烊化），制鳖甲 10g（先煎），制龟甲 10g（先煎），远志 10g，莲子心 6g。嘱以仲景煎服法用之。

服药 5 剂，即安然入寐。续服 5 剂，诸症若失。减二黄之量至 6g，加炒枣仁 15g，柏子仁 15g。服 10 剂后，病证痊愈，予天王补心丹以善其后。

（柳少逸医案）

解析：黄连阿胶汤，方出《伤寒论》，由黄连、黄芩、芍药、阿胶、鸡子黄组成，乃为"少阴病，得之二三日以上，心中烦，不得卧"之证而设。"心烦""难以入寐""口干少津"，盖由肾阴不足，不能上济心火，心火亢于上，扰乱心神，故烦而不寐。方以黄芩、黄连之苦以除热，鸡子黄、阿胶之甘以补血，芍药之酸以敛阴泄热。本案方加制鳖甲、龟甲滋养肝肾之阴，远志、莲子心、枣仁、柏子仁清心火、养心阴而宁心神。诸药合用，心肾之阴得滋，心火得清，水火既济，心神得安，则入寐可。

栀子豉汤证案

陈某，男，26岁。1973年11月16日。

民办教师，值"文革"期间，民办教师久未"转正"，因久思郁闷，致烦热不宁，夜难入寐。舌质偏红，舌苔微黄，脉弦数。

此乃情志抑郁，枢机不利，气机不畅，而致郁郁寡欢，精神萎靡，心烦不得眠。予柴胡加龙骨牡蛎汤3剂。

药后诸症略减，续服3剂，效不显，遂问道于吉忱公。公曰："此人虽有郁火扰心神，但无烦惊，且柴胡久服疏泄耗阴，故不显效。此患者正气虚衰，邪气不盛，当宗仲景'虚烦不得眠……心中懊侬，栀子豉汤主之'。"

处方：生栀子10g，淡豆豉15g。水煎服。

3剂后患者心烦息，神情朗然，夜寐宁。续服5剂，诸症悉除。嘱服天王补心丹，滋阴养血，补心安神。

（柳少逸医案）

解析：患者久思郁闷，致枢机不利，胆火被郁，热扰心神，故心烦不得眠。故初予柴胡加龙骨牡蛎汤，虽见效但不显，且柴胡久服易劫肝阴，故柴胡剂不易久服。患者久思致忧愁悲伤，肺在志为忧，久之则热郁胸膈，亦致心烦懊恼，故复诊予以栀子豉汤。主以栀子苦寒清热除烦，又导火下行；以豆豉气味俱轻，宣散胸中郁热，又和降胃气。二药相伍，降中有宣，宣中有降，为清宣胸中郁热，解虚烦懊恼不眠之良方。

清·柯琴云："因名立方者，粗工也；据症定方者，中工也；于症中审病机察病情者，良工也。"余一诊时处柴胡剂而效不显，"粗工"也，家父察病情、审病机，示栀子豉汤剂而收功，"良工"也。

十四、振掉

柴胡加龙骨牡蛎汤证案

刘某，女，64 岁。1989 年 3 月 23 日。

患高血压、动脉硬化病 10 余年。近 1 年来，双手时震颤且日剧，走路不稳，青医附院诊为帕金森综合征，予苯海索等西药治疗，病情缓解。近因精神刺激，肢体震颤加重，西药无效，故寻求中医治疗。症见患者两手呈节律性震颤，行步呈慌张步态，头部前倾，摇摆不止，伴胸部不适，心烦口苦，大便略干，小便黄。舌苔中心黄腻，脉沉弦。

证属肝胆火旺，风火上扰元神，肝阴不足，筋脉失濡。治宜条达枢机，清肝息风，养阴濡筋，予柴胡加龙骨牡蛎汤化裁。

处方：柴胡 12g，黄芩 10g，人参 10g，姜半夏 10g，桂枝 10g，茯苓 15g，白术 12g，酒大黄 6g（后下），龙骨 15g（先煎），牡蛎 15g（先煎），磁石 10g（先煎），天竺黄 10g，石菖蒲 10g，蝉蜕 6g，僵蚕 6g，蜈蚣 1 条（研冲），水牛角

15g（先煎），当归 12g，白芍 15g，炙甘草 10g，生姜 10g，大枣 10g。水煎服。

服药 10 剂，诸症豁然。仍宗原方，加制龟甲 10g，续服。

续服 10 剂，诸症悉除。予上方制成水丸，每次 15g，每日 2 次。并以天冬 10g，麦冬 10g，黄精 10g，百合 10g，莲子心 3g，肉苁蓉 6g，生甘草 3g，每日 1 剂，作饮频服。

（柳少逸医案）

解析：帕金森综合征，为老年病之一，属中医"振掉"范畴，多因肝肾亏虚所致，表现为举手投足摇晃不定。长年眩晕，胸闷，心烦口苦，乃少阳枢机不利，柴胡证具，故主以小柴胡汤。《素问·脉要精微论》云："骨者髓之府，不能久立，行则振掉，骨将惫矣。"此案乃一老年患者，"骨将惫矣"，故以四君子汤益气健脾，培补后天之本；桂枝汤和营卫、调气血，则气血精髓得充，乃治其本也；药用龙骨、牡蛎、磁石、天竺黄、石菖蒲、蜈蚣，以息风、定搐、除颤，则肢体震颤可解。验之临床，柴胡加龙骨牡蛎汤加味，为治帕金森综合征有效方药。

《灵枢·根结》云："太阳为开，阳明为阖，少阳为枢……枢折则骨繇而不安于地。故骨繇者取之少阳，视有余不足。骨繇者，节缓而不收也。所谓骨繇者摇故也，当穷其本也。"故予柴胡加龙骨牡蛎汤条达枢机，和解少阳。佐以四君、八珍，或人参养荣汤，乃穷本之谓也。

十五、癫狂

桃核承气汤证案

吕某，女，19 岁。1972 年 10 月 28 日。

正值经期，因怒愤愤，日久郁而化火，血并于阳，瘀热互结，遂致狂病，历时已 3 个月。症见性情躁动，头痛不寐，毁物，面红目赤，凝眸怒视，口燥便秘。舌绛，苔黄腻，脉弦数。治当散热消瘀，以桃核承气汤治疗。

处方：桃仁 12g，大黄 10g（后下），桂枝 10g，芒硝 6g，郁金 10g，枯矾 3g，生甘草 10g。水煎服。

服药 5 剂后，家属欣然相告，患者神识清，大便通，烦躁减，然仍时见神志呆滞。上方大黄、芒硝量减半，加礞石 10g，磁石 10g，香附 10g。续服 10 剂，病愈。家属恐其复发，要求继续治疗，以末次处方制成水丸善后。

（柳少逸医案）

解析：桃核承气汤，又名桃仁承气汤，方由调胃承气汤加桂枝、桃仁而成，乃《伤寒论》为太阳病血热互结，留于下焦证而设。余初诊瞬间，疑似柴胡加龙骨牡蛎汤证，倏尔又思此案患者恰值经期，因恚怒，郁而化火，血并于阳，瘀热互结，迫于下焦，而致蓄血证。热在血分，有谵语躁动，扰于心神，水火失济，故其人如狂。其治当破血下瘀以逐下焦血分之热，故而选用桃核承气汤。方中主以桃仁活血通瘀，大黄祛瘀泄热推陈，共奏破瘀泄热之功；桂枝、甘草辛甘化阳，助桃仁通行血脉；芒硝、大黄、甘草乃调胃承气汤，芒硝泄热软坚，助大黄通瘀泄热。诸药合用，蓄血去，郁热消，而狂证得解。

柴胡加龙骨牡蛎汤证案

例 1

杨某，男，38 岁，技术员。1974 年 10 月 9 日。

精神抑郁，表情呆钝，言语无序，纳谷不馨，忧惕易惊。舌红，苔薄白而腻，脉弦细。

证属忧思积郁，心脾受损，痰气郁滞，蒙蔽神明，发为癫病。治宜条达枢机，豁痰开窍，理气散结，以柴胡加龙骨牡蛎汤加减。

处方：柴胡 9g，黄芩 9g，姜半夏 9g，茯苓 12g，龙骨、牡蛎各 30g（先煎），大黄 15g（后下），桂枝 9g，朱砂 1.5g（研冲），郁金 12g，大枣 10g，生姜 10g。水煎服。

10 月 15 日二诊：服药 4 剂，诸症悉减。呆钝轻，迷惘减，凝视除，惊惕失，言语有序，纳谷渐馨，舌红苔白，脉弦细。守方继服。

10月24日三诊：续服6剂，已能确切回答问题，诸症若失，唯多梦易惊、健忘乏力之症尚存。脉濡缓，左关略弦，舌红苔白。予柏子养心丸、磁朱丸善后。

11月25日随访：患者神采奕奕，谈笑风生。自述药后诸症消失，照常工作，癫病至今未发。

（柳吉忱医案）

解析：《素问·脉要精微论》云："衣被不敛，言语善恶，不避亲疏者，此神明之乱也。"对此，明·王肯堂《证治准绳》云："癫病俗谓之失心风，多因抑郁不遂，佗傺无聊，而成精神恍惚，言语错乱，喜怒不常，有狂之意，不如狂之甚。"本案患者乃工厂一技术员，值"文革"期间，工程技术人员不被重视，思虑太过，肝气被郁，脾气不升，痰气互结，阻蔽神明使然，当属"文痴"，治当条达气机，豁痰达郁，故公予以《伤寒论》之柴胡加龙骨牡蛎汤，加郁金而收卓功。柴胡加龙骨牡蛎汤，方由柴胡、黄芩、人参、制半夏、桂枝、茯苓、龙骨、牡蛎、铅丹、大黄、大枣组成，以条达气机，化痰散结，宁神除烦。郁金辛苦而平，黄宫绣谓"此药本属入心散瘀，因瘀去而金得泄，故命其名曰郁金"。公谓"古人用治郁遏不得升者，而名郁金"。故合入此药，以其清心解郁之功，治痰浊蒙蔽清窍而神志不清者。诸药合用，枢机得利，升降有司，开阖有序，清阳得开，浊阴得降，清窍无痰浊之蔽，神志无抑郁之候，故而病证痊愈。

例2

许某，男，48岁，平度县干部。1974年10月24日。

性情急躁，头痛不寐，毁物，面红目赤，凝眸怒视，口舌干燥，大便秘结，已历时28日。舌绛，苔黄腻，脉弦。

证属怒气愤愤，郁而化火，痰火上扰，神识迷蒙，发为狂病。治宜涤痰开窍，清心泻火，以柴胡加龙骨牡蛎汤合白金丸加减。

处方：柴胡9g，黄芩12g，姜半夏12g，龙骨、牡蛎各30g（先煎），茯苓12g，郁金12g，明矾3g（研冲），大黄30g（后下），铅丹0.5g（冲），礞石30g（先煎），大枣12g，生姜12g。水煎服。

11月5日二诊：迭进10剂，诸症若失，自制力恢复，尚余眩晕头痛、口干心烦之候，舌红苔黄，脉弦。拟达郁化痰、宁神除烦之减味柴胡加龙骨牡蛎汤。

处方：柴胡6g，黄芩9g，半夏9g，龙骨、牡蛎各30g（先煎），酒大黄12g（后下），茯苓12g，桂枝3g，朱砂1g（研冲），大枣10g，生姜10g。水煎服。

复进5剂，药后诸症悉平，已正常工作。

（柳吉忱医案）

解析：癫与狂均属情志异常疾患。癫病多由忧思久郁，损及心脾，痰气郁结，蒙蔽神明使然，表现为沉默痴呆，语无伦次，静而多喜，俗谓"文痴"；狂病多由怒气愤愤，郁而化火，痰火扰心，神明逆乱而发，表现喧扰躁妄，动而多怒，俗谓"武痴"，如本案。故有"重阳者狂，重阴者癫""多喜为癫，多怒为狂"之说。

清·李用粹《证治汇补》云："狂由痰火胶固心胸，阳邪充极，故猖狂刚暴，若有神灵所附。癫由心血不足，求望高远，抑郁不遂而成。虽有轻重之分，然皆心神耗散，不能制其痰火而然也。"由此可见，癫狂之证，主要表现为神志逆乱，治宜除心痰，解郁散结。柴胡加龙骨牡蛎汤，适用于癫狂之痰气郁结、痰火上扰者。

十六、痫证

柴胡加龙骨牡蛎汤证案

陈某，男，10岁，莱阳人。1978年4月20日。

罹痫证4年之久，缘被狗惊吓所致。初发时惊恐不知所措，继之猝然昏仆，不省人事，口吐涎沫，四肢抽搐，移时苏醒，一如常人。病初，日一发或间日发。发时先显木僵神情呆钝之象，继之猝然仆倒，昏不识人。视之双目无神，形体消瘦，面色无华，饮食、二便、言语如常。舌质淡红，苔白腻，舌尖赤点，脉弦细而数。

此由大惊猝恐，伤及心肾，肝胆失养，气逆痰阻，蒙蔽神明，而发痫证。治宜条达气机，豁痰宣窍，息风定痫，方用柴胡加龙骨牡蛎汤化裁。

处方：柴胡6g，姜半夏6g，茯苓12g，桂枝9g，黄芩6g，党参12g，龙骨、牡蛎各15g（先煎），大黄3g（后下），胆南星6g，琥珀2g（冲服），竹沥15g（和药汁服），大枣4枚，生姜4片。水煎服。

另用羊角虫 10 条，焙干研末，分 2 次，间日 1 次，红糖水冲服，令微汗出。

共服中药 10 剂，羊角虫 20 条，痫证病愈，至今未发。

（柳吉忱医案）

解析：《素问·奇病论》有"人生而有病癫疾者，病名曰何"之问对。清·莫枚士《研经言·癫说》言："古之癫疾，今之痫也；古之癫，今之痴也。"其病因病机诚如《灵枢·口问》所云："大惊卒恐，则血气分离，阴阳破败，经络厥绝，脉道不通，阴阳相逆，卫气稽留，经脉虚空，血气不次，乃失其常。"其又如元·朱震亨所云："痫病因惊而得，惊则神出舍，舍空则痰生也。血气入在舍，而拒其神不能归焉。"由此可知，痫证为发作性神志异常疾患，多由风痰气逆，蒙蔽神明使然。公谓："发作时治宜豁痰开窍、息风定痫。平素治宜培补脾肾，以杜生痰之源。柴胡加龙骨牡蛎汤适宜痫证发作期之治疗。"

时侍诊公侧，见公以柴胡加龙骨牡蛎汤治癫、狂、痫、郁诸症，每收卓效，惘怅不解，乃问公："柴胡加龙骨牡蛎汤，《伤寒论》为少阳误下烦惊谵语之证而设，未尝闻治癫、狂、痫、郁诸神志异常疾患，然公临证每执此方化裁，何故？"公曰："医者，理也。治病之要在方剂，则活法之中有定法，定法之中有活法。考癫、狂、痫、郁诸神志疾患，良由忧思伤脾，喜怒伤肝，气、火、痰、郁蒙蔽神明使然。故《证治要诀》云癫狂由七情所郁。虽有气、血、痰、湿、食、火六郁之分，重阴则癫、重阳则狂之别，病痫昏倒、口噤、吐沫、抽搐之异，名殊证异，理无二致，其要一也，曰郁。要之治郁之法，不偏重在攻补，而在乎泄热而不损胃，理气而不伤中，条达、安神、化痰、通窍、咸臻其妙。"公复曰："小柴胡汤寒热并用，清补兼施，有疏利三焦、条达升降、宣通内外、运行气血之功，为和法之冠。方加茯苓，治胸胁逆气，忧喜惊恐，和肝宁神；协半夏和胃祛痰，散结，消胀；同龙骨、牡蛎之属，重镇安神，平喜降怒以除惊烦；桂枝散结行气，止冲降逆；大黄荡涤肠胃，安和五脏，推陈致新。如斯，则郁解疾消，神志安和，何虑诸恙不平也？"见余明其理，公欣然语云："贵临机之通变，勿执一之成模。中医治病，不忽视病名，亦不拘于病名。同病异治，异病同治，辨证准确，则理法朗然。"

柴胡桂枝汤证案

唐某，男，21 岁。1989 年 12 月 5 日。

有癫痫病史 10 余年，近 1 年来，病情加重，每日发作 4～5 次，伴头目眩晕，胸胁满闷，不欲饮食，抽搐后感四肢肌肉酸痛不适。舌淡红，苔白，脉弦细而略数。

予柴胡桂枝汤加味治之。

处方：柴胡 12g，黄芩 12g，党参 12g，半夏 6g，桂枝 12g，白芍 12g，磁石 13g（先煎），龟甲 10g（先煎），竹茹

12g，生姜3片，大枣5枚。水煎服，每日1剂。

服药3日后诸症减轻，每日发作2~3次，肌肉酸痛减轻。服至5剂，每日仅发作1~2次，但有时感四肢脊背发紧欲作抽搐，上方加葛根30g。迭进10剂，病情基本稳定，未再出现大发作，仅短暂头晕，双目睛向上稍斜，瞬间即逝。守方继服10剂，病愈。服十味定痫散善后。

（柳少逸医案）

解析：本案痫证发作，必伴头目眩晕，此乃少阳证候也；胸胁满闷、嘿嘿不欲饮食乃小柴胡汤证之"胸胁症""胃肠症"，故主以小柴胡汤。且痫证具"休作有时"柴胡证特点。五脏不得安和，少阳被郁，郁则化火，火性炎上，而扰清窍，发为痫证。桂枝汤有调和营卫、安内攘外之功。故予以柴胡桂枝汤，则津液通，营卫和，五脏安和，郁火得消，清窍得清。加龟甲、磁石乃平肝安神之用，竹茹乃清心除烦之施。诸药合用，则眩晕、心烦之症亦除。

十七、郁证

四逆散证案

蒋某，男，22岁，莱阳县人。1979年5月21日。

患者沉默寡言，失眠，目视无神，呆板易怒，头昏，心中烦乱，抑郁不乐，小便频数，形体消瘦，纳食呆滞。11岁时曾发病一次，现又复发。精神康复医院诊为抑郁证。

证属肝气郁滞，痰湿凝滞。治宜疏肝解郁，补益脾肾，豁痰行滞，以四逆散合远志丸化裁。

处方：柴胡10g，枳实10g，白芍10g，节菖蒲10g，郁金10g，党参10g，白术10g，茯苓10g，炒枣仁30g，远志10g，龙齿15g（先煎），朱砂1g（研冲），橘红10g，丹参120g，木香10g，益智仁10g，三仙各10g，炒莱菔子30g，竹沥10g，天竺黄10g，炙甘草10g。10剂，水煎，每日1剂，冲蜂蜜服。

6月9日二诊：服药10剂，入寐可，面无抑郁之色，诸症豁然，病证痊愈。予逍遥丸合天王补心丹，以善其后。

（柳少逸医案）

解析：《灵枢·寿夭刚柔》云："忧恐忿怒伤气。"宋·陈言《三因极一病证方论》云："七情人之常性，动之则先自脏腑郁发。"元·朱震亨《丹溪心法》云："郁者，结聚而不得发越也。当升者不得升，当降者不得降，当变化者不得变化也。"由此可见，郁证，多由情志抑郁，气机郁滞使然。凡因情志怫郁，气机不畅，乃至脏腑不和而致此病。《素问·六元正纪大论》提出五郁治法，以"木郁达之"，对郁证尤有指导意义。郁证初起，情怀悒郁，气机不畅，常见郁郁寡欢、精神萎靡、胸闷胁痛、纳呆脘痞等症，治宜疏肝达郁。若迁延失治，可由气及血，进而波及五脏，则应结合兼证，分析在气在血，寒热虚实，以及相关脏腑，确立治法。《伤寒论》之四逆散，乃调和肝脾之祖方。盖因本案患者乃情志抑郁，肝气郁结而致，故以此方加味治之。肝郁脾虚，化源不足，心血亏虚，故辅以《局方》四君子汤及三仙、炒莱菔子等药，而成健脾和胃之伍；合《张氏医通》远志丸，伍天竺黄、益智仁二药，以成益智宁心安神之剂。诸药合用，郁解、神爽、心宽，而诸症悉除。

《张氏医通》远志丸，由远志、石菖蒲、茯神、茯苓、人参、龙齿、朱砂组成。该方去龙齿，乃《杂病源流犀烛》之定志丸。两方均具补心益智、镇怯安神之功。

柴胡加龙骨牡蛎汤证案

王某，女，42 岁。原籍莱阳县，在新疆工作。1974 年11 月 20 日。

月经先期，色紫量多，夹有血块，经行腰腹痛，经前乳房胀痛，带下量多，黄浊臭秽，郁郁寡欢，胸胁苦满，脘痞腹胀，噫气则舒，纳呆恶心，咽中如炙脔哽喉，吞吐不利，口苦咽干，大便秘结，心烦易惊，少寐多梦，历时 8 年。曾于新疆乌鲁木齐治疗半年好转，寒冬复发。形容憔悴，面色晦暗，痰浊白黏，舌红苔白，脉沉弦。

证属肝郁化热，痰气交滞。治宜达郁宁神，化痰散结，以柴胡加龙骨牡蛎汤加减。

处方：柴胡 9g，黄芩 9g，姜半夏 9g，龙骨、牡蛎各 30g（先煎），茯苓 12g，桂枝 9g，酒大黄 12g（后下），朱砂 1g（研冲），人参 10g，远志 9g，大枣 10g，生姜 10g。水煎服。

嘱：戒郁怒，慎七情。

11 月 25 日二诊：药进 4 剂，胸闷轻，胁胀减，咽喉清，痰吐爽，恶心失，烦热轻，二便如常，夜寐 5 小时。舌红苔白，脉略弦。守方继服。

12 月 4 日三诊：复进 8 剂，诸症豁然。胸胁胀闷息，咽中炙脔除，纳运如常，夜寐安宁，面容欢笑，言谈侃健，偶见烦躁。脉濡缓，左关略弦，舌红苔白。予安神补心丸善后，并嘱其戒恚怒。

（柳吉忱医案）

解析：清·何梦瑶《医碥》云："郁者，滞而不通之义。百病皆生于郁，人若气血流通，病安从作？一有怫郁，当升不升，当降不降，当化不化，或郁于气，或郁于血，病斯作矣。"柴胡加龙骨牡蛎汤适用于郁证之属肝气郁滞或痰气郁滞者。方中柴胡疏肝达郁，任为主药；黄芩清热泻火；半夏降逆除痰，消痞散结；人参补气调中，宁神益智；茯苓健脾化痰，益气安神；桂枝和营行瘀，通阳散结；大黄清除郁热，通瘀导滞，安和五脏；朱砂代铅丹，镇心安神；龙骨、牡蛎镇静安神，软坚散结；生姜祛痰下气；大枣安中养脾。方增远志，宁心安神。柴胡加龙骨牡蛎汤，源于张仲景《伤寒论》，为少阳证误下而设，今用治郁，以其药具枢转气机、疏肝达郁、宁神除烦、升清降浊、化痰开结之功而愈病。

十八、脏躁

柴胡加龙骨牡蛎汤证案

于某，女，37岁，海阳县发城人。1974年10月26日。

家人代述，2周前情志不舒，思虑过多，逐发病。难以入寐，且做噩梦，继而胸闷气痞，食欲欠佳，心中躁动不安。1周前夜间1点时听小牛叫而惊醒，于3点时开始哭笑无常，狂躁不安，手足舞动，约2个小时，继而数欠伸，神态复常，其后每日发作1～2次。患者精神萎靡不振，言谈问答与常人无异。诊病间，患者有躁动不安之象。舌红，苔薄黄，脉沉缓微弦。

证属情志内伤，肝郁化火，伤阴耗津，心神惑乱，而致脏躁。治宜条达枢机，镇惊除躁，兼以补益心脾、安神宁心之法，予柴胡加龙骨牡蛎汤合甘麦大枣汤化裁。

处方：柴胡10g，黄芩10g，桂枝10g，大黄10g（后下），桑椹子30g，夜交藤30g，石菖蒲10g，麦冬12g，远志10g，胆南星10g，人参10g，白术12g，茯苓15g，龙骨、牡蛎各 30g（先煎），磁石 30g（先煎），神曲 12g，陈皮 12g，炙甘草 15g，生姜 3 片，大枣 4 个，小麦 1 把。8 剂，水煎服。

11 月 6 日二诊：药后诸症好转，唯 11 月 2 日晨 2 点左右躁动，难以入睡，然无哭笑狂躁，倏尔复常。原方加龟甲 10g，续服。

11 月 21 日三诊：续服药 2 周，其间未发脏躁。患者神识一如常人，并与家人一起致谢。嘱以甘麦大枣汤送服天王补心丹，以交心肾、宁心神，为防病之法。

（柳吉忱医案）

解析：脏躁多由情志内伤所致，忧郁伤神，以心神惑乱为主要病机，以精神抑郁，烦躁不宁，悲忧易哭，喜怒无常为临床表现，且多发于中青年女性。"脏躁"一词，首见于《金匮要略·妇人杂病脉证并治》篇，其云："妇人脏躁，喜悲伤欲哭，像如神灵所作，数欠伸，甘麦大枣汤主之。"公选用此方，以甘凉之北小麦，养心安神，润肝除躁，伍以味甘、入十二经、益气补虚之甘草，甘温质润、补脾胃、益气调营之大枣，三药药性平和，养胃生津化血，则脏不躁而悲伤太息诸症自去。因其病"像如神灵所作"，休作有时，且因情志不舒所致，故主以柴胡加龙骨牡蛎汤，以条达枢机，此乃"木郁达之""火郁发之"之治。柴胡加龙骨牡蛎汤，由小柴胡汤去甘草，加龙骨、牡蛎、茯苓、桂枝、大黄、铅丹组成。公谓铅丹不宜内服，多以磁石或生铁落代之。方中柴胡疏肝达郁，推陈致新；黄芩清热化痰，除胸胁烦满；以胆南星代半夏除逆豁痰醒神；生姜祛痰下气，解郁调中；大枣安中养脾，坚志强力；人参补气和中，宁神益智；茯苓健脾化痰，宁心安神；磁石镇心安神，以息躁狂；龙骨、牡蛎镇惊安神，以驱梦魇；桂枝和营通结；大黄通瘀导滞。诸药合用，和解少阳，疏肝达郁，宁心安神，润燥制狂。伍以白术，寓四君子汤益气之治；伍陈皮，含二陈汤豁痰之用；伍桑椹、夜交藤、远志、麦冬，乃阴中求阳，而宁心神。二诊时原方加龟甲，合龙骨、远志、石菖蒲，为《千金方》孔圣枕中丹，以滋阴降火、镇心安神之功，而除思虑过度，心阴亏耗，而致失眠、躁狂之因。

甘麦大枣汤送服天王补心丹，乃愈后之调，以防复发。

十九、狐惑病

甘草泻心汤证案

叶某，女，30岁，已婚。1971年6月9日。

会阴部溃疡已2年之久。2年前夏季，在野外烈日下劳动后，先面部、眼睑及鼻翼处出现浮肿，口腔内先后出现大小不等溃疡面，自感疼痛，会阴部也有痒痛感，曾住院治疗，服用激素后而病愈，今年又病作，逐日加重，服药无效，多处之溃疡面，始终不见愈合，伴有低热，身惫力乏，纳呆便燥。询其家族，言其母有类似病史。体温38℃，发育营养尚好。妇科检查：会阴部左侧大阴唇下方有一处呈蚕食性溃疡面，左侧小阴唇，全部蚀烂，右侧小阴唇内侧，有数个大头针冒大小样之溃疡，表面颜色暗淡，并有少量脓性分泌物，尿道口红肿，阴蒂亦呈现水肿，剧痛。两眼结膜充血。西医诊为白塞综合征。化验：血色素124g/L，红细胞、白细胞计数及尿检均正常。舌苔白腻，舌质淡，脉滑数。

证属湿热下移，而成阴蚀。治宜清热解毒，凉血利湿，以甘草泻心汤化裁。

内服方：甘草 15g，黄芩 15g，黄连 10g，党参 15g，姜半夏 10g，干姜 6g，黄柏 12g，苍术 6g，土茯苓 15g，猪苓 10g，茯苓 15g，白术 10g，泽泻 10g，薏苡仁 20g，阿胶 10g（烊化），当归 10g，白芍 10g，陈皮 6g，生地黄 15g，滑石 12g。水煎服。

外用方：川黄连 6g，青黛 3g，共研末，凡士林调涂。

在涂药前先用地骨皮 12g，黄柏 12g，苦参 15g，白芷 12g，煎水，待温后冲洗患部，拭干后再涂。

用药 1 周，阴蚀诸症悉减。因乃陈疾顽症，嘱其守方治之。3 个月后欣然告云：经治月余，病证痊愈。

（柳吉忱医案）

解析：狐惑病以咽喉、前后阴溃疡及目赤为特征，西医学称为白塞综合征，又称眼－口－生殖器综合征，中医学认为，此因湿热虫毒引起。此病首见于《金匮要略》，并有详尽病脉证治。晋·王叔和《脉经》有"病人或从呼吸上蚀其咽，或从下焦蚀其肛阴，蚀上为惑，蚀下为狐。狐惑病者，猪苓散主之"之证治。清·黄元御《金匮悬解》云："土湿则脾陷而不消，胃逆而不纳，故不能饮食。君火不降，则见赤色。辛金不降，则见白色。壬水不降，则见黑色。病见上下，而根在中焦，总由太阴湿土之旺。甘草泻心，温中清上，培土降逆，狐惑之的方也。"故本案之治，公以清热解毒、凉血利湿之法，宗《金匮要略》，主以甘草泻心汤、猪苓汤、茵陈五苓散合《丹溪心法》二妙散，以清热化湿，安中解毒。复师《金匮要略》赤小豆当归散意，薏苡仁代赤小豆，伍以土伏苓以解湿热瘀毒；白芍、生地黄、阿胶滋阴凉血，以清血分之热毒；药用陈皮，与方中茯苓、半夏、甘草为伍，寓二陈汤之意，以清痰湿浊毒。外用软膏、洗剂，亦清热、燥湿、解毒之用。诸法、诸方施之，而收预期之效。

　　此类患者，为陈疾顽症，内服外治共施是一重要法则。疗程较长，守方治疗，需向患者讲明。

二十、梅核气

半夏厚朴汤证案

马某，女，50岁，农民，城关南小街人。1959年3月26日。

本月18日，忽然感觉有一物哽喉，咽之不下，吐之不出，或咽或噎有响声，伴胸脘痞闷，喘不上气来，神情抑郁，似有难言之隐。脉沉而滑。

处方：半夏12g，厚朴12g，茯苓20g，紫苏叶10g，生姜30g。水煎服。

患者服药1剂，诸症悉减。续服8剂，病证痊愈。

（牟永昌医案）

解析：梅核气，泛指咽喉部有异物感之病。梅核气之病症及治，首见于《金匮要略·妇人杂病脉证并治》，其云："妇人咽中如有炙脔，半夏厚朴汤主之。"关于其病机，《古今医鉴·梅核气》云："梅核气者，窒碍于咽喉之间，咯之不出，咽之不下，核之状者是也。始因喜怒太过，积热蕴隆，乃成厉痰郁结，致斯疾耳。"《简明医彀·梅核气》云："是证因七情之气，郁结不舒，或因饮食之时，触犯恼怒，妇人患此最多。总由痰与气结，状如梅核……治宜开郁顺气，利膈化痰。"故永昌公谓本案由七情郁结，气机不利，气滞痰凝，上逆于咽喉部而致，以《金匮要略》半夏厚朴汤治之。半夏辛温，具燥湿化痰之功。永昌公谓："半夏去须根及外皮，洗净晒干，即生半夏；生半夏与白矾共煮，名清半夏；生半夏与姜、矾共煮晒干切片，为姜半夏；生姜与甘草煎液、石灰水混液浸泡处理，名法半夏。仲景用半夏，未说明是生用还是制用，大凡仲景用半夏多与生姜相伍，故今当用姜半夏为妥。"厚朴苦辛微温，苦能下气，辛能散结，温能燥湿。半夏、厚朴、生姜乃辛开苦降之味，均以苦辛之性而散结降逆；佐以茯苓淡渗化饮；紫苏叶以其苦香之性，宣气化浊解郁。

清·徐灵胎《医学源流论》云："古圣人之立方，不过四五味而止。其审药性，至精至当。其察病情，至真至确。方中所用之药，必准对其病，而无毫发之差，无一味泛用之药，且能以一药兼治数症，故其药味虽少，而无症不该。"此案之治，足见永昌公能审其人之病，与仲景方之用无少异，故用半夏厚朴汤治梅核气而收预期之效。此案之验，说明了经方者，乃古圣发明，有法则，有定例，可为今人临证之规矩准绳也。

二十一、懊憹

栀子厚朴汤证案

李某，女，53 岁。1973 年 6 月 20 日。

心烦懊憹年余。近日心烦不得眠，苦不堪言，伴胸胁苦满，脘痞腹胀，咽中如梗，眩晕。西医诊为神经官能症，予以镇静安神药罔效。大便略干，舌尖红，苔略腻，脉沉弦。

处方：栀子 12g，厚朴 10g，枳实 10g，炒白术 12g，合欢花 10g，夜交藤 12g，炙甘草 10g，生姜 10g。水煎服。

服药 12 剂，诸症减轻，时有心烦入寐难。上方去合欢花、夜交藤，加莲子心 6g，桑椹子 12g，天麻 10g。12 剂后，心胸豁达，入寐可。嘱每日以莲子心 6g、远志 6g，泡水代茶饮以善后。

（柳少逸医案）

解析：《实用经方集成》认为，《伤寒论》用下法后，腹满心烦者有二：一是肠胃燥热之实满，以承气汤类下之；二是脾虚气滞之虚满，以厚朴生姜半夏甘草人参汤治之。下后烦而不满者亦有二：一是余热未清，津液亏耗之心烦，用竹叶石膏汤清肺养胃；二是余热未尽，热扰胸膈而心烦，用栀子豉汤泄热除烦。若下后即见心烦，脘腹满，示邪热搏结已剧，宜用栀子厚朴汤清热除烦，利气泄满。

栀子厚朴汤用治热扰胸膈兼腹满证，其治法为清热除烦，宽中消满。

二十二、奔豚气

猪膏发煎证案

王某，男，38岁。1971年1月27日。

患者性情急躁，半年前因与人争执而感脘腹不适且痛，小腹拘挛，自觉气从小腹上冲至心下，继而至咽，旋即昏厥。家人急送医院，未至医院即醒。后每两三日发作一次，诸医以郁证调治罔效。时正月初一，适余值班，患者来诊。其为一中年壮汉，眼布红丝，伴轻度黄染，舌淡，苔白，脉弦。

证属肝气郁结，阴阳失和，冲脉之气厥而上逆所致。

先嘱其服用猪膏发煎：猪脂半斤，乱发鸡子大三枚，煎之，发消药成。分5天服用，每日2次。以猪脂利血脉，荣冲脉，润燥缓急，而降冲逆之气；乱发消郁开结，则少腹急满可愈。服药3天，欣然相告未发，嘱续服用。翌日夜家人告知病作，因患者之家在医院驻地，余即出诊赴其宅。见患者仰卧在床，神识不清，针刺人中、十宣，闻其喉中痰声作而厥逆缓，旋即复苏呓语，但仍神识不清，诊其脉沉弦。处以桂枝加桂汤加味。

处方：桂枝 20g，白芍 15g，炙甘草 10g，生姜 10g，大枣 10g。嘱翌日取药。

服药 1 周，未厥，唯时感脘腹不适，嘱原方续服，并让其自灸气冲穴。续治疗 1 周，患者欣然相告，诸症悉除。

（柳少逸医案）

解析：余在接诊此案之前 1 年，尚在栖霞县医院中医科工作，曾遇一类似患者，予以奔豚汤治疗罔效。因业师牟永昌公已西去，故于周末假日回莱阳问道于家父吉忱公，公笑云："尔何不用《金匮》猪膏发煎？猪脂补虚、润燥、缓急、开郁，乱发消瘀、散结、疏肝、利胆，故奔豚、黄疸证可解。经方有其证，必有其方，证不分巨细，药味不在多寡，只要证准方符药必效。"后用其方，病果愈。

此案患者患病日久，多医用药无效，心情沮丧懊恼，肝气郁结更甚，故予以猪膏发煎以润燥开结。盖因枢机不利，气化失司，开阖失司，阴寒内盛，冲脉之气从少腹上凌心阳，故予桂枝加桂汤调和阴阳，益冲降逆而病愈。虽症见肝气郁结之证，然无火热之邪，故不用奔豚汤。

清·赵学敏云："医者，意也。用药不如用意，治有未效，必以意求。苟意入元微，自理有洞解，然后用药，无不立验。"家父吉忱公以"猪膏发煎治奔豚"，猪膏、乱发之用，即以用意而收功也。

奔豚汤证案

张某，女，43 岁。1961 年 3 月 21 日。

胁肋不适，少腹重坠，活动时腹痛，若有响动，则发惊悸，发作时尤似奔豚，伴往来寒热，月经量少色暗。舌淡，苔薄白，舌边苔微黄，六脉沉涩而紧。

证属肝气不舒，化热上冲而作奔豚，治宜疏肝理气，解郁降冲，师奔豚汤意化裁。

处方：甘草 10g，川芎 10g，当归 10g，杭白芍 12g，姜半夏 10g，黄芩 10g，葛根 15g，生姜 10g，醋延胡索 6g，川楝子 6g，李根白皮 20g。水煎服。

服药 5 剂，诸症豁然，只于就诊当日夜发作 1 次，效不更方，原方续服。半月后欣然相告，心悸胁胀、腹痛诸症悉除，5 天前值经期，经色经量正常。

（柳吉忱医案）

解析：奔豚汤，方出自《金匮要略》，仲景以其疏肝理气、解郁降冲之功，而主治奔豚气病。其症见腹痛，往来寒热，气从少腹上冲致病，或至喉部，发作欲死，复还止，舌红，苔薄黄，脉弦。

奔豚汤方中李根白皮下气降冲，甘草缓解急迫，当归、川芎、芍药和血调肝，黄芩、葛根清热，生姜、半夏降逆。对此方之解，尤在泾云："此奔豚气之发于肝邪者，往来寒热，肝脏有邪而气通于少阳也。肝欲散，以姜、夏、生葛散之；肝若急，以甘草缓之；芎、归、芍药理其血；黄芩、李根下其气。桂、苓为奔豚主药，而不用者，病不由肾发也。"此解非但解其方药功效，尚明辨其病在肝。

李根白皮为冷僻药，今多以郁李仁代之。

桂枝加桂汤证案

宋某，女，35岁，栖霞臧家庄人。1956年8月20日。

1个月前，天冷夜行，心里害怕，遂发心口痛，剧时气从少腹，上冲至咽，伴两胁痛，呼吸亦痛，呼声不断，号叫不住，发作四五天，亦可自已，每月一两次。于昨天病作而来诊，查腹部、胃脘无包块，舌淡，苔薄白，脉沉微紧。

处方：桂枝60g，杭白芍12g，肉桂6g，甘草12g，大枣12枚（去核），生姜6片。水煎服。

服药4剂，而告病愈。

2年后因其母病来诊，告云其病未再发。

（牟永昌医案）

解析：奔豚一病，首见于《灵枢》。《灵枢·邪气脏腑病形》云："肾脉……微急为沉厥奔豚，足不收，不得前后……诸急者多寒。"表述了脉急而微，则为"沉厥奔豚"，继而表述了阴寒内盛，乃"微急为沉厥奔豚"之病机，亦表述了温经散寒为治疗奔豚之大法。

本案之病，因"天冷夜行，心里害怕"而发，又据其脉沉，乃阴寒之证也。病为肾阳虚衰，阴寒内盛，上凌心阳，以致气从少腹上冲，直至心下，而作奔豚。故永昌公有桂枝加桂汤之用。方以桂枝汤调阴阳，益气血，和营卫，以成温经散寒、平逆降冲之功。永昌公之加桂，乃为加重桂枝之用量，剂达60g，其药用为枝梢，其体轻味辛色赤，故能入肺而利气，横行利胁而调营卫。而本案特加桂树之皮肉桂，入肾补火以助阳，亦"桂枝加桂"之谓也，以其温阳散寒之功，乃肾阳衰微，下元虚冷之良药。"脉沉微紧"，乃"沉厥奔豚"之病脉也，《金匮要略心典》谓此乃肾气乘外寒而发为奔豚，而以桂枝汤外解寒邪，加桂以内泻肾气（浊气）也，此加桂枝之用也。《新义》谓本方即桂枝汤原方加肉桂也。其目的在以桂枝汤原方，缓解在内之寒气，另加肉桂，以温散少腹之积寒。故永昌公之桂枝加桂汤，非臆造也。诚如冉雪峰所云："凡大病须用大药，药量得当，力愈大而功愈伟。"

永昌公在此案笔录之后，尝附以说明："在同年（1956年）用此方尝治愈奔豚3例，因工作忙未能记载。只记有一妇人年三十许，夜间由担架抬着就诊。病发3天，当地西医予以肌注吗啡，服止痛药无效。经询问，得知其因受惊、生气所得，病发则从少腹上冲而痛，以桂枝加桂汤，1剂痛解，2剂痊愈。"

茯苓桂枝甘草大枣汤证案

于某，女，49 岁。1974 年 3 月 22 日。

形体肥胖，心下痞，胸胁支满，目眩，口干不欲饮，纳食呆滞，心神不定。半月前感受风寒，自用生姜、红糖煎服，汗大出。其后每有响声则心悸动，自觉阴部有一股气，上冲窜达腹部，上下冲动。面色㿠白，语音低微，腹部未见肿块，亦无腹痛，舌淡红，苔薄白，根部微腻，脉沉细而滑。

处方：茯苓 20g，桂枝 12g，泽泻 15g，炒白术 12g，炙甘草 10g，大枣 4 枚。水煎服。

服药 4 剂，诸症豁然，未发悸忡。继服 4 剂，诸症若失。续服 4 剂，自觉体健神爽，纳谷渐馨，病证痊愈。

（柳吉忱医案）

解析：本案证属脾阳不振，气化无力而致痰饮，盖因感冒发汗太过，心阳不足，水饮内动，欲作奔豚。治宜茯苓桂枝甘草大枣汤，通阳利水，以防冲逆。

此方之解，《金匮要略广注》云："汗多亡阳，汗后脐下悸者，阳气虚而肾邪上逆，脐下为肾气发汗之地也。茯苓泄水以伐肾邪，桂枝行阳以散逆气，甘草、大枣甘温，助脾土以平肾水，煎用甘澜水者，扬之无力，全无水性，取其不助肾邪也。"

枳实芍药散证案

宋某，女，38 岁。1981 年 2 月 21 日。

腰痛牵及小腹，重坠，活动时痛重，发作时尤似奔豚。诸医或以奔豚汤，或以桂枝加桂汤，治之均无效，故以怪病视之。时公已离休，患者由家人陪同，请公诊治。舌淡，苔微薄白，六脉沉涩而紧，此次经来量少色暗。公谓病由外感引起腑气郁阻，流着至阴之分，使气血运行不畅，冲气夹胃气上逆而致。治宜温经散寒，理气活血，予枳实芍药散治之。

处方：当归 15g，赤芍、白芍各 12g，木香 10g，延胡索 10g，小茴香 2g，五灵脂 10g，川芎 9g，牡丹皮 12g，陈皮 10g，枳壳 10g，香附 12g，丹参 30g，牛膝 10g，黄芪 20g，干姜 3g，炙甘草 10g。2 剂，水煎服。

2 月 28 日二诊：服药后病情好转，只有夜半子时发作，不时向上顶痛，左右轮换，坐起即痛止，下肢时有浮肿。原方加大黄 10g，制附子 10g（先煎），红参 10g，桂枝 20g。4 剂，水煎服。

3 月 20 日三诊：续治 2 周，气机畅达，无冲气上逆之症。予益母草膏、乌鸡白凤丸续服。灸食窦、中脘、关元、足三里、太白、太冲、太溪，以成调冲任、补脾胃之功。

（柳吉忱医案）

解析：《素问·脉要精微论》云："腰者，肾之府。"《灵枢·经脉》云："任脉之别……散于腹。"《灵枢·经别》云："足阳明之正……入于腹里。"《素问·骨空论》云："冲脉者……夹脐上行，至胸中而散。"又云督脉"此生病，从少腹上冲心而痛，不得前后，为冲疝"。综上文献所述，此案"腰痛"乃督脉、肾府失荣而致；"小腹重坠，活动时痛重"，病位肝肾、胞宫；"经来量少色暗"，乃气血不足，冲任之脉失调之候。"由外感引起腑气郁阻，流着至阴之分"，致气血运行不畅，冲脉之气夹胃气上逆，而呈"冲疝"之候。病在少腹，故公予《金匮要略》枳实芍药汤加味，乃疗妇人气血郁滞腹痛之方。当归伍黄芪，乃当归补血汤，为调经补血必用之方。诸药合用，气血得补，冲任得调，而气血郁滞，腹痛之候好转。《金匮要略·奔豚气病脉证治》篇云："奔豚气上冲胸，腹痛，往来寒热，奔豚汤主之。"此案患者每于夜来至阴之时，腹痛"不时向上顶痛，坐起即痛止"，盖因夜半阴气盛，阳气衰，阴寒之气随冲气上逆而致"奔豚气"病。故公不予以奔豚汤，而以附子、桂枝等味，共成温中助阳、回阳救逆之功，于是气滞得除，衰微之阳得复，故冲气上逆之症得解，而病证痊愈。

公因目疾几近于盲，故诊籍记录从简，虽案无大便干之证，因有腹痛胀满之候，二诊时原方加大黄、附子，乃取《金匮要略》大黄附子汤意，以温下之功，而成消解寒实内结证之用。

二十三、瘿瘤

柴胡加龙骨牡蛎汤证案

例 1

张某，女，23 岁，栖霞县工人。1975 年 2 月 23 日。

月经先期，色暗量可，经行乳房及小腹胀痛，黄带量多。自 1971 年夏季始，不明原因低热，体温持续在 37～38℃，曾按风湿热治疗，服用中西药物甚多，未愈。现眩晕头痛，以目眶及前额著，目睛胀突，心悸少寐，自汗怕热，畏声畏光，肢体麻木，周身痛，两手震颤，烦躁易怒，膺胸痞闷，口干，消谷善饥，痰色黄浊，大便或秘。曾于 1973 年 12 月 11 日于青岛白求恩医院检查，甲状腺摄 [131] 碘最高摄取率 61.6%，确诊为甲状腺功能亢进。视之颈部甲状腺弥漫性肿大，甲状腺听诊血管杂音（++），面色白皙，目睛胀突，口唇淡红，舌红苔白。声音气息无异，脉弦数，血压 100/70mmHg。

证属肝气郁滞，痰热结聚，发为瘿瘤。治宜解郁化痰，消瘿散结，师柴胡加龙骨牡蛎汤意。

处方：柴胡 9g，黄芩 9g，姜半夏 9g，龙骨、牡蛎各 30g（先煎），茯苓 12g，桂枝 6g，大黄 15g（后下），黄药子 15g，连翘 15g，朱砂 1.5g（研冲），大枣 9g，生姜 9g。水煎服。

嘱息念虑，戒恼怒，薄海味。

2 月 28 日二诊：迭进 4 剂，喉中爽，胸闷轻，痰吐利，悸烦轻，二便调，守原方继服。

3 月 3 日三诊：复进 4 剂，悸烦若失，震颤递减，眼胀突轻，肉瘿缩小，饮食如常。脉弦，舌红苔白。原方去朱砂，加党参 15g，续服。

3 月 11 日四诊：更进 8 剂，肉瘿及目睛胀突减轻，畏声畏光递减，他症渐除，饮食、二便复常。甲状腺听诊血管杂音（±）。脉濡缓，左关略弦，舌红苔白。医嘱：停药 1 周，查基础代谢率。

3 月 19 日五诊：基础代谢报告：身高 164cm，体重 62.5kg，基础代谢率 +6%。出院，嘱续服上方善后。

（柳吉忱医案）

解析：西医学之甲状腺功能亢进，属中医学"瘿证"范畴。按文献记载，瘿证有气瘿、血瘿、肉瘿、金瘿、石瘿五种。"甲亢"多属气瘿。若伴甲状腺肿大者称肉瘿，而坚硬不可移者，属石瘿。隋·巢元方《诸病源候论》云："瘿者，由忧恚气结所生。亦曰饮沙水，沙随气入于脉，搏颈下而成之。"清·沈金鳌《杂病源流犀烛》云："瘿瘤者，气血凝滞，年数深远，渐长渐大之症。何谓瘿，其皮宽，有似樱桃，故名瘿。亦名瘿气，又名影袋。"《医宗金鉴》亦载："外因六郁，营卫气血凝郁，内因七情忧喜怒气，湿瘀凝滞，山岚水气而成。"皆言本病成因为忧喜和水土。验诸临证，公谓此病多因痰气郁滞，热结瘀滞使然。治宜解郁化痰，消瘿散结。柴胡加龙骨牡蛎汤治瘿证，取其达郁化痰、软坚散结之功。方以柴胡疏肝达郁；黄芩清热化痰；半夏祛痰散结；生姜祛痰解郁；大枣扶正达邪；茯苓宁心安神，协半夏和胃化痰；龙骨、牡蛎、铅丹（今多以朱砂或磁石代之）之属，重镇安神，宁心安神，软坚散结；大黄逐瘀导滞。加黄药子、连翘，以增清热化痰、消瘿散结之效。于是，瘿消结散，神志安和，诸症自愈。

例 2

吕某，男，47 岁。2011 年 3 月 28 日。

患者自述 2 天前因感冒后发现颈前有肿块，略有胀闷感，无疼痛感。查颈前正中舌骨稍下方出现囊性肿块，随舌之伸缩而包块上下移动。近因外感，局部红肿。在中心医院彩超检查：于颌下甲状腺上方探及范围 27.0mm×15.3mm 低至无回声区，后方回声增强，边界清，CDFI 诊为"甲状腺舌骨囊肿"，予以头孢菌素，未好转，来诊。舌暗红，苔薄黄，脉弦。

诊断：瘿瘤（甲状腺舌骨囊肿）。

辨证：热壅气结，痰湿交阻。

治法：条达枢机，清热化痰，活瘀散结。

方药：柴胡加龙骨牡蛎汤合藻药散化裁。

柴胡 30g，黄芩 15g，夏枯草 15g，酒炙香附 15g，生大黄 15g（后下），茯苓 15g，毛慈菇 10g，黄药子 6g，浙贝母 10g，牡蛎、龙骨各 15g（先煎），海藻 30g，昆布 30g，三棱 10g，莪术 10g，玄参 15g，山豆根 10g，白花蛇舌草 30g，半枝莲 15g，半边莲 15g，炒栀子 10g，槐耳 10g，八月札 15g，九节茶 15g，桂枝 15g，大枣 10g，生姜 10g。每日 1 剂，水煎服。

4 月 19 日二诊：药后诸症减轻，仍宗原意，原方合入桃红四物汤继服。彩超检查甲状腺示甲状腺舌骨囊肿 18.6mm×15.0mm。舌淡红，苔薄白，脉弦。

处方：柴胡 30g，黄芩 15g，夏枯草 15g，酒炙香附 15g，生大黄 15g（后下），茯苓 15g，毛慈菇 10g，黄药子 6g，浙贝母 10g，牡蛎、龙骨各 15g（先煎），海藻 30g，三棱 10g，莪术 10g，玄参 15g，山豆根 10g，白花蛇舌草 30g，槐耳 10g，八月札 15g，九节茶 15g，桂枝 15g，炙鳖甲 12g，穿山甲 3g（冲），当归 15g，川芎 15g，赤芍 15g，炒桃仁 10g，红花 10g，大枣 10g，生姜 10g。水煎服。

5 月 28 日三诊：颈前肿块不显，无胀闷、疼痛感。原方继服。

7 月 25 日四诊：颈前未触及明显包块。

（柳少逸医案）

　　解析：甲状腺舌骨囊肿病，属中医"瘿瘤"范畴。此案因外感而致囊肿并发急性炎症，故治宜条达枢机，清热化痰，活瘀散结。故主以柴胡加龙牡汤调枢机，助气化，辅以藻药散（海藻、黄药子）、补肝散（夏枯草、香附）及穿山甲、鳖甲、山慈菇、浙贝母，软坚散结，桃红四物汤活血通脉，山豆根、白花蛇舌草、九节茶、槐耳等清热解毒，则肿消囊散而收效于预期。

二十四、癥瘕

当归贝母苦参丸证案

郭某，女，36 岁。1970 年 8 月 30 日。

妇科以输卵管炎、盆腔炎块转中医科治疗。月经后期而至，量少，色暗，带下色黄。伴身热不退，口渴思饮，溲赤黄，大便干结，腰及小腹两侧作痛。舌质淡红，苔薄白，脉滑微数。

证属气血瘀滞，湿热内蕴而致癥瘕。治宜当归贝母苦参丸易汤合活血逐瘀汤。

处方：当归 15g，浙贝母 15g，苦参 15g，乌药 6g，白僵蚕 6g，丹参 15g，三棱 10g，莪术 10g，白芥子 6g，厚朴 6g，橘皮 10g，沉香 2g，生甘草 10g。水煎服。

服药 5 剂，身热、腹痛若失，余症亦减。续服 10 剂，妇科检查盆腔炎块已无，癥结消散，腰痛亦愈。为巩固疗效，予以当归贝母苦参丸作散续治。

当归、浙贝母、苦参各 100g，共为细末，每次 6g，温水送服，每日3次。

（柳吉忱医案）

解析：《素问·骨空论》云："任脉为病……女子带下瘕聚。"《素问·刺腰痛》云："足少阴令人腰痛……厥阴之脉令人腰痛……衡络之脉令人腰痛。"《素问·奇病论》云："胞络者系于肾。"冲为血海，任主胞胎，肝肾为冲脉之源、精血之本。腰为肾之外府，故肾脉痹阻而腰痛；冲任失调，经脉郁滞而腹痛；下焦郁滞，郁久蕴热而带下。故其治当调冲任，理气导滞，和血通脉，清利湿热，主以《金匮要略》当归贝母苦参丸。方用当归，甘补辛散，苦泄温通，既能补血，又能活血，且兼行气止痛之功，可主治一切血证，故以其补血行血，调补冲任，为治血病之要品，妇产之良药；浙贝母不独有化痰止咳之功，尚以其辛苦微寒之性，而具泄热散结之功；苦参味苦性寒，以其清热除湿之功，而除下焦湿热蕴结。方加丹参，味苦微寒，入心肝经，为治血热瘀滞之要药，古人有"一味丹参散，功同四物汤"之誉，实为祛瘀通经之品；乌药辛开温通，上走脾肺，下达肾与膀胱，有理气散寒止痛之功；莪术、三棱，佐丹参以行气活血祛瘀；沉香、橘皮、厚朴，佐乌药行气导滞以止腹痛；佐以白僵蚕、白芥子消肿散结以化癥结瘕聚。诸药合用，则癥结得消，腰腹之痛得解，带下得除，而收效于预期。

鳖甲煎丸证案

胡某，男，60岁。2011年5月11日。

患者因发现颈部淋巴结肿大2月余，在某医学院附属医院诊断为左肺癌并多发淋巴结转移（Ⅳ期），低分化腺癌广泛淋巴结转移，遂在该院行化疗，化疗后患者自述全身乏力，口淡无味，晚间口干，纳食不佳，睡眠差，入睡困难，自述病前每天睡眠3~4小时，巩膜黄染，舌暗，苔白，舌下静脉迂曲粗大，脉细微数。

辨证：枢机不利，气化失司，痰瘀固结。

治法：通达枢机，调和营卫，化气通脉，豁痰散结。

方药：鳖甲煎丸易汤加味。

炙鳖甲15g，炮山甲6g，柴胡15g，黄芩10g，红参12g，姜半夏10g，桂枝15g，制白芍12g，酒大黄6g（后下），黄芪30g，穿破石30g，黄精15g，厚朴10g，葶苈子12g，射干10g，凌霄花10g，当归15g，白薇15g，白英15g，露蜂房6g，地龙12g，鼠妇10g，石韦12g，瞿麦12g，赤灵芝12g，槐耳12g，白花蛇舌草15g，半枝莲15g，半边莲15g，九节茶10g，八月札10g，海藻15g，生姜10g，大枣10g。水煎服，每日1剂，早晚分服。

同时，以紫龙膏外敷颈部淋巴结肿大处。

处方：紫草10g，枯矾10g，樟脑10g，儿茶10g，龙血竭 10g，炒苍术 10g，黄柏 10g，芦荟 10g。

制法：紫草用香油炸枯，备用。后七味共为细末，每次 10g，研入六神丸 10 粒，紫草油调敷患处。

患者以上方加减服用汤剂 3 个月，辅以紫龙膏外用，颈部淋巴结消退，全身无不适症状。

（柳少逸医案）

解析：鳖甲煎丸具扶正祛邪、软坚消痰、理气活血之用，故多用于肿瘤、痰核及肝脾肿大者。本案之药效，诚如徐忠可云："药用鳖甲煎者，鳖甲入肝，除邪养正，合煅灶灰所浸酒去瘕，故以为君；小柴胡、桂枝汤、大承气汤，为三阳主药，故以为臣；但甘草嫌柔缓而减药力，枳实嫌破气而直下，故去之，外加干姜、阿胶，助人参、白芍养正为佐；瘕必假血依痰，故以四虫、桃仁合半夏消血化痰；凡积必由气结，气利而积消，故以乌扇、葶苈利肺气，合石韦、瞿麦清气热而化气散结；血因邪聚则热，故以牡丹、紫葳去血中伏火、膈中实热为使。"外加白花蛇舌草诸药，以增其清热解毒之功。外用紫龙膏，以增化痰散结之效。

桂枝茯苓丸证案

秦某，女，32 岁。1976 年 8 月 9 日。

月汛尚可，白带较多，经期时有胸胁、乳房胀痛，右下腹疼痛不移，经妇科检查，右侧卵巢囊肿如鸡卵大，诊为卵巢囊肿（右）。舌质暗红，有瘀点，脉沉涩。

辨证为气化失司，痰瘀互结。治宜化气通脉，软坚消积，渗湿活血，方选桂枝茯苓丸易汤化裁。

处方：桂枝 10g，茯苓 12g，桃仁 10g，红花 12g，益母草 30g，丹参 15g，白术 15g，当归 15g，牡丹皮 10g，赤芍 15g，白花蛇舌草 18g，炙鳖甲 10g，生牡蛎 30g（先煎），生姜 10g，大枣 10g，炙甘草 10g。水煎服。

迭进 20 余剂，白带不多，腹痛悉除，妇科检查卵巢囊物消失，仍予上方加香附 10g，继服 10 剂，以善后。

（柳少逸医案）

解析：关于癥瘕的成因及体征，《灵枢·水胀》篇云："寒气客于肠外，与卫气相抟，气不得荣，因有所系，癖而内著，恶气乃起，瘜肉乃生。其始生也，大如鸡卵，稍以益大，至其成如怀子之状，久者离岁，按之则坚，推之则移，月事以时下，此其候也……石瘕生于胞中，寒气客于子门，子门闭塞，气不得通，恶血当泻不泻，衃以留止，日以益大，状如怀子。"《诸病源候论》则有"癥瘕者，皆由寒温不调，饮食不化，与脏气相搏结所生也"的论述。《妇人大全良方》云："妇人腹中瘀血者，由月经否涩不通，或产后余秽未尽，因而乘风取凉，为风冷所乘，血得冷则成瘀血也。血瘀在内则时时体热面黄，瘀久不消则变成积聚癥瘕也。"是故气血旺则邪不能侵，气血衰则正不能拒。本案多因七情郁结，令脏腑失和，冲任失调，气机阻滞，瘀血内停，痰湿蕴结，发为癥瘕。治当调和冲任，化气通脉，软坚化积，渗湿活血，故予桂枝茯苓丸加味易汤。方由桂枝茯苓丸、桂枝汤、苓桂术甘汤加味而成。盖因构成人体的根本物质是气，同时，它又是维持人体生命活动的基础物质。精、气、血、津、液是人体生命活动的基础物质，五脏六腑功能的完成，皆以气为动力，气的运动变化以及由此而产生的物质和能量的转换过程，即气化过程。人体的气化功能失常，影响气、血、津、液的功能活动，从而形成器质性病变，而发为癥瘕。方中桂枝味辛，与甘草乃辛甘化阳之伍，名桂枝甘草汤；芍药味酸，与甘草乃酸甘化阴之伍，名芍药甘草汤；生姜、大枣二药，具酸、甘、辛之味，有和营卫、益气血之功。故五药合用组成桂枝汤，以通阳化气，调和营卫，安和五脏。合入苓桂术甘汤，通阳气化，渗湿化痰。桂枝茯苓丸，方中桂、芍一阴一阳，茯苓、牡丹皮一气一血，共调其寒温，扶其正气，桃仁活血以祛瘀，芍药益血以养正。明代张景岳云："善补阳者，必于阴中求阳，则阳得阴助而生化无穷；善补阴者，必于阳中求阴，则阴得阳升而泉源不竭。"故三方合用，共成化气通脉之治，以补泻相寓，升降相宜，俾气化有司，痰瘀消散。方中佐以鳖甲、牡蛎软坚散结；当归、丹参、红花、益母草活瘀通脉；白术、白花蛇舌草渗湿化浊。诸药合用，癥瘕可除，收效于预期。

下瘀血汤证案

宫某，女，26 岁，工人。1974 年 12 月 7 日。

人工流产后，漏下不止 1 周余，经妇科检查，诊为"胎盘残留"。面色萎黄，肌肤甲错，头目眩晕，心悸怔忡，纳食呆滞，少腹疼痛拒按，腰膝酸软，肢倦体疲，舌暗苔白，脉沉弦。

证属人工流产后，胎盘残留胞宫而成癥结，治宜攻坚破癥，以下瘀血汤加味施之。

处方：酒大黄 10g（后下），桃仁 12g，䗪虫 10g，赤芍 10g，淫羊藿 10g，巴戟天 10g，川牛膝 12g，甘草 6g。水煎服。

服药 1 剂，阴道流出赤黑色血块及白色膜状物，腹痛感减，而漏下之证得愈。续服 3 剂，诸症豁然若失，守方续服 4 剂，以固疗效。

（柳吉忱医案）

解析：下瘀血汤，《金匮要略》以其破血下瘀、攻坚破积之功，治产后瘀血腹痛或经水不利之疾。鉴于此，本方可用于治疗痛经、闭经、急性盆腔炎、急性附件炎、胎盘残留、产后恶血不去等疾而具瘀血证者。此案之腹痛，属"胎盘残留"之候，亦属中医"癥结"范畴，故有下瘀血汤之治。方加赤芍、川牛膝调冲任，活血通脉，以增其活血通瘀、攻坚破积之功；药用淫羊藿、巴戟天补肾助阳，以成养肝肾、调冲任之功，而虚损诸候可除。此案之治乃通补兼顾之施，故收效于预期。

二十五、胃脘痛

柴胡桂枝汤证案

例 1

臧某，男，54 岁。1974 年 8 月 11 日。

10 年前，极度饥饿后始感胃痛，后每当饥饿时即发，遂去医院就诊，X 射线钡餐诊为"十二指肠球部溃疡"，曾服西药，病情好转数年。近因情志不畅而病复作，且较前为重，西药治疗罔效，故求中医治疗。症见空腹时胃脘隐痛，时有恶心、呕吐，吐物为胃内容物，口苦咽干，不思饮食，舌质淡，苔白滑，脉沉弦。

证属枢机不利，胃失和降。治宜条达气机，和胃降逆，安和五脏，予柴胡桂枝汤加味。

处方：柴胡 12g，桂枝 12g，黄芩 12g，党参 12g，姜半夏 10g，白芍 12g，陈皮 12g，枳实 10g，竹茹 15g，甘草 10g，生姜 10g，大枣 10g。水煎服。

用药 5 剂后，脘腹胀闷及恶心呕吐消失，再进 5 剂，身体恢复如常。为防复发以求彻底治愈，续服 60 余剂，其间或加山药、炒白术健脾和胃，或加青皮、木香理气导滞，或加蒲公英、紫花地丁清泻胃中郁火，后经钡餐透视十二指肠球部溃疡已愈。但因病久，球部因瘢痕牵拉而变形，每因急食、饱食而胃脘时有隐痛，故予黄芪建中汤佐红参续服 1 个月。半年后随访，未复发。

（柳吉忱医案）

解析：胃脘痛，其状《素问·六元正纪大论》有"木郁之发……民病胃脘当心而痛，上支两胁，膈咽不通，饮食不下"之记，《灵枢·经脉》篇有"足太阴之脉……是动则病舌本强，食则呕，胃脘痛"之述。本案患者近因情志不畅而病作，证属少阳被郁，枢机不利，故有口苦、咽干之症，"脏腑相连，其痛必下，邪高痛下，故使呕也。"故以小柴胡汤条达枢机，健脾和胃；桂枝汤有调和营卫、安和五脏之功，为安内攘外之良方。二方合用，名柴胡桂枝汤，《金匮要略》有"柴胡桂枝汤，治心腹卒中痛"之记。"心腹"，即胃脘、腹部。方加陈皮、枳实、竹茹又寓温胆汤之治，以其清胆和胃之功，以除胆虚痰热之证。吉忱公谓："柴胡桂枝汤，条达气机，安和五脏，大凡现代医学之消化道炎症、溃疡，以及急、慢性阑尾炎、胆囊炎、胰腺炎及产后发热，而症见心下支结，呕，肢节烦痛，或有寒热，或无寒热，或苦无可名状，脉弦者，皆可化裁用之。"

病愈后，予以黄芪建中汤佐红参续服。此乃宗《金匮要略》"虚劳里急，诸不足，黄芪建中汤主之"之用。"里急"是腹中拘急，"诸不足"是阴阳气血俱不足，故小建中汤加黄芪补中以缓急，则脘腹诸疾可解。入红参增其补气之力，辅黄芪名"参芪汤"，为治元气不足之用药。

例 2

杨某，女，37 岁。1992 年 8 月 3 日。

既往有胃脘痛史，近期胃脘痛伴右胁不适，厌油腻之食。X 射线钡餐检查示十二指肠球部溃疡。B 超检查示胆囊壁毛糙，诊为"慢性胆囊炎"。近因心情欠佳而病作，每当饥饿时疼痛加重，伴恶心呕吐，口苦，咽干，纳呆，舌暗淡，苔白腻，脉沉弦。

证属枢机不利，营卫失和，气机壅滞。治宜条达枢机，和胃降逆，予柴胡桂枝汤加味。

处方：柴胡 12g，桂枝 12g，黄芩 10g，红参 10g，姜半夏 10g，白芍 12g，旋覆花 15g（包煎），代赭石 15g（先煎），陈皮 10g，竹茹 15g，甘草 10g，生姜 10g，大枣 10g。水煎服，每日 1 剂。

5 剂后，恶心呕吐及脘腹胀满消失。复进 5 剂，诸症豁然。为巩固疗效，上方去黄芩，加枳壳 10g，白术 12g，续服。后经钡餐透视十二指肠球部溃疡已愈，但因病久，球部因瘢痕牵拉而变形，予参芪四白饮（红参、黄芪、白术、白及、白薇、白英各 10g）续服 1 个月，半年后随访，未再发。

（柳吉忱医案）

解析：柴胡桂枝汤首见于《伤寒论》，乃小柴胡汤合桂枝汤而成。小柴胡汤乃条达枢机、透理三焦、调和胃肠之要剂；而桂枝汤被《伤寒论》列为调和营卫之剂，外证得之而解肌腠经络之邪，内证得之而补五脏之虚羸。营卫不和，则百病生焉，故《素问·热论》云："荣卫不行，五脏不通。"而桂枝汤安内攘外，功于调和营卫，仲景列为"群方之冠"。柴桂汤兼小柴胡汤、桂枝汤双方之效，内可入至阴，外可达皮毛，其要旨在于启枢机之运转，俾开阖之职守，升降之序存，气血之运畅。然柴桂汤中无止痛之药，而《金匮要略》谓其"治心腹卒中痛"者，乃芍药甘草汤，其能酸甘化阴，缓急止痛。且柴桂汤通经络，和气血，此乃"痛则不通，通则不痛"之谓也。枢机不利，气化功能失常，气血运行受阻，或凝滞不通，或筋脉失荣，或肌腠失濡，而发疼痛，此即柴桂汤治"心腹卒中痛"之由来。此案患者患胃脘痛20余年，而主以此方，功主启关转枢，调和营卫，俾三焦通透，津液运行，疼痛遂止。患者时恶心，呕吐，苔白腻，乃脾胃失运，痰饮内生之证，故合入旋覆代赭汤加陈皮、竹茹，以和胃降逆，化痰下气，乃除痰气痞阻之法也。二诊时，柴胡证悉减，故去苦寒伐胃之黄芩，加枳术汤（枳壳、白术）以理气健脾。当脘痛腹满解后，予以参芪四白饮善后。方中取红参、白术、黄芪，乃"人以胃气为本"，取其益气健脾和胃之功；白及苦甘性凉，质黏而涩，以为消肿生肌之用；白薇苦咸性寒，苦以泄降，咸能入血，寒能清热，可清泻肝胃之郁热而消肿疡；白英微苦性寒，有清热解毒之功。诸药合用，于是脾胃之功得健，胆胃之郁热得清，故十二指肠球部溃疡、胆囊炎得愈。

四逆散证案

例1

张某，男，38岁，工人。1975年5月21日。

既往有慢性胃炎史，3天前因生气着急后，即刻进食，当即感胃脘部不适，胀闷疼痛，继而胁肋疼痛，并伴有恶心呕吐，呕吐物为胃内容物。服土霉素、黄连素等药，不见好转，求中医治疗。舌红苔黄，脉弦。

证属肝气郁结，横逆犯胃，而致胃脘痛。治宜疏肝理气，和胃导滞，予四逆散合沉香降气散易汤调之。

处方：柴胡12g，枳壳10g，制白芍15g，川芎10g，香附12g，沉香10g，砂仁10g，延胡索10g，川楝子6g，青皮10g，陈皮10g，炙甘草10g。水煎服。

5月27日二诊：服药5剂，胃脘痛、胁胀、恶心、呕吐诸症减轻，效不更方，仍守方续服。

6月2日三诊：续服药5剂，诸症悉除，病证痊愈。予以香砂养胃丸续治之。

（柳吉忱医案）

解析:《灵枢·邪气脏腑病形》篇云:"若有所大怒,气上而不下,积于胁下,则伤肝。"此案患者素有胃病史,今因情志不舒,致肝气不得疏泄,横逆犯胃,胃气不降而发。柴胡疏肝散,方出《景岳全书》,为疏肝理气之良剂。方寓《伤寒论》之四逆散(柴胡、枳实、白芍、甘草)条达气机,养血柔肝,俾肝"体阴而用阳"之质得复。香附理气,川芎导滞。诸药合用,则枢机得调,升降有序,肝气得舒,胃气得和而疾愈。为增其理气止痛之功,吉忱公合入沉香降气散。因《和剂局方》之方(由沉香、甘草、砂仁、香附)降气之力尚可,而理气止痛之功稍逊,故选用《张氏医通》之方。药由《局方》之方加金铃子散而成。验诸临床,大凡胃脘痛用《局方》之方足可,若脘痛胁痛并见,当用《张氏医通》之方。本案处方入青皮、陈皮者,以增理气健脾、散积化滞之功,而解胃脘胀闷疼痛之候。二方加味,公谓方名"疏肝降气汤"。"怒伤肝""怒则气上",本案患者病发脘痛之因,在于一个"怒"字,故以疏肝理气为治疗大法,因寓有《伤寒论》四逆散疏肝和胃,透达郁阳之用。此即公"理必《内经》,法必仲景"之谓也,亦"经方头,时方尾""方证立论法式"之验案。

例2

姜某,男,46岁,莱阳人,农民。1968年1月10日。

时于2004年,余接诊一皓首消瘦老人,见余即双目流泪,甚异之,盖因感家父吉忱公愈疾之恩,故感而涕泪下,继而出示一纸处方，乃吉忱公之诊籍。

患者既往有胃炎、十二指肠溃疡、慢性胆囊炎、胸膜粘连肥厚病史，诸医诊治罔效，苦不堪言。主诉胃脘胀痛连胁，嗳腐吞酸，胁肋胀满，胸闷，气短不足以息，时有微咳，咳吐浊唾涎沫，伴有头痛目眩，纳呆食少，大便不爽。吉忱公诊毕，谓侍诊之医：舌苔薄白，示胃气未衰；脉沉细，示脾肾阳虚；脉兼弦，乃肝脉旺，必有肝胃不和之证。其治当健脾和胃，疏肝解郁，佐以宽胸理气，温阳化饮。患者"久病成医"，故吉忱公课徒之语，患者牢记于心，36 年后记忆犹新，而追忆之。

因其带钱不多，故公仅予 2 剂：柴胡三钱，桂枝二钱，白芷三钱，枳壳三钱，茯苓三钱，杏仁三钱，香附三钱，橘红四钱，瓜蒌三钱，麦冬三钱，海螵蛸五钱，制白芍三钱，乌药三钱，甘松三钱，广木香三钱，薄荷二钱，甘草三钱，生姜三片，大枣四枚，2 剂。水煎服。

药后诸症减轻，然仍有头痛目眩之候，故原方去白芍、乌药，加菊花一味，即有二诊之处方：柴胡三钱，白芷三钱，桂枝二钱，枳壳三钱，茯苓三钱，杏仁四钱，香附三钱，橘红四钱，瓜蒌三钱，麦冬三钱，海螵蛸五钱，菊花三钱，甘松三钱，广木香三钱，薄荷二钱，甘草三钱，生姜三片，大枣四枚，2 剂。水煎服。

续服 2 剂，诸症若失，病证痊愈。因家庭经济困难，又有往返城乡之不便，未有痊后之调治。此后 30 年间，每因情志或饮食所伤，而旧疾复发，即照方服用 2 剂即解。今来求诊，并献方，以记吉忱公愈疾之恩。

（柳吉忱医案）

解析：此案之患者，患多种慢性疾病，均为经年陈病顽疾。因患者经济困难，又不能系统治疗，故有此特殊治疗过程。

研读该方该案，方予以柴胡、枳壳、白芍、甘草，乃《伤寒论》四逆散之用，以条达枢机，理气导滞，以治肝胃不和诸症；香附、乌药、甘草乃《局方》之小乌沉汤，温经理气导滞，以治脘腹胸胁疼痛之疾；桂枝、白芍、甘草、姜、枣，名桂枝汤，以其和营卫，调气血，以安和五脏；桂枝合枳壳、瓜蒌诸药，乃《金匮要略》之枳实薤白桂枝汤之意，以治"胸痹心中痞，留气结在胸，胁满"之候；茯苓合桂枝、甘草、大枣，乃《金匮要略》之苓桂甘枣汤，以其通阳行水，培土制水之功，化痰饮以治胁肋胀满，胸闷，短气不足以息之症；甘松，甘温，入脾胃二经，既不燥热，亦不腻滞，有温胃止痛之功，且具芳香之性，能开胃醒脾，《本草便读》谓其能"医胃脏之寒疼""散脾家之郁"，故此药为吉忱公治胃脘痛之常用药。白芷，具辛温之性，为足阳明经引经药，《本草便读》谓其"为胃经之表药，祛寒燥湿味辛温，宣肺部之风邪，散肿排脓功达遍"。故吉忱公以其行气止痛之功，而用于胃痛、头痛之疾。盖因脾主运化，喜燥而恶湿；胃主受纳，喜润而恶燥，大凡脾胃虚弱而致肠胃疾病，吉忱公多用之。又因白芷为阳明经之引经药，以其甘辛温芳香之性，而清胃肠经之湿浊，吉忱公又以白芷辛温健脾燥湿之性，以除胃家郁滞之湿浊。甘草以其甘平喜润之性，以缓胃肠挛急之痛，二药相伍，公名之"甘白饮"（入散剂名"甘白散"），为治胃脘痛、腹痛之要伍及必用之药。木香，以其味苦辛性温之质，而入脾、胃、大肠、三焦经，《本草便读》谓其"燥脾土以疏肝，香利三焦破气滞，味苦辛散寒逆，温宣诸痛而解寒凝"，故凡胸腹气滞胀痛，消化不良，食欲不振，呕吐泛哕之证，公多用之。海螵蛸以甘咸平之性，具补肾助阳之功，公以火旺土健之理，而用于脾胃虚弱之胃肠病。橘皮味辛苦而性温，功于健脾和胃，理气燥湿，脾恶湿为生痰之源，故湿去脾健则痰自化，气机通畅，则咳嗽呕恶自止。橘红为橘皮去其内层橘白而成，性较燥烈，功与橘皮相似，以祛痰燥湿为胜。麦冬甘微苦微寒，不仅润肺，且能清心养胃。杏仁苦辛温，入肺、大肠二经，质油润，具润肠通便之功。此案用薄荷，乃取其芳香之气，而理气郁，避秽恶，以治因肝郁不舒所致之胸胁胀闷之证。《本草求真》云："（甘菊）生于春，长于夏，秀于秋，得天气之清芳……禀金精之正气。其味辛，故能祛风而明目。其味甘，故能保肺以滋水。其味苦，故能解热以除燥。"此案患者，因肝郁时有化火之势，而见"头痛眩"，故以其为"甘和轻剂，以平木制火，养肝滋肾，俾木平则风息，火降则热除。"

附子泻心汤证案

宫某，男，43 岁。1975 年 3 月 16 日。

既往有慢性胃炎、结肠炎病史。近 1 周来，心下痞满，隐隐作痛，胃脘灼感不舒，嗳气心烦，纳呆，大便溏，小腹冷痛。舌红，苔黄白相间，脉右关沉细，左关弦大。

辨证：肠寒胃热，寒热错杂，致心下痞。

治法：泄热消痞，温阳健脾。

方药：附子泻心汤加味。

大黄 10g（后下），黄连 10g，黄芩 10g，制附子 10g（先煎），竹茹 10g。水煎，去渣再煎，温服。

服药 3 剂，欣然相告，诸症若失，大便微溏。予上方三黄各用 6g。续服 3 剂，诸症悉除。嘱用窦材灸法，艾灸食窦、中脘、关元、足三里，以健脾和胃通痞。

（柳少逸医案）

解析：附子泻心汤，方出《伤寒论》，乃为热痞兼阳虚证而设。本案患者有慢性胃炎、结肠炎史。近因无形热邪结聚于胃脘，致邪热有余，正气不足之心下痞。故药用三黄清热泻痞，而心下痞得除；附子以其峻补下焦元阳之功而逐里寒，又以其能温补脾肾，而大便溏、小腹冷痛以解；方加竹茹，以其甘淡微寒，善于涤热、止呕、除烦，乃治胃热呕逆之良药。

厚朴生姜半夏甘草人参汤证案

赵某，女，52岁。1973年10月17日。

素禀赋不足，既往有十二指肠球部溃疡病史。近日腹部胀满，饭前多见胃脘绵绵作痛，口吐清水，喜温喜暖，四肢欠温，伴大便溏，舌质淡，苔薄白，脉虚缓。

此乃脾虚气滞腹胀之证，治当健脾和胃，消痞除满，师厚朴生姜半夏甘草人参汤意。

处方：厚朴12g，党参12g，姜半夏10g，炙甘草6g，陈皮10g，生姜10g。水煎服。

服药5剂，诸症豁然若失。续服5剂，病愈。嘱服香砂养胃丸以健脾和胃，防其复发。

（柳少逸医案）

解析：厚朴生姜半夏甘草人参汤，乃《伤寒论》为伤寒发汗后，脾虚气滞而致腹胀满者而设。本案用此方，以其方功于健脾温运，宽中除满。方中厚朴苦温以消腹胀，生姜辛开理气，半夏散结燥湿，参、草甘温，培土健脾，以助运化。全方合用，升清降浊，理气调中，补而不腻，消而无伤，共成健脾宽中之效，为补泻兼行之法。本方行气消满之功大于健脾益气之能，对脾虚气滞之证，寓有治标宜先、治本宜缓之意。本案加陈皮，以其辛苦性温，气芳香入脾肺，功于健脾和胃，理气导滞。此药之妙，诚如《本草求真》所云："同补剂则补，同泻剂则泻，同升剂则升，同降剂则降，各随所配而得其宜……且同生姜则能止呕……同半夏则豁痰，同杏仁则治大肠气闭，同桃仁则治大肠血闭。"故为二陈、平胃、六君子汤诸方之用药。

小建中汤证案

姜某，女，42 岁。1974 年 11 月 16 日。

素有胃脘痛史，每遇经期必发。近因食冷而发，又值行经期，症见胃脘隐痛，喜温喜按，空腹痛剧，纳呆，神疲乏力，大便溏薄，舌淡苔白，脉弦。

证属脾胃虚寒，经期阴血趋下灌注胞宫，而冲脉之气浮越于上，夹胃气上逆，气机不畅，而发脘痛。治宜温阳健中，和冲降逆之剂，予小建中汤加味。

处方：白芍 30g，桂枝 12g，炙甘草 10g，大枣 12 枚，生姜 10g，小茴香 6g，饴糖 15g。水煎服。

服药 3 剂，诸症若失。续服 3 剂，病愈。嘱其服益母草膏和良附丸，经前 2 周续服加味小建中汤。续调 3 个月，再未复发。

（柳少逸医案）

解析：本案为中焦虚寒，化源不足，气血亏虚，营卫不和，冲任失调而致经来脘痛。小建中汤方由桂枝倍芍药汤加饴糖而成。方中桂枝汤和营卫，补气血，安和五脏，以调冲任。方中倍芍药乃酸甘化阴之用，小茴香散寒止痛，重用饴糖乃甘温补中之施。诸药合用，温中健脾，平秘阴阳，调和营卫。《绛雪园古方选注》云："建中者，建中气也。名之曰小者，酸甘缓中，仅能建中焦营气也。前桂枝汤是芍药佐桂枝，今建中汤是桂枝佐芍药，义偏重于酸甘，专和血脉之阴。芍药、甘草有戊己相须之妙，胶饴为稼穑之甘，桂枝为阳木，有甲己化土之义，使以姜、枣助脾与胃行津液者，血脉中之柔阳，皆出于胃也。"

乌梅丸证案

徐某，女，39 岁。1998 年 6 月 19 日。

既往有慢性胃炎、肠炎史。近几天大便溏，每日 3 ~ 4 次，小腹冷痛，胃脘灼痛，嗳气频作，心烦意乱，舌红，苔黄白相间，脉右关沉细，左关弦大。

此乃脏寒腑热之候，予以乌梅丸易汤化裁。

处方：制乌梅 12g，干姜 6g，黄连 6g，黄柏 10g，制附子 12g（先煎），桂枝 12g，红参 12g，当归 10g，川椒 6g，炙甘草 6g。水煎服。

服药 5 剂，诸症悉减，上方加炒白术 15g，枳实 6g。续服 5 剂，肠胃无不适，嘱服补脾益肠丸、乌梅丸以善其后。

（柳少逸医案）

解析：乌梅丸乃《伤寒论》为厥阴病寒热错杂证而设。

本案患者为脏寒腑热之候，故予乌梅丸易汤治之。柯琴云："仲景之方，多以辛甘、甘凉为君，独此方用酸收之品者，以厥阴主肝而属木。《洪范》云：'木曰曲直，曲直作酸。'《内经》曰：'木生酸，酸入肝，以酸泻之，以酸收之。'君乌梅之大酸，是伏其所主也。"此案用之，是以其味酸涩，涩肠止泻而成"优其所主"之功。方佐黄连泻心而除痞，黄柏滋肾以除烦热。柯琴复云："肾者肝之母，椒、附以温肾，则火有所归，而肝得所养，是固其本也。肝欲散，细辛、干姜以散之。肝藏血，桂枝、当归引血归经也。寒热并用，五味兼收，则气味不和，故佐以人参调其中气。以苦酒浸乌梅，同气相求，蒸之米下，资其谷气。"诸药合用，则脏寒腑热之证得除。待其病愈，"加蜜为丸，少与渐加止，缓以治其本"，此乃善后之用也。

调胃承气汤证案

吕某，女，40岁。

患慢性胃炎、十二指肠溃疡10余年，久治未愈，今年孟春复发，延余诊治。症见心下痞满且痛，夜间痛甚，喜按，恶心，纳呆，口干不欲饮，大便数日未行，小便黄赤，舌红苔黄，脉沉细而弦。

证属胃阴不足，腑气不通，师调胃承气汤意化裁。

处方：生大黄12g（后下），炙甘草6g，芒硝6g。水煎服。

3 日后，患者欣然相告，1 剂痛解，便通。续服 2 剂，诸症若失。遂予枳术丸、芍药甘草汤，以健脾和胃，缓急止痛，小剂服用 2 个月，病证痊愈。

（柳少逸医案）

解析：本案以燥实甚而痞满不甚为主，故用大黄苦寒泻下，荡涤实热；芒硝咸寒润燥，软坚通便；甘草和中，协硝、黄泻燥热，并顾护中州胃气。本方多用于阳明腑实初结，燥热结实为主，气滞痞满次之之证。其方泻下之力逊，为除热和胃之良剂，徐大椿称此方"总为胃中燥热不和，而非大实满者比，故不欲其速下，而去枳、朴……特加甘草，以调和之，故曰调胃"。此方服用法有二：一是用温药复阳后，致"胃气不和，谵语者，少与调胃承气汤"，取"少少温服之"；二是阳明实热之证，取其泄热和胃，用"温顿服之，以调胃气"。

干姜黄芩黄连人参汤证案

盖某，男，43 岁。1974 年 6 月 10 日。

素有胃脘痛病久，呕吐吞酸，食少乏味，胸胁及脘腹胀满，每因情绪变化而剧。近因恚怒而病剧，恶心，脘腹胀满，完谷不化，口舌生疮，腹部怕冷喜暖，便溏，舌苔白腻，脉弦紧。

证属胃热肠寒之寒热格拒，予以干姜黄芩黄连人参汤加海螵蛸。

处方：干姜 6g，黄芩 10g，黄连 6g，人参 6g，海螵蛸 10g。水煎服。

3 剂症减，继服 3 剂而愈。

（柳少逸医案）

解析：此案乃寒热相格的证治，法当苦寒泄降，辛温通阳，故有干姜黄芩黄连人参汤之施。方以黄芩、黄连泄热于上，吐逆可除；干姜温中助阳，则下利可止；人参以调补脾胃气，则阴阳升降复常，而寒热格拒自愈。方以干姜冠名者，乃取干姜之温能除下寒，而辛烈之气又能开格纳食也。方加海螵蛸，以其制酸止痛之功为用。

黄芪建中汤证案

孙某，男，42 岁，栖霞县委干部。1960 年 10 月 12 日。

既往有十二指肠球部溃疡史，近日参加婚宴，因饮食不节脘痛加剧。症见脘腹冷痛，上冲及胸，喜按喜暖，空腹痛甚，得热饮痛减，四肢欠温，纳呆，腹胀，面色不荣，神疲乏力，大便溏薄，舌淡红，苔薄白，脉沉弦而细。

予黄芪建中汤加味。

处方：黄芪 12g，桂枝 10g，白芍 20g，白术 15g（蜜炙），甘松 10g，枳壳 6g，炙甘草 6g，生姜 3 片，大枣 4 枚，饴糖 30g。水煎 2 遍，取汁，对入饴糖，分 2 次早晚服。

经治 3 日，诸症悉减，加赤石脂 10g，党参 10g。续治 1 周，病证痊愈。

（牟永昌医案）

解析：清·林珮琴《类证治裁》云："凡痛有虚实，按之痛止者为虚，按之痛反甚者为实。"症见脘腹冷痛，喜按喜暖，故本案之胃痛当为虚证。宋·钱乙《小儿药证直诀》云："面㿠白色弱，腹痛不思食，当补脾。"清·叶天士《未刻本叶氏医案》云："脘痛得热饮则止，胃阳困耳。"据此可知，脾阳困则失运，胃阳困则失纳。本案乃脾胃虚寒之证也，故永昌公有《金匮要略》黄芪建中汤之施，小建中汤加黄芪，主治"虚劳里急，诸不足"之候。昔成无己云："脾者，土也，应中央，处四脏之中，为中州，治中焦，生育荣卫，通行津液。一有不调，则荣卫失所育，津液失所行，必以此汤温建中脏，是以建中名焉。"饴糖味甘性温，质润不燥，能补能润能缓，故脾胃气虚用之，能补虚建中，虚寒腹痛用之，能缓急止痛。斯方为甘润缓急之剂，故饴糖任为主药。桂枝温阳气，芍药益阴血，并为辅药；生姜温胃，大枣补脾，且二者具辛、甘、酸之味，合而用之，有升腾中焦生发之气，而行津液、和营卫、生气血，成为佐药；炙甘草甘温益气，既助饴糖益气健中，又合桂枝辛甘化阳，名桂枝甘草汤，以益气温中，并合芍药酸甘化阴，名芍药甘草汤，益肝滋脾，而为使药。六味合用，乃仲景之小建中汤，以其辛甘化阳、酸甘化阴之用，共奏温中补虚、和里缓急之功，俾中气建，化源充，则五脏有所养，里急脘腹痛诸症得解。《金匮要略·血痹虚劳病脉证并治》云："虚劳里急，诸不足，黄芪建中汤主之。""里急"谓腹中拘急，因里气虚寒所致；"诸不足"谓气血阴阳俱不足。里急者缓之必以甘，不足者补之必以温，故用小建中汤加黄芪，补中气以缓急止痛。此乃治中焦（即脾胃）虚寒证脘腹痛之用方也。

昔尤在泾云："欲求阴阳之和者，必求于中气；求中气之立者，必以建中也。"王晋三云："建中者，建中气也……前桂枝汤是芍药佐桂枝，今建中汤是桂枝佐芍药，义偏重于酸甘，专和血脉之阴。芍药、甘草有戊己相须之妙，胶饴为稼穑之甘，桂枝为阳木，有甲己化土之义，使以姜、枣助脾与胃行津液者，血脉中之柔阳，皆出于胃也。"二公之论，均表述了在阴阳两虚诸不足的病证下，补阴则碍阳，补阳必损阴，唯有用甘温之剂，方可恢复中焦脾胃的健运功能，俾脾胃复健，则气血自生，营卫得和，而虚寒之证得除。《本草求真》谓"补脾之药不一，白术专补脾阳"。《本草便读》谓白术"刚中有柔，故脾阴不足者，亦可蜜炙用之"。故永昌公有蜜炙白术之用，取其甘温补中而不燥。药用炒枳壳，取其理气宽中、消胀除满之功。二者相伍，乃《金匮要略》之枳术汤，健脾消痞，而解腹胀、纳呆之候。甘松入脾胃经，虽具甘温之性，然其既不燥热，亦不腻滞，以其温通止痛之功，可除"胃阳困"而致虚寒胃痛之证。二诊时加赤石脂，以其甘温偏补，酸涩收敛之性，佐白术，共成健脾涩肠之功，以治大便溏泻之症。于是药用 10 剂，而收功。

《灵枢·逆顺肥瘦》篇云："匠人不能释尺寸而意短长，废绳墨而起平木也，工人不能置规而为圆，去矩而为方。"而为医者亦然。诚如蔡陆仙先生所云："经方者，即古圣发明。有法则，有定例，可为治疗之规矩准绳，可作后人通常应用，而不能越出其范围，足堪师取之方也。"永昌公乃"堪师取"经方之医也。

己椒苈黄丸证案

迟某，男，48 岁，农民。1958 年 2 月 28 日。

时值孟春，大队行农田基本建设，兴修水利，中午冒风露天餐食冷饮，随后出现胃脘痛，继而腹胀满如鼓，口干不欲饮，即由人扶归家中，下午病情加重，口舌干燥，食后肠鸣，沥沥有声，大便条状，难以解出，已有 3 天，遂经人介绍来诊。患者形体消瘦，面色萎黄，舌淡，苔滑腻，脉弦缓。

证属饮邪内结，戕伐中阳，气化失司，形成痰饮，饮留肠间，故予己椒苈黄丸，以成分清水饮、导邪下行之治。

处方：防己 12g，椒目 10g，大黄 6g（后下），葶苈子 10g。水煎服。

服药 1 剂，矢气频作，大便通畅，继而腹胀悉减，未闻肠鸣声。续服 3 剂，诸症悉除，病证痊愈。

（柳吉忱医案）

解析：己椒苈黄丸，以其分清水饮、导邪下行之治，《金匮要略》用治痰饮水走肠间之证，临证多见腹满，口干舌燥，腹中有水声，口干渴引饮，大便干或溏，小便黄赤，或腹痛，舌红，苔黄而燥或略腻，脉弦或数之候。因此案之证甚合经旨，故应用原方而收功，此即经方应用，有其证，施其方，用其药，可收卓功。

二十六、腹痛

桃核承气汤证案

李某，男，42 岁。1975 年 5 月 11 日。

阵发性腹痛 1 天，并有恶心呕吐，腹痛脘胀，今日加剧。自诉在田中劳动，突然腹部疼痛剧烈，松一阵，紧一阵，呈绞痛之感，且向腰部放射，呕吐黄绿色液体，从腹痛开始后，腹胀满，无大便，亦无矢气排出。查体温 38℃，脉搏每分钟 84 次，舌苔黄腻，脉弦紧。脐上方偏右有压痛，腹部胀满，面色潮红。外科诊为肠梗阻。因患者拒绝手术，故寻中医药保守治疗。

证属湿热蕴结，腑气不通，气血凝滞。治宜清热利湿，活血化瘀，通腑攻下，师桃核承气汤意化裁。

处方：桃仁 10g，赤芍 15g，川厚朴 12g，枳实 12g，大黄 15g（后下），芒硝 12g（分 2 次冲服），桂枝 10g，金银花 60g，蒲公英 30g，炒栀子 12g，广木香 10g，薏苡仁 30g，延胡索 10g，没药 10g，炙甘草 6g。水煎服。

5月17日二诊：服药5剂，腑气通，腹痛除，诸症豁然，予柴胡桂枝汤合柴胡芒硝汤续服，以固疗效。

处方：柴胡12g，黄芩10g，党参12，姜半夏6g，桂枝12g，赤芍、白芍各12g，芒硝10g（分2次冲服），忍冬藤20g，红藤20g，甘草6g，生姜3片，大枣3枚。水煎服。

（柳吉忱医案）

解析：本案患者表现为发热、腹痛、无大便诸症，属中医之"肠结""瘀结"之证。此乃气滞血瘀，瘀而化热，热结肠间而致。《伤寒论·辨太阳病脉证并治》云："但少腹急结者，乃可攻之，宜桃核承气汤。"方由调胃承气汤（大黄、芒硝、炙甘草）加桃仁、桂枝而成。《伤寒论》原治邪在太阳不解，随经入腑化热，瘀血搏结下焦而致蓄血证，故有"少腹急结"之症。今案之治，方中桃仁破血祛瘀，大黄下瘀泄热，二药合用，瘀热并泄，共为主药；桂枝和营卫，通行血脉，芒硝泄热软坚，共为臣药；炙甘草益气和中，以缓诸药峻烈之性，以成扶正祛邪之功。方加金银花、蒲公英、炒栀子、薏苡仁以清热利湿；赤芍、延胡索、没药、木香理气导滞，活血化瘀。《本草便读》谓"行瘀则没药为长。"没药散瘀止痛，则下焦蓄血之证得解。方准药效，药用5剂，而腑气通，腹痛除，诸症豁然。二诊时予柴胡芒硝汤合柴胡桂枝汤，以通达枢机，调和营卫，通腑润燥，药仅10剂，病证痊愈。

桂枝加大黄汤证案

林某，男，52 岁。1984 年 6 月 12 日。

曾因急性胰腺炎在外科住院，予抗生素治疗缓解出院。有嗜酒史，每因饮酒过量而发，反复发作。昨日因会客喝酒过量而病作，因青霉素过敏而请中医治疗。症见腹痛并向腰背部放射，伴左侧胸胁苦满，大便干结，恶心，呕吐不剧，伴发热，体温 38.9℃。舌质淡红，苔薄白微黄，脉弦。

诊断：腹痛（亚急性胰腺炎）。

辨证：营卫失和，肝郁气滞，兼脾胃蕴热。

治法：和营卫，达枢机，荡涤三焦郁热。

方药：桂枝加大黄汤加味。

桂枝 12g，白芍 15g，甘草 10g，大黄 15g（后下），红藤 15g，醋延胡索 12g，川楝子 10g，生姜 10g，大枣 10g。水煎服。

4 剂后痛缓便通，体温正常。续服 5 剂，诸症悉减。然仍伴左胁痛，上方加片姜黄 10g，合入小柴胡汤，以冀通达枢机，调和营卫，荡涤郁热。又服 5 剂，诸症悉除，病证痊愈。

（柳少逸医案）

解析：本案大便干结，非阳明腑实证，故不取大承气汤，其伴胸胁苦满，又非少阳兼阳明腑实证。桂枝加大黄汤乃《伤寒论》为伤寒表实证之太阳转太阴而设，其主症是腹部"大实痛"。今用其治此案，盖因方中之桂枝汤调和营卫，安和五脏；方中桂枝甘草汤辛甘化阳，又妙在芍药伍甘草，酸甘化阴，恰合太阴之用药，此乃用阴和阳之法；复有姜枣合和，取其调和脾胃，制肝舒挛，为消化系疾病"腹痛"之用方；加大黄荡涤积滞，清泻血分实热，诚如李杲所云："推陈致新，如戡定祸乱，以致太平，所以有将军之号。"本案用桂枝加大黄汤，以其通阳益脾、和营通络而建功。《本草图经》谓红藤"行血治气块"，取其清热解毒、活血止痛之用；金铃子散由延胡索、川楝子组成，功于行气疏肝、活血止痛，为治心腹胁肋诸痛之要伍。三诊时合入小柴胡汤，俾胁痛得除。诸药合用，安内攘外，引阴出阳，而病证痊愈。

大黄牡丹汤证案

刘某，女，23 岁。1976 年 9 月 19 日。

患者于 12 天前，因胎死腹中，在当地医院行古典式剖宫产术。术后刀口感染，子宫裂开，又予张力缝合。刀口处流恶臭分泌物，大便秘结，腹部膨胀，叩诊呈鼓音，弥漫性触痛，体温持续在 38℃～39℃间。当即以刀口感染、化脓性腹膜炎并败血症收入本院妇科治疗。入院后行刀口脓液培养加药敏，选用卡那霉素、氯霉素等抗生素治疗及清洗刀口脓性分泌物并引流。

入院 2 周，患者体温仍持续在 38℃~39℃ 之间，刀口仍流较多脓性分泌物，延余会诊。

症见发热头痛，少腹剧痛拒按，刀口溃脓，秽臭异常，腰部触痛，呻吟不已，纳食呆滞，大便秘结，小便发黄，舌质红，有瘀点，苔黄腻，脉滑数。

辨证：瘀毒壅结，客于胞中。

治法：清热解毒，破瘀散结。

方药：大黄牡丹汤合五味消毒饮化裁。

大黄 10g（后下），桃仁 6g，牡丹皮 10g，赤芍 18g，忍冬藤 30g，白花蛇舌草 30g，萆薢 12g，蒲公英 30g，紫花地丁 15g，薏苡仁 15g，黄柏 10g，柴胡 18g，甘草 6g。水煎服。

连进 6 剂，脓液减少，腹痛亦缓，体温稳定，仍宗原意，上方去柴胡，加皂角刺 10g。

10 月 24 日二诊：诸症豁然，仍大便困难，纳食呆滞。此乃瘀毒耗津伤阴，正虚邪实之证，故当以润下滋阴之法，予麻子仁丸易汤合景岳济川煎意化裁。

处方：当归 15g，白芍 12g，肉苁蓉 30g，大黄 10g（后下），火麻仁 8g，茯苓 12g，陈皮 10g，木香 10g，瓜蒌 2g，元明粉 12g，甘草 10g。水煎服。

11 月 4 日三诊：患者刀口愈合，腹痛悉除，大小便正常，痊愈出院。

（柳少逸医案）

解析：此案因胎死腹中，行古典式剖宫产术，而致邪毒内蕴，客于胞宫，气滞血瘀，壅滞不行，邪毒内炽而发，故临证以大黄牡丹汤合五味消毒饮加味主治。大黄牡丹汤乃为热毒壅结，血瘀停滞之证而设。方中大黄清热解毒，泻火存阴；桃仁、牡丹皮活血散瘀。五味消毒饮，以其清热解毒之功，佐大黄牡丹汤而解盆腔结聚之火毒，于是热解毒清瘀散而病愈。

四逆散证案

吴某，女，26 岁。1974 年 11 月 6 日。

妊娠 8 个月，早产失子，忧思悲伤，旋即悲哭而四肢逆冷而厥，神昏嗜睡，腹痛甚。出院当日来中医科就诊。患者面色无华，嗳气频作，舌淡，苔薄白，脉沉弦而细。

此乃肝气郁结，阳气不得宣达，故有"脉微细""但欲寐"之症。肝气郁结，不得疏泄，气郁血滞，冲任失养，故见腹痛。先予生化汤 2 剂，续服四逆散易汤加味。

处方：炙甘草 10g，枳实 10g，柴胡 10g，制白芍 10g，制香附 10g。6 剂，水煎服。

1 周后，其夫欣然相告，腹痛止，肢温神清，病证痊愈。

（柳少逸医案）

解析：此案患者因早产失子之痛，而致肝气郁结，阳气不得宣达，气郁血滞，阴阳气不相顺接，冲脉之气逆乱而致腹痛。方中柴胡主升，疏肝解郁而透达阳气；枳实主降，行气破滞而通胃络；芍药和营调肝脾，甘草补中和胃，二药名芍药甘草汤，制肝和脾，益阴缓急而止腹痛；加香附，以成理气达郁之治。诸药合用，则肝气得调，郁阳得舒，冲气得和，腹痛诸候得愈。故四逆散又为产后腹痛之良剂。

柴胡加芒硝汤证案

徐某，女，48岁，农民。1990年4月19日。

5天前，患者因情绪激动后出现胃脘部胀闷不适，纳差，恶心，当时未在意。2天前，渐感右下腹部阵发性剧痛，全腹胀闷，大便4天未解，且伴高热（体温39.6℃）、寒战，检查麦氏点明显压痛及反跳痛，局部腹肌稍紧张。查血：白细胞 12×10^9/L，中性粒细胞82%。以急性阑尾炎收入中医科保守治疗。舌红，苔黄腻，脉滑数。

辨证：枢机不利，腑气不通，热结胃肠。

治法：条达气机，通腑散结。

方药：柴胡加芒硝汤加味。

处方：柴胡30g，黄芩15g，姜半夏10g，党参15g，芒硝10g，红藤30g，败酱草30g，生甘草10g。水煎服，每日1剂。

服药5剂后诸症大减，但局部仍拒按，上方加穿山甲6g

（研细末冲服）。再进 5 剂，诸症悉除。

（柳少逸医案）

解析：本案患者每因心情不舒则发胃脘胀闷，纳呆，恶心，此乃小柴胡汤的胃肠证。右下腹部剧痛，全腹胀闷，大便 4 天未解，乃气机不畅，腑气不通，燥屎内结之候，故药用芒硝，泄热通便，软坚润燥。柴胡加芒硝汤方出《伤寒论》，为小柴胡汤证兼胃肠实热证而设，乃少阳、阳明同治双解之法。药加红藤、败酱草，以增其泄热燥湿散结之力。大剂柴胡非悖疏肝解郁，而重其透理肌腠，达郁泄热之功而除高热。诸药合用，以其和解少阳，泄热去实而愈病。

大柴胡汤证案

辛某，23 岁。1974 年 10 月 9 日。

肠套叠手术后 5 年。5 年中，常感腹痛、腹胀，痛剧时感腰骶部抽掣痛，冷汗出，便稀，西医诊为"肠粘连"，屡治不效，发作愈频，求中医治疗。舌质暗淡，苔白黄腻，脉弦紧。

予大柴胡汤加味。

处方：柴胡 18g，黄芩 12g，姜半夏 12g，枳实 15g，白芍 30g，川楝子 12g，延胡索 12g，五灵脂 10g，生蒲黄 10g，桂枝 15g，白花蛇舌草 30g。水煎服。

上方服 15 剂后，疼痛减，发作次数减少，稍做加减，守方服 60 剂后，病愈。

（柳少逸医案）

解析：大柴胡汤就其少阳病兼里实病机而论，当为少阳病兼阳明腑实证而设，其方当是小柴胡汤合小承气汤、四逆散加减而成，具和解少阳、通下里实之效。小柴胡汤和解少阳以转阳枢，四逆散调和肝脾以转阴枢，因里实已见，去小柴胡汤中参、草之甘缓，以免缓中留邪。而加大黄、枳实乃小承气汤之意，攻泄热结。至于命名，小柴胡汤为"少阳枢机之剂"，四逆散为"少阴枢机之剂"。小柴胡汤独治阳枢，故曰"小"，此阴阳二枢并治，故曰"大"。对其方义，《金镜内台方议》有如下精析："柴胡性凉，能解表攻里，折热降火，用之为君；黄芩能荡热凉心，用之为臣；枳实、芍药二者合用，而能除坚破积，助大黄之功，而下内热，而去坚者；生姜、半夏辛以散之；大枣之甘，缓中扶土，五者共为其佐；独用大黄为使，其能斩关夺门，破坚除热，宣行号令，而引众药共攻下者也。"方加金铃子散（延胡索、川楝子）、失笑散（五灵脂、生蒲黄）乃理气缓急止痛之谓；白花蛇舌草佐黄芩以增清热解毒之功。

大黄附子汤证案

刘某，男，42 岁。1959 年冬。

腊八节因暴饮酒食及凉拌素菜过多，自觉脘腹不适，继而腹部胀痛，出现恶心呕吐，大便已 3 日未解。诊为"急性肠梗阻"。症见面色苍白，手足厥冷，舌胖淡，苔白腻，六脉沉而紧弦。

辨证：寒实内结，腑实不通。

治法：温阳散寒通腑。

方药：大黄附子汤加味。

处方：生大黄 20g（后下），制附子 15g（先煎），细辛10g，干姜 10g，人参 10g，甘草 10g。水煎服。

服药 1 剂，大便得通，续服 2 剂，痛呕即止。予以理中丸易汤续服，以固温中散寒之治。

（牟永昌医案）

解析：大黄附子汤，《金匮要略》以其温阳散寒，泻结行滞之功，而治寒实内结之证。方中大黄苦寒，走而不守，得附子、细辛之大热，则寒性散而走泄之性存也；附子辛热燥烈，走而不守，通行十二经，功于峻补下焦元阳，而逐在里之寒湿，以成祛寒止痛之功。于是诸药合用，则寒实内结之候得解。本案大黄附子汤加味之治，实乃《千金方》温脾汤化裁之用。温脾汤一方，由大黄附子汤去细辛加人参、干姜、甘草而成。由此可见，温脾汤寓大黄附子汤、四逆汤（附子、干姜、甘草）、理中丸（人参、干姜、甘草、白术）三方之效，既有温下之功，又有回阳救逆，温中散寒之治。

大凡具此证者，皆可用之，此即中医学"异病同治"之辨证施治大法也。如对现代医学之慢性肠炎、慢性菌痢、慢性盆腔炎、慢性胆囊炎、胆囊术后综合征、胆绞痛、尿毒症、慢性阑尾炎等病而具大黄附子汤证者。

乌头桂枝汤证案

高某，男，29岁，农民。1973年10月7日。

麦收季节，夜间露宿"看场"，坦腹纳凉，席地而卧，夜半小腹暴痛，四肢逆冷，手足不温，冷汗时下，大队卫生室医生予溴丙胺太林，痛缓解，倏尔复痛，久治未愈。由友人介绍遂来院请吉忱公诊治。查舌淡苔薄白，脉沉弦而紧。

处方：制乌头12g，桂枝20g，制白芍20g，炙甘草10g，生姜3片，大枣4枚。水煎服。

服药1剂，则痛息汗止，四肢复温，续服3剂，病证痊愈。予以当归生姜羊肉汤续服，以固疗效。

（柳吉忱医案）

解析：内外皆寒，表里兼病，当表里两治。非单纯的解表或温里，或针灸等法可单独愈之，故医圣仲景设乌头桂枝汤而治之。方中乌头祛寒止痛，桂枝汤调和营卫，外以散表寒，内以安和五脏。对此方之用，《金匮要略广注》解云："腹痛，寒结于内也；手足逆冷不仁，身痛，寒彻于外也。此中外皆寒，故用乌头温中散寒，佐桂枝以行阳走表。"

乌头桂枝汤,《金匮要略》以其调和营卫,祛寒止痛之功,而用于表里俱病之疝痛。多见寒疝腹痛,手足逆冷或不仁,身疼痛,发热,恶寒,汗出诸候。

此案因夜间露天纳凉而卧,内外感寒而发寒疝腹痛。故予乌头桂枝汤以调和营卫,祛寒止痛。

大承气汤证案

潘某,男,48岁。1974年中秋节后1日。

昨晚过食油荤,半夜上腹部剧烈疼痛,且拒按,并向腰背部放射,恶心呕吐,口干舌燥,大便干结不通。今晨起即来医院就诊,查体温39℃,白细胞17.9×10^9/L,中性粒细胞84%,血淀粉酶1500U/L。舌苔黄腻,脉弦数。外科诊为胰腺炎,患者要求保守治疗,故入中医科病房。

本案证属过食油荤浊物,积滞胃肠,而成痞满燥实证。延及胰脏,络脉不通而痛。急予通腑导滞之法,师大承气汤意加味施之。

处方:生大黄10g(后下),芒硝10g(冲服),枳壳12g,厚朴10g,柴胡15g,黄芩10g,白芍20g,红藤30g,败酱草30g,虎杖30g,醋延胡索10g,川楝子6g,神曲10g,山楂10g,甘草6g。水煎服。

服1剂疼痛大减,2剂热退痛除,血常规及血淀粉酶均正常。

（柳吉忱医案）

解析：此乃《金匮要略》对"人病有宿食"，且具痞满燥实证之用方。方中大黄苦寒，荡涤肠胃积滞浊物；芒硝咸寒，润燥通便，二者相伍，则泻中有润燥之功。枳实苦辛而性寒，以成理气行滞，导下消痞，清热除满之力；厚朴苦温，下气散结，除满消胀，温有畅达气机，兼制苦寒之品凝阻气机伤及中气之用，以免造成热未清又为寒凝之弊，故寓反佐之意。于是诸药合用，泻下与行气药同用，寒下与温通并施，乃相得益彰之伍，以成攻下导滞通便之治。该案主以大承气汤，实乃《寿世保元》六一承气汤之施。方寓大小承气、调胃承气、三一承气、大柴胡、大陷胸诸汤，六方合一，故名。

王不留行散证案

娄某，女，39 岁，农民。1948 年 5 月。

胎儿产出后 1 日，恶露下之甚少，色紫暗，小腹疼痛拒按，舌暗有瘀斑瘀点，苔白，脉涩。

证属冲任失调，胞络瘀阻，而致恶露不下，故有王不留行散易汤之施，有行气血，和营卫，调冲任之治。

处方：王不留行 12g，鲜公道老叶 30g，鲜桑白皮 30g，川椒 10g，黄芩 10g，厚朴 10g，干姜 6g，制白芍 15g，当归

10g，川芎 10g，甘草 6g。水煎服。

服药 1 剂，患者阴道流出甚多血浊液，于是腹痛诸症悉减。续服 3 剂，腹痛已愈，恶露色亦淡。予原方续服 1 周，俾恶露浊液尽排出。

（柳吉忱医案）

解析：蒴藋，为忍冬科植物陆英的茎叶，《神农本草经》名陆英，《本草纲目》名接骨木。《长沙药解》云："味酸，微凉，入足厥阴肝经。"此药具舒筋活血之功，而多用于跌打损伤，产后恶露不行。此即王不留行散用之之由也。桑东南根白皮，李迅谓"取东南根皮者，以其受气也"，盖因东南方巽卦位，乃春生夏长之方位及节气也。故此方位之根皮，有续筋愈肌之功。王不留行，《金匮要略》以其行气血，和阴阳之功，而成疗金疮之治。鉴于此，该方尚可治疗肌肉损伤、肌肉疼痛、肋间神经痛、产后胎盘残留、子宫内膜炎、附件炎等病属气血瘀阻，脉络运行不畅之证者。故本案以王不留行行血定痛；蒴藋（公道老）主绝伤，续筋骨；桑白皮为线，可缝金疮，能治虚损绝脉，取东南根皮者，以其受生长气也；血遇热则宣流，以黄芩清之；血得寒则凝涩，以干姜、川椒温之；血被伤则耗散，以芍药收之；金疮伤在肌肉，而肌肉唯脾土主之，甘草、厚朴俱入脾胃，一补一运，以温气血而长肌肉者。以产后多瘀血，此方能行瘀血故耳。重用王不留行，行气血，和营卫，去瘀血而安新血；入当归，"引诸血各归其经"，又主冲脉为病；川芎行冲脉而活血通瘀。故药仅 1 剂则恶露下而腹痛息。

附子粳米汤证案

娄某，男，53 岁，农民。1948 年中秋节后 5 日。

既往有五更泻史，经治已愈。中秋节晚，与家人聚餐，因食腐败海鲜，暴饮白酒，遂发泻下，其夜 5~6 次大便。自取葎草烧水泡脚，泻痢缓解。然仍腹中雷鸣切痛，胁肋胀满，脘痞不适，大便日 5 次，四肢欠温，小便清长，舌质淡，苔白滑，脉沉弦。

证属脾肾阳虚，胃肠虚寒而致泄泻、腹满。治宜温补脾肾，散寒降逆。师附子粳米汤意加味。

处方：制附子 20g（先煎），姜半夏 12g，粳米 30g，炒山药 15g，炒白术 15g，陈皮 10g，炙甘草 12g，干姜 10g，大枣 10g。水煎服。

服药 2 剂，大便成形，腹满、腹痛、胁胀诸候悉减。续服 2 剂，病证痊愈。

（柳吉忱医案）

解析：附子粳米汤，乃《金匮要略》为胃肠虚寒腹满证而设方。方中附子温通肾阳，以治寒气；半夏和胃除逆止呕；甘草、大枣、粳米缓中补虚，以扶助胃气。对此方之用，《金匮要略广注》解云："腹中者，脾胃过脉之处，雷鸣切痛，胸胁逆满，呕吐，皆脾胃受寒，虚而上逆，为肝木所侮也……脾胃喜温恶寒，附子温中为主，半夏散逆，甘草、大枣、粳米，以实脾也。"古"十八反"有半夏反乌头说，附子为川乌头的侧根。于是，就产生了附子是否反半夏之问。从仲景此方之用，说明乌头或附子反半夏之说不足为凭。详见拙文《乌头反半夏的再认识》一文（载入《柳少逸医论医话选》）。此案之治，实乃附子粳米汤合四逆汤（附子、干姜、甘草）加炒山药、炒白术、陈皮而成。方中主以附子粳米汤温补脾肾，散寒降逆，加一味干姜温中焦之阳而除里寒，增其散寒降逆之效，故又寓四逆汤之治。药用山药，以其甘平之性而入脾肾经，以成补脾止泻之治；白术甘苦温，入脾胃二经，补脾益气，固肠止泻；陈皮味辛苦而性温，气芳香而入脾肺，故功于健脾和胃。与白术为伍，使其方补而不滞；与半夏同用，能增其化痰逐饮之效。故诸方、诸药合用，收效于预期。

当归生姜羊肉汤证案

宫某，女，40 岁，农民。1968 年 3 月 12 日。

产后 3 天，腹部冷痛喜按，得温则痛减，恶露不多，色暗，形寒肢冷，神疲肢倦，面色萎黄，纳食呆滞，小便清长，大便不实，舌淡，苔薄白，脉沉细而弱。

证属气血亏虚，阴寒内生，冲任失调，寒凝胞脉，而致腹痛，故有当归生姜羊肉汤之施，以行补虚温中，散寒暖宫，调补冲任之治。

处方：当归 10g，羊肉 50g，生姜 12g，大茴香、小茴香、肉桂各 2g，盐少许，先煮取汤。

服用 1 剂，诸症悉除，续服之以固疗效。

（牟永昌医案）

解析：当归生姜羊肉汤，乃《金匮要略》以其补虚温中，散寒止痛之功，而治血虚内寒之寒疝、产后腹痛之候。方中大、小茴香，肉桂，均具温肾元，培补命门相火之功，故佐当归生姜羊肉汤补虚暖宫，散寒调冲任，而收效于预期。

《金匮要略广注》云："产后腹痛，乃去血过多，虚寒证也。当归养血，生姜散寒，羊肉补虚。《经》所谓精不足者，补之以味，故并治虚劳不足之病。治寒疝者，疝从寒生，三味皆温养气血之药也。"由此可知，方中当归养血而止痛，生姜温中以散寒，羊肉补虚温中。故此方除能治产后血虚，因寒而发生腹痛外，并可治疗寒疝虚劳腹痛。

二十七、胁痛

四逆散证案

姜某，男，59 岁，莱西县干部。1981 年 3 月 4 日。

患者右胁下隐痛，时发时止，已有 3 年之久，曾住院治疗，诊为胆结石、慢性胆囊炎。现右胁下痛，放射全胸及左心区，大便微干，溲赤涩。舌淡色紫无苔，六脉弦急而紧。

证属肝气郁结，胆经蕴热。治宜条达枢机，疏肝理气，清热利胆。予四逆散易汤调之。

处方：柴胡 10g，枳壳 10g，青皮 10g，白芍 10g，川芎 10g，当归 12g，郁金 10g，鸡内金 6g，乌药 12g，莪术 10g，金钱草 30g，黄芩 10g，焦栀子 10g，延胡索 10g，川楝子 12g，琥珀 3g（冲服），大黄 3g（后下），茵陈 15g，甘草 10g，生姜 3 片，大枣 4 枚。水煎服。

3 月 15 日二诊：服药 10 剂，胁痛豁然若失，二便正常，六脉微弦。予原方去延胡索、川楝子，加虎杖 30g、重楼 30g、穿山甲 6g、王不留行 10g。水煎服。

4月11日三诊：服药20余剂，患者欣然相告胁痛，胸痹悉除，病证痊愈。B超示肝胆无异常。嘱利胆方续服，以防其病再发。

处方：茵陈15g，金钱草15g，蒲公英15g，紫花地丁15g，郁金15g，香附10g，焦山楂10g，生麦芽10g，炒谷芽10g，生甘草10g。水煎服。

（柳吉忱医案）

解析：胆系疾病，以其右胁痛为主症，故属中医"胁痛"范畴，本案之病，属肝经蕴热，肝气郁结之证，故公以四逆散加味治之，实则为《景岳全书》之柴胡疏肝散之施。药用琥珀、乌药、当归、莪术，此沈括《灵苑方》之琥珀散，取其理气导滞散结之用，药用金铃子散，以成理气止痛之治。本案患者患胆结石虽无黄疸出现，吉忱公仍处以《伤寒论》之茵陈蒿汤以清热利胆，并佐以金钱草、鸡内金以利胆化石。二诊时因胁痛减，故去延胡索、川楝子，而加虎杖、重楼、王不留行，以清热解毒，散结消肿。因其胆囊收缩力较差，此致"乱"之源也。故三诊时，予以小剂续服。此乃吉忱公宗《素问·四气调神大论》"不治已乱治未乱"之谓也。

柴胡四物汤证案

例1

衣某，男，41岁。1976年6月17日。

右胁胀闷疼痛多年，每于情志不舒时即感右胁部疼痛胀闷，向肩背部放射，伴纳差，恶心，时口苦咽干，B超示胆囊壁毛糙，收缩功能差。曾先后服用西药和中成药，未见好转。舌红，苔薄黄，脉弦细而弱。

证属火郁血凝，枢机不利。治宜和解少阳，行气活血。予《素问病机气宜保命集》之柴胡四物汤加味。

处方：柴胡15g，黄芩12g，党参15g，姜半夏10g，茵陈12g，郁金10g，当归15g，川芎12g，醋延胡索12g，赤芍12g，白芍12g，丹参12g，虎杖15g，甘草10g，生姜3片，大枣4枚。水煎服。

5剂后疼痛减，纳食转佳，口苦已无，予上方去茵陈。继服5剂，疼痛递减，胀闷渐消，为加强理气止痛之效，上方加川楝子6g。续服15剂后痊愈。

（柳吉忱医案）

解析：柴胡四物汤，方出自《素问病机气宜保命集》，方由《伤寒论》之小柴胡汤合《仙授理伤续断秘方》之四物汤组成，具条达枢机，疏肝利胆，活血养阴，理气止痛之功。吉忱公认为："胁痛为肝气有余，郁久蕴热便是火，火郁则血凝，故见胁痛诸症，从而有柴胡四物汤之治。"

本方乃刘完素为"治日久虚劳，微有寒热，脉沉而浮"而设。其病理是"血弱气尽……邪气因入"，其用方指征仍是少阳证及小柴胡汤证。验诸临床，吉忱公以其和解少阳兼以行气活血之功，而用于慢性胆囊炎、慢性肝炎及肋间神经痛以胁痛为主证者，每收良效。

例 2

周某，女，43 岁。1990 年 4 月 12 日。

右胁胀闷、疼痛 10 余年。多年来，患者每于情志不舒时即感右胁部疼痛、胀闷，向腰背部放射，平素纳差，时恶心，晨起时口干苦，B 超检查示胆囊壁毛糙、收缩功能差。曾先后服用利胆片、吡哌酸、胆酸钠等药物，病情仍如前。舌红，苔薄黄，脉细弱。

诊断：胁痛（慢性胆囊炎）。

辨证：火郁血凝，枢机不利。

治法：和解少阳，行气养血。

方药：柴胡四物汤加味。

柴胡 15g，黄芩 12g，党参 15g，姜半夏 10g，茵陈 12g，栀子 10g，当归 15g，川芎 12g，生地黄 12g，赤芍 12g，白芍 12g，丹参 12g，虎杖 15g，甘草 10g。水煎服。

4 剂后疼痛减半，纳食转佳，口苦已，上方去茵陈、栀子。继服 5 剂，疼痛递减，胀闷渐消，为加强疗效，上方加川楝子 6g。10 剂后病愈。

（柳少逸医案）

解析：柴胡四物汤，方由小柴胡汤合四物汤组成，具条达枢机、疏肝利胆、养血滋阴之功，故为火郁血凝、枢机不利之胆系疾病常用方。本案患者口干苦，示少阳证具，胁部痛、纳呆、恶心，示小柴胡汤之胸胁症、胃肠症具，故主以柴胡剂；火郁必耗阴，气滞必血瘀，故用四物汤合丹参、虎杖以活血行瘀而收功，合茵陈蒿汤则胆经湿热得清。诸药合用，而收效于预期。

柴胡茵陈蒿汤证案

周某，男，34 岁。1974 年 6 月 10 日。

既往有胆囊炎病史，1 周前因生气后，始感胁肋部持续性胀痛，并有口苦咽干之症，继见寒热往来，目黄，身黄，且皮肤枯槁不润，尿黄浊偏赤涩，大便秘结之候，舌赤，苔黄腻而厚，脉弦而数。内科诊为胆囊炎合并化脓性胆管炎，而请中医会诊。

证属湿热结聚少阳，胆腑被郁，肝气受阻。治宜疏肝理气，清胆利湿。予柴胡茵陈蒿汤调之。

处方：柴胡 12g，黄芩 10g，茵陈 30g，姜半夏 10g，木香 10g，郁金 10g，木通 10g，栀子 10g，黄柏 10g，生大黄 10g（后下），车前子 12g，金银花 15g，芒硝 10g（冲服），延胡索 6g，川楝子 10g，甘草 6g。水煎服。

6 月 16 日二诊：服药 5 剂，黄疸消退，胁痛、发热、口苦、溲赤、便干诸症悉除。然其病机尚存，为防其复发，守方续服。

7 月 3 日三诊：继服 15 剂，二便通畅，身体无不适，嘱服利胆片、逍遥丸以善后。

（柳吉忱医案）

解析：此案患者既往有慢性胆囊炎史，近心情不舒，而致枢机不利，肝失疏泄，胆火被郁，而见诸症。柴胡茵陈蒿汤，乃 20 世纪 40 年代吉忱公为治疗肝、胆疾患见黄疸者而立方，药由小柴胡汤合茵陈蒿汤加味而成。方中以小柴胡汤条达枢机，和解少阳，散火消郁；茵陈蒿汤、栀子柏皮汤以利胆疏肝通便而退黄疸。木香、郁金、延胡索、川楝子功于散瘀热而除胁痛；木通、金银花、车前子清利湿热而利小便。诸药合用，肝胆之湿热得除，则黄疸消退；气滞肝郁得疏，则胁痛腹胀得消；下焦之火邪得泻，则二便得通。于是理、法、方、药合于病证而收效于预期。对于方中木通、车前子之用，吉忱公告云："此《金匮要略·黄疸病脉证并治》'诸病黄家，但利其小便'之论。治之理，盖因黄疸发病原因，多由枢机不利，湿热内蕴，气化失司，小便不利，导致湿热之邪无从排泄，日久熏蒸而成黄疸，故医圣张仲景而有此论。"

柴胡加大黄汤证案

金某，女，60 岁。1971 年 3 月 16 日。

既往有慢性胆囊炎史，3 天前发寒热往来之症，现口苦咽干，头痛目眩，右侧胸胁胀痛，食入即吐，腹痛便结，舌前光剥无苔，中后黄腻而干，脉弦数。

证属湿热蕴结，邪郁少阳胆腑。治宜和解少阳，清热化湿，利胆通腑。予柴胡加大黄汤调之。

处方：柴胡 10g，黄芩 10g，姜半夏 6g，竹茹 10g，白芍 12g，郁李仁 10g，黄连 6g，大黄 10g（后下），茯苓 12g，川楝子 10g，佛手 10g，苍术 10g，扁豆衣 12g，甘草 6g，生姜 10g，大枣 3 枚。水煎服。

3 月 21 日二诊：服药 4 剂，诸症悉减，原方加陈皮 10g，继服。

3 月 26 日三诊：续服 4 剂，病证痊愈。嘱服利胆片以固疗效。

（柳吉忱医案）

解析：湿热蕴结，邪郁少阳，胆火上炎，开阖失司，故见口苦咽干。此即《伤寒论》263 条："少阳之为病，口苦，咽干，目眩也。"症见"往来寒热""胸胁胀痛，食入即吐"，此小柴胡汤之特殊热型证、胸胁证、胃肠证具存也。正如《伤寒论》第 97 条所云："血弱气尽，腠理开，邪气因入，与正气相搏，结于胁下。正邪分争，往来寒热，休作有时，嘿嘿不欲饮食。脏腑相连，其痛必下，邪高痛下，故使呕也。小柴胡汤主之。"表述了小柴胡汤的病理，故和解少阳，条达枢机，散郁消火，为小柴胡汤正治之法。因"腹痛便结"，故佐以大黄，涤荡肠腑郁热，而通便润燥，乃成《证治摘要》小柴胡加大黄汤之用。"胸胁胀痛，食入即吐"，乃无形热邪聚于心下，气机不畅而致之"心下痞"使然。治当泻心清痞，故以大黄黄连泻心汤佐之。此方即《史记·扁鹊仓公列传》中，多次提到仓公常用的"火齐汤"，又为《金匮要略》中的泻心汤，《张氏医通》中的"伊尹三黄汤"，药由大黄、黄连、黄芩组成，用以泻心火，清胃热，俾痞自除。因"腹痛"，故药用芍药甘草汤缓急止痛；因"胸胁肋痛"，佐以川楝子、佛手理气止痛；药用竹茹、苍术、茯苓，乃协半夏和胃降逆止呕。故诸药合用，胆热得除，胃火得泻，而诸症悉除，药仅8剂而病证痊愈。

纵观此案之病，虽具小柴胡加大黄汤、大黄黄连泻心汤二方证，然其主要药物由《伤寒论》之小柴胡汤合大黄黄连泻心汤组成。解读吉忱公此案之治验，方有"经方者，即古圣发明。有法则，有定例，可为治疗之规矩准绳，可作后人通常应用"之悟也。

柴胡陷胸汤证案

薛某，女，52岁。1973年10月21日。

右胁呈阵发性疼痛，向背后放射，已有5天，并伴有发热，胸脘痞闷，纳食不佳，大便秘结，小便赤黄，4年来屡有发作，曾被诊断为慢性胆囊炎。查体温39℃，舌苔黄腻微厚，脉弦紧而数。

证属肝胆郁火，湿热蕴结。治宜疏泄肝胆，清热利湿。

予柴胡陷胸汤调之。

处方：柴胡 30g，黄芩 10g，黄连 10g，郁金 10g，栀子 10g，枳实 6g，砂仁 10g，厚朴 6g，瓜蒌 12g，姜半夏 10g，滑石 15g，茵陈 30g，青黛 10g，青皮 10g，大黄 12g（后下），延胡索 6g，川楝子 12g，甘草 3g。水煎服。

10 月 27 日二诊：服药 5 剂，胁痛、发热、胸脘痞闷解，大便通，小便清。仍宗原意，去青黛、滑石，加虎杖 30g、大青叶 30g、穿心莲 15g，续服。

11 月 8 日三诊：续服中药 10 剂，病证痊愈。予以利胆片续服，以固疗效。

（柳吉忱医案）

解析：《灵枢·五邪》云："邪在肝，则两胁中痛。"《素问·脏气法时论》云："肝病者，两胁下痛引少腹。"明·张介宾云："胁痛之病，本属肝胆二经，以二经之脉皆循胁肋故也。"故胁痛者，必肝胆并调。此案患者为慢性胆囊炎急性发作而致胁痛诸症，证属肝胆湿热郁结。故吉忱公予以《重订通俗伤寒论》之柴胡陷胸汤，方由小柴胡汤去参、草、枣，合小陷胸汤加桔梗、枳实而成，辅以《伤寒论》之大柴胡汤、大黄黄连泻心汤、茵陈蒿汤。药用青黛，疏肝利胆，清热燥湿；八正散清热利尿；金铃子散、郁金，疏肝理气止痛；青皮、砂仁和胃导滞。公以诸法、诸方、诸药合用，而病证痊愈。此即清·赵晴初"论药则得一药之功能，论方则观众药之辅相"之谓也。

《两都医案》云："药者钥也，投簧即开。"故辨本草者，乃医之始基也，实致知之止境也。本案乃一急症患者，公熟晓医理，谙达药性，予中药 15 剂而愈病，此即"识病得法，工中之甲"也。

大承气汤证案

闫某，女，38 岁。1981 年 6 月 14 日。

既往有胆结石病史，经中药治疗痊愈。患者于 3 日前突发右上腹部痛，并向右肩及腰背放射，继而痛剧，伴恶心、呕吐、发热、寒战，续而出现黄疸。内科诊为急性胆囊炎，转中医科治疗。症见烦渴引饮，大便秘结，小便短赤，舌苔黄腻，脉弦数。

诊断：胁痛（急性胆囊炎）。

辨证：胆经蕴热，气机壅滞，腑气不通。

治法：泄热通腑，利胆退黄，消痞除满。

方药：大承气汤化裁。

生大黄 10g（后下），芒硝 10g（冲服），枳实 10g，厚朴 10g，栀子 10g，茵陈 20g，郁金 12g。水煎服。

服药 1 剂，便通痛减。继服 5 剂，发热、皮肤黄染消退。又续进 5 剂，诸症悉除，病证痊愈。嘱每日以茵陈 30g，大枣 10 枚煎汤作饮服之。

（柳少逸医案）

解析：大承气汤由大黄、厚朴、枳实、芒硝组成，《伤寒论》为阳明腑实之痞、满、燥、实四证及脉实者而设。本案为胆腑蕴热，波及胃肠，实热积滞，故为大承气汤之适应证。方中大黄泄热通便，荡涤肠胃，为主药；芒硝助大黄泄热通便，并兼能软坚润燥，为辅药。二药相须为用，则峻下热结之力倍增。热蕴胃肠，积滞内阻，致腑气不通，故以厚朴、枳实行气散结，消痞除满，并助硝、黄荡涤积滞而速除热结，共为佐使药。方加栀子、茵陈，与大黄相合而寓茵陈蒿汤之意，以成清热、利湿、退黄之功；郁金辛甘苦降，芳香宣达，而入心、肺、肝、胆诸经，入气分以行气解郁，入血分以凉血破瘀，为血中之气药，可疗气滞之胸胁部疼痛，又以其疏肝利胆，通脉导滞之功，为治胆囊炎、黄疸病之必需。于是诸药合用，收效于预期。

六一承气汤证案

吕某，女，50 岁。1987 年 4 月。

患胆石症多年，常反复发作，每次发作，输液结合服药均可缓解。但此次发作已 7 天，上法治疗无效，且自感病情渐重，因拒绝手术治疗，而求诊于中医。现症见右胁部剧烈疼痛，阵发性加重，痛重时，有不欲生之感，且发冷发热，身目黄染，呕吐，脘背彻痛，腹胀便秘，5 天未解大便，小便浓茶色，有灼热感，舌质红绛，苔黄褐厚燥，脉弦数。B 超检查：

胆囊颈部结石 0.6cm×0.8cm 大小，胆囊壁水肿、毛糙。

诊断：胁痛（胆石症、胆囊炎）。

辨证：枢机不利，腑气不通，胆腑蕴热。

治法：清热利胆，通腑化浊。

方药：六一承气汤加减。

柴胡 20g，黄芩 15g，白芍 30g，枳实 15g，厚朴 15g，大黄 15g（后下），芒硝 10g（冲服），金钱草 30g，鸡内金 10g，甘草 10g。水煎服，日 2 剂，分 4 次服。

服 2 次药后，腹部辘辘作响，开始排气，且时有疼痛感。服 4 次药后，即开始排便，初极难，为燥屎，干燥屎排出后，腹胀消失，胁痛亦减。翌日改为每日 1 剂，分 2 次服。服 5 剂后，诸症消失，再复查 B 超结石已除，唯囊壁仍毛糙，给利胆片口服，以善其后。

（柳少逸医案）

解析：六一承气汤，方出自《寿世保元》，主治"伤寒，邪热传里，大便结实，口燥咽干，怕热谵语，揭衣狂妄，扬手掷足，斑黄阳厥，潮热自汗，胸腹满硬，绕脐疼痛"。方由大小承气、调胃承气、三一承气、大柴胡、大陷胸等汤组成，六方合一，故名六一承气汤。本案患者用此方，以上述六方之功，条达枢机，泄热利胆，通腑化浊而愈病。

柴平汤证案

孙某，男，14 岁。1992 年 3 月 11 日。

发热恶寒，伴脘腹胀闷、纳呆恶心 10 余天。10 余天前，自感轻微发热恶寒，家人谓其感冒，服感冒胶囊，病情稍减，继而又感脘腹胀闷，纳呆恶心，恶闻油气，四肢沉重乏力，嗜卧，活动时感右胁部疼痛，大便溏，每日 3~4 次，村医以"胃肠炎"给予"黄连素"等药服用，不效，故而来诊。检查：肝大，剑下 4cm，肋下 2cm，质韧，触痛。肝功能检查：转氨酶 300U/L，HBsAg（＋）。舌质胖，边有齿痕，苔厚腻略黄，脉滑。诊为"急性乙型肝炎"。

证属枢机不利，胆火郁遏，脾虚湿盛。治宜疏利气机，解郁化湿。予柴平汤加味。

处方：柴胡 20g，黄芩 12g，姜半夏 12g，童参 12g，苍术、白术各 15g，厚朴 12g，陈皮 12g，丹参 20g，五味子 15g，大青叶 15g，板蓝根 15g，甘草 10g，生姜 10g，大枣 10g。水煎服。

连服 15 剂后，复查肝功，转氨酶降至正常，其余诸症皆消，唯纳食尚欠馨，改为香砂六君子汤加炒三仙。3 剂，诸症愈，但 HBsAg 仍为阳性，嘱其每年春季复查肝功。至今已 3 年，随访无复发。

（柳少逸医案）

解析：柴平汤方出自《内经拾遗方论》，方由小柴胡汤合平胃散组成，适用于小柴胡汤证而兼脾胃虚弱，寒湿内停者。本案小柴胡汤证具，伴体倦乏力、嗜卧等。乙肝病毒乃疫毒之邪，蕴伏于肝胆、膜原，故以柴胡领邪外透，黄芩清泄郁热，共为主药，参、草、姜、枣益气健脾，合平胃散和胃化浊，共成和解少阳，开达膜原，理脾和胃之功。方加大青叶、板蓝根以清热解毒，丹参和血濡肝，五味子味酸咸而性寒，为收敛降火之要药。待肝功正常后，予香砂六君子汤加味续服，健脾和胃，顾护胃气，以助后天之本。

柴胡加芒硝汤证案

钱某，男，43 岁，教师。1983 年 12 月。

生气后饮酒及食油腻之物后，当即感胃部不舒，认为是饮酒所致，于次日上腹疼痛渐加，且感恶寒，轻微发热，在当地医院按胃炎给予一般治疗，病情反而更剧，渐感上腹部偏右剧烈疼痛，且感后背部疼痛亦剧，有攻撑欲破之感，已有 3 日未大便。畏寒渐至寒战，高热，体温 40℃，墨菲氏征阳性。查血：白细胞 12.3×10^9/L，中性粒细胞 85%。脉弦数，舌红，苔黄腻。以急性胆囊炎收入中医科病房治疗。

证属枢机不利，胆腑蕴热。治宜枢转少阳，清热利胆。予柴胡加芒硝汤加味。

处方：柴胡 20g，姜半夏 12g，黄芩 15g，党参 15g，芒硝 10g（冲服），虎杖 30g，茵陈 30g，栀子 12g，川楝子 10g，延胡索 10g，甘草 10g，生姜 10g，大枣 10g。水煎服，每日 1 剂，分 2 次服。

服药 3 剂，诸症好转，可进少量饮食，予上方加重楼

20g、郁金 12g。继服 3 剂,疼痛基本消失,饮食如常。为彻底治疗,守方再进 3 剂。

(柳少逸医案)

解析:柴胡加芒硝汤,出自《伤寒论》,乃为小柴胡汤证兼腑实证而设。方以小柴胡汤条达气机,清热利胆达郁;芒硝润燥通便,以泻腑热;因胆火炽盛,故伍茵陈、栀子、虎杖,以增其清热利胆之功;使以金铃子散(延胡索、川楝子),乃理气止痛之用。故诸药合用,而收速功。半夏虽说辛温与证不利,但其与苦味药相伍,乃辛开苦降之伍,开阖、升降有序,则气机动也。又与大量苦寒药相伍,则辛而不显温,此乃相反相成之配伍法。复诊加重楼、郁金,以增其清热解毒,疏肝利胆止痛之功。

大柴胡汤证案

例 1

柳某,女,56 岁,农民。1979 年 8 月。

右胁胀痛 1 年余,皮肤、巩膜黄染 10 余天。1 年前,患者时感右胁部疼痛,痛剧时向背部和右肩部放射,服吡哌酸及利胆片可缓解,10 余天前,疼痛较剧,且时有寒热往来,全身皮肤、巩膜黄染,小便黄赤如浓茶,恶心呕吐,大便 4 日未解,脉弦数,舌红苔黄。B 超检查:胆总管结石伴胆囊炎。

证属肝胆蕴热，腑气郁滞。治宜疏肝利胆，清利湿热，通腑导滞。予大柴胡汤加味。

处方：柴胡 25g，黄芩 12g，白芍 30g，鸡内金 10g，制半夏 10g，枳实 12g，大黄 12g（后下），芒硝 3g（冲服），茵陈 30g，栀子 12g，郁金 12g，金钱草 40g，甘草 10g。水煎服。

服药 5 剂后，疼痛减，黄退，便通，呕吐止。再进 5 剂，诸症消失，B 超检查示胆结石仍在，囊壁水肿消失，去芒硝。再服 20 剂后，复查 B 超结石已去。随访 2 年，仍未复发。

（柳少逸医案）

解析：大柴胡汤出自《伤寒论》，为少阳兼阳明腑实证而设。方由小柴胡汤去人参，合四逆散加大黄而成。尝寓小柴胡加大黄汤于内，故为和解兼攻下之法，以除"寒热往来""胁部胀痛""恶心呕吐"诸症。加之"大便 4 日未解"，故加芒硝，与大黄、枳实，以除实热、燥屎、痞结三症。因胆火亢盛，上蒸于枢窍而目黄，胆热蕴于肌肤，则全身皮肤黄染，故合入茵陈蒿汤以清解肝胆实热，郁金、金钱草、鸡内金理气止痛，利胆退黄，化石通结。诸药合用，而收效于预期。

例 2

衣某，男，49 岁，栖霞城关人。1960 年 11 月 21 日。

既往有慢性胆囊炎病史，2 日前因与人发生口角，遂感右胁痛，向肩背部放射，伴恶心呕吐，口苦，咽干，嗳气不舒，大便秘结，2日未行。舌红，苔黄，脉弦。

柴胡15g，黄芩10g，制白芍10g，姜半夏10g，枳实10g，大黄6g（后下），郁金10g，醋延胡索10g，川楝子6g，生姜3片，大枣4枚。3剂。水煎服。

11月24日二诊：大便通畅，胁痛恶心诸症悉除。

（牟永昌医案）

解析：《灵枢·五邪》云："邪在肝，则两胁中痛。"《素问·六元正纪大论》云："厥阴所至为胁痛呕泄。"《黄帝内经》之论，均说明胁痛乃肝病之候。对胁痛之因，清·沈金鳌《杂病源流犀烛》有"胠胁肋痛，肝经病也。盖肝与胆二经之脉，布胁肋，肝火盛，木气实，故流于胠胁肋间而作痛"之论。盖因肝居胁下，其经脉布两胁，胆附于肝，其脉亦循于肝，若情志失调，肝气郁结或肝胆火旺，均可造成胁痛。清·李用粹《证治汇补》云："凡木郁不舒，而气无所泄，火无所越，胀甚惧按者，又当疏散升发以达之。"而本案即属肝气郁结，胆经蕴热，而致胁痛，治宜和解少阳，疏肝理气，内泄热结，故永昌公用大柴胡汤化裁治之。大柴胡汤方出《伤寒杂病论》，方由小柴胡汤去人参、甘草，加大黄、枳实、芍药而成，乃仲景为和解少阳，内泄热结而立方。主以柴胡，以其性凉，能解表攻里，折热降火；黄芩能荡热泻火，为辅。二者合用，能和解少阳，疏泄肝胆经之郁火。芍药缓急止痛，枳实除坚破积，大黄泄内热而去坚，生姜、半夏辛以散之，大枣之甘，缓中扶土，六者共为佐使药。故而本案之用，方符药效，而收效于预期。

王不留行散证案

解某，男，24 岁，北海军区八路军战士。1942 年 8 月。

因攻战爬越围墙摔下，胸胁胀痛，气闷欲死，北海军区医院医生疑其有胸腔内部损伤，痛时予止痛药。患者病情日渐加重，故邀吉忱公诊之。查见患者面色苍白，呼吸急促，脉细弱。

盖因胸为阳脏之域，内有心、肺二脏，跌仆损伤胸络，而有瘀血凝结之证，故治当施以行气血，和阴阳之剂，予王不留行散易汤施之。

处方：王不留行 15g，鲜公道老叶 30g，东南鲜桑白皮 30g，川椒 10g，黄芩 10g，干姜 6g，制白芍 12g，厚朴 6g，当归 10g，甘草 6g。水煎服。

服药 1 剂，胸胁痛减。续服 3 剂，诸症豁然，起卧时胸胁部有微痛。守方继服 4 剂，身无不适。

（柳吉忱医案）

解析：王不留行散，《金匮要略》以其行气血，和阴阳之功，而成疗金疮之治。时值金秋 8 月，胶东地区农田之间，多有"公道老"，即陆英。依仲景法取桑根白皮合入方中。《本草便读》谓当归"引诸血各归其经，甘苦辛温香且润，虽理血仍能调气……可养营而止痛"，故药加当归，俾新血能安，瘀血能行，以防血攻心肺之弊。

对此方之用，《金匮要略广注》解云："金疮恐有血瘀之患，王不留行，行血定痛者也；蒴藋主绝伤，续筋骨；桑皮为线，可缝金疮，能治虚损绝脉，取东南根皮者，以其受生气也；血遇热则宣流，黄芩所以清之；血得寒则凝涩，干姜、川椒所以温之；血被伤则耗散，芍药所以收之；金疮伤在肌肉，而肌肉惟脾土主之，甘草、厚朴俱入脾胃，一补一运，所以温气血而长肌肉者也；前三味烧灰存性，则色黑味咸，咸能走败血，黑能止好血也。"

大黄附子汤证案

孙某，男，39 岁，职工。1974 年 6 月 19 日。

患者上腹部脘胁胀痛，怀疑胆囊炎，反复发作已有 4 年之久。常年服利胆药，本次以胆囊炎、胆石症收入院治疗。症见右上腹部剧痛，恶心呕吐，体温 37.7℃，经抗菌消炎、解痉止痛药治疗罔效，故请中医会诊。查右上腹部仍然胀满疼痛拒按，恶心呕吐频作，大便已 3 日未解，发热恶寒，四肢不温，精神萎靡不振，面色青，呈痛苦貌，口淡不渴，舌淡，苔白兼滑，脉沉弦而紧。

证属寒实内结之证，遂予大黄附子汤加味调治之。

处方：生大黄 30g（后下），制附子 20g（先煎），细辛

10g, 太子参 20g, 干姜 10g, 郁金 20g, 醋延胡索 10g, 川楝子 10g, 炙甘草 10g。水煎服。

服药 1 剂疼痛、呕吐未作, 腹胀满亦消失, 大便畅通。续服 3 剂, 稀便中夹杂苍耳子大结石数块。

(柳吉忱医案)

解析: 大黄附子汤,《金匮要略》以其温阳散寒, 泻结行滞之功, 而治寒实内结之证。大黄苦寒, 走而不守, 得附子、细辛之大热, 则寒性散而走泄之性存也。附子辛热燥烈, 走而不守, 能通行十二经, 功于峻补下焦元阳, 而逐在里之寒湿, 以成祛寒止痛之功。于是诸药合用, 则寒实内结之候得解。此案以大黄附子汤、四逆汤、金铃子散而收功。出院后予以焦栀子 6g、茵陈 10g、金钱草 10g、代茶饮。每日灸食窦、中脘、关元、气海、足三里, 以温补脾肾, 安和五脏六腑。

旋覆花汤证案

董某, 女, 51 岁, 工人。1984 年 3 月 20 日。

胸胁胀闷疼痛多年, 苦闷不堪, 常欲蹈其胸上, 伴纳呆, 恶心, 按之稍缓, 大便微干, 闭经 3 年。舌淡红, 苔薄白, 脉弦细。B 超检查: 胆囊收缩功能差。

证属肝失疏泄, 气血郁滞, 治宜行气散结、活血通络, 师旋覆花汤意加味调之。

处方：旋覆花 12g，葱白 10g，茜草 12g，当归 12g，桃仁 10g，柏子仁 15g，陈皮 10g，川楝子 6g，醋延胡索 6g，炙甘草 6g，桑茧 7 个。水煎服。

服药 4 剂，疼痛减，纳食转佳，大便通畅，予上方去延胡索、川楝子续服。又服 8 剂，诸症豁然，病证痊愈。

（柳吉忱医案）

解析：《金匮要略广注》云："肝主疏泄，着则气郁不伸，常欲人蹈其胸上，以舒其气。又以寒气固结于中，欲饮热以散其寒，旋覆花咸能软坚，且主下气，温能解散，可利心胸也。"旋覆花汤由旋覆花、葱管、新绛组成。旋覆花苦辛咸而性微温，咸能软坚，温能宣通，有下气消痰、化饮除痞之功；葱管功同葱白，辛散温通，能宣通上下，通表里，且具通达阳气而导气滞之效；新绛入肝经血分，具行血化瘀之治。三药相伍，共成下气散结、活血通络之功，故适用于肝脏气血郁滞之肝着病。叶天士医案常用此方加当归、桃仁、泽兰、郁金等味，以治胸胁板着胀痛之疾。

新绛，《本经》未载，后世医家指绯帛，即或以茜草，或以红花，或以苏木染成之赤色丝织品。吉忱公多以茜草合桑茧代之。

旋覆花汤，《金匮要略》以其行气散结、活血通络之功，而用于治疗肝脏气血郁滞之肝着证。临床症见胸胁痛或胸胁苦满，用手按摩或捶击痛处则缓解，热饮则舒，舌质暗紫，脉弦涩。此案乃吉忱公宗《金匮要略》之法，参叶天士《临证指南医案》之验而施之。方加川楝子、延胡索、陈皮以增其理气导滞，活血通络之效。二诊时疼痛减，因苦楝子性寒，于证不利，故去金铃子散，守方继服而病愈。

二十八、黄疸

柴胡茵陈蒿汤证案

刘某，男，41岁。1974年7月2日。

感心下痞满，食欲不振，尿黄，急来医院就诊，查肝功：黄疸指数12μmol/L，谷丙转氨酶200U/L，诊断为急性黄疸型肝炎，收传染科住院治疗。经用保肝和支持疗法，治疗半个月，病情未见明显好转，继而出现腹水，昏迷，经各种急救处理和输血，仍未见效，病情危重，黄疸指数已至80μmol/L，凡登白双相反应阳性，以亚急性重型肝炎、肝昏迷，请中医会诊。

体温不高，心律快，呼吸急，神志昏迷，巩膜深度黄染，舌苔黄腻中心黑，脉弦数。

病属中医急黄之候，证属肝胆蕴热，湿热郁蒸阳明，内陷心包，上蒙清窍。治宜清热解毒，疏肝利胆。师茵陈蒿汤、栀子柏皮汤、大柴胡汤意化裁。

处方：茵陈30g，栀子15g，大黄10g（后下），黄柏

10g，柴胡 20g，黄芩 10g，炙甘草 6g，大枣 4 枚。水煎服。

服药 1 剂，当天连续排大便 3 次，色黑如糊，小便亦通利，腹软，神志略清。续服 3 剂，已省人事，黄疸减轻，能进食，口干索水。续服 5 剂，黄疸减退明显，腹水亦基本消退，神志清。予以上方加垂盆草 15g、虎杖 15g、郁金 10g、茯苓 15g。续服 5 剂，诸症若失。住院月余，病愈出院。

（柳吉忱医案）

解析：本案为一重型肝炎患者，病属中医"急黄"范畴。因"瘀热在里"，故吉忱公以《伤寒论》茵陈蒿汤；"身黄发热"，予栀子柏皮汤；"心下痞硬""食欲不振"，予以大柴胡汤化裁。故吉忱公于三方合一，今名柴胡茵陈蒿汤。三诊时，因腹水黄疸尚未全消，宗清·尤怡"小便利，则湿热除而黄自已。故利小便为黄家通法"之论，而药加垂盆草、虎杖、茯苓，续服 5 剂，而诸症若失。

此案乃重症垂危之患者，吉忱公临证有是病必用是药，于平淡间而妙手回春，实乃吉忱公志虑渊微，机颖明发，然后可与于斯也。余阅此案，沉思良久，深感"医，仁道也"。诚如《新修本草》孔志约序云："天地之大德曰生，运阴阳以播物；含灵之所宝曰命，资亭育以尽年。"

茵陈柏皮汤证案

闫某，女，54 岁。1972 年 7 月 10 日。

全身发黄，右胁下痛，胸闷作呕，纳呆食少，现巩膜黄染，全身如橘皮色，小便赤黄，大便干结，舌苔白腻，表被黄色，脉象滑，肝功化验，黄疸指数 113μmol/L，谷丙转氨酶 200U/L。传染科诊为急性黄疸型肝炎。

证属湿热郁滞，肝胆蕴热。治宜清热利湿，疏泄肝胆。师茵陈柏皮汤调之。

处方：茵陈 30g，栀子 10g，生川大黄 6g（后下），炒延胡索 10g，川厚朴 3g，陈皮 6g，车前子 12g，白术 10g，姜黄 10g，黄芩 12g，黄柏 10g，竹茹 10g，丹参 15g，焦三仙各 10g。水煎服。

7 月 15 日二诊：服药 5 剂，黄疸始消退，大便通畅，小便清，余症未减。方加柴胡 12g、黄精 15g、川楝子 10g。水煎服。

7 月 26 日三诊：续服 10 剂，诸症豁然。"胁下痛，胸闷作呕纳呆"诸症若失，黄疸消退。上方去金铃子散，茵陈减半，加党参 15g、茯苓 15g、赤灵芝 10g，服之，以固疗效。

（柳吉忱医案）

解析：《素问·平人气象论》云："溺黄赤安卧者，黄疸……目黄者曰黄疸"《素问·本病论》云："子午之岁……木运先天而至者，中木运抑之也……时举埃昏，雨湿不化。民病……胀满。久而伏郁，即黄埃化疫也……脸肢府，黄疸满闭。"1972 年，岁壬子年，值雨湿化疫，黄疸型肝炎流行而染之。证属湿热阻滞中焦，肝胆疏泄之功失常，胆汁外溢而发黄。故吉忱公宗《伤寒论》"伤寒七八日，身黄如橘子色，小便不利，腹微满者，茵陈蒿汤主之"及"伤寒身黄发热，栀子柏皮汤主之"意，执常法予以茵陈蒿汤、栀子柏皮汤，吉忱公名其曰"茵陈柏皮汤"证。佐之健脾和胃之白术、陈皮，除满消食之厚朴、焦三仙，清热利水之黄芩、黄柏、车前子，清热除烦之竹茹，养血通脉之丹参、延胡索。故5剂而黄疸始消退，大便通畅，小便清。因仍胁下痛，故二诊时加柴胡、川楝子以疏肝理气，黄精以益气健脾。故续服药10剂，而诸症豁然。

本案之病吉忱公以茵陈蒿汤、栀子柏皮汤加味而愈，其理正如清代冯兆张在《冯氏锦囊秘录》中所云："虽然，方不可泥，亦不可遗，以古方为规矩，合今病而变通。"此乃于平常之古方施治，彰显常法中见奇效之验案。

茵陈大柴胡汤证案

李某，男，24岁。1972年7月15日。

患者因眼黄，纳呆20余天，来院求治。查表情淡漠，神识木然，皮肤、巩膜明显黄染，且黄色鲜明，伴发热，口渴，咽干，心中懊侬，腹部胀满，大便干结，小便黄赤。心肺（－），肝大，剑下3cm，右胁下1cm。舌红，苔黄，脉沉弦。

实验室检查：碘试验（±），麝浊度10U，锌浊度12U，黄疸指数 45U，谷丙转氨酶 300U。

证属湿热熏蒸，肝胆蕴热，胆汁外溢肌肤而致阳黄。治宜清利湿热，利胆退黄。予茵陈大柴胡汤加减。

处方：柴胡 24g，枳实 10g，黄芩 10g，姜半夏 10g，赤芍 10g，大黄 10g（后下），茵陈 60g，栀子 10g，板蓝根 30g，郁金 10g，茯苓 15g，木通 10g，滑石 12g，生甘草 10g，生姜 3 片，大枣 4 枚。4 剂，水煎服。

7 月 20 日二诊：药后诸症悉减，原方加焦三仙各 10g、竹茹 10g，续服。

8 月 12 日三诊：服药 26 剂，诸症悉除。查肝功：碘试验（－），麝浊度 6U，锌浊度 6U，黄疸指数 6U，谷丙转氨酶 19U。为巩固疗效，予以强肝丸续服。

处方：当归 15g，制白芍 20g，丹参 30g，郁金 15g，黄芪 30g，党参 15g，泽泻 15g，黄精 30g，山楂 12g，神曲 12g，山药 15g，生地黄 15g，板蓝根 20g，秦艽 15g，茵陈 30g，甘草 12g。共研细末制成水丸，每次 10g，每日 2 次，早晚饭前，白水送服。

（柳吉忱医案）

解析：茵陈大柴胡汤，乃吉忱公将《伤寒论》之大柴胡汤合茵陈蒿汤加味而成。大柴胡汤具小柴胡汤、小承气汤、四逆散三方之效。以小柴胡汤和解少阳以转阳枢，四逆散调肝脾以转阴枢，小承气汤通腑以攻热结。黄疸一症，有阳黄、阴黄之别，湿热熏蒸而发为阳黄，寒湿内郁而发为阴黄。茵陈蒿汤乃汉代张仲景为阳黄证而设方，方中茵陈退黄疸而利水，栀子清三焦而除烦热，大黄导热下行，合用则具清利湿热、利胆退黄之功。故公认为茵陈大柴胡汤为治疗阳黄证之急性黄疸型肝炎之良方。药加板蓝根，为清热解毒之要品，利胆退黄之良药；郁金芳香宣达，入气分以行气解郁，入血分以凉血活瘀，不失为治疗肝病必用之药；茯苓、木通、滑石为利湿泄热之用。诸药合用，俾湿热得清，肝胆得疏，黄疸得退，而病证痊愈。愈后，服强肝丸，以防余邪伤肝害脾之用，乃固效"治未乱"之谓。

麻黄连轺赤小豆汤证案

于某，女，16 岁，学生。1971 年 10 月 7 日。

发热 5 天，恶寒未解，小便黄赤，大便秘结，脘腹痞满，胁肋疼痛，口干不欲饮，继而面目俱黄，神疲乏力，纳谷不馨，舌红，苔白腻兼黄，脉浮数而弦。肝功能检查：碘试验（＋），锌浊度 13U，黄疸指数 20U，谷丙转氨酶 215U。

诊断：黄疸（黄疸型病毒性肝炎）。

辨证：外感疫邪，湿热郁蒸。

治法：疏散表邪，清利湿热。

方药：麻黄连轺赤小豆汤加味。

麻黄 4.5g，杏仁 6g，连翘 10g，桑白皮 15g，赤小豆 18g，茵陈15g，牡丹皮 6g，佩兰6g，生甘草 10g，大枣 4 枚，生姜3片。水煎服。

服用5剂，发热恶寒除，示外邪已解，但里热未清，予上方去麻黄、杏仁，加大青叶15g、败酱草15g、大黄6g。水煎服。续进10剂，黄疸消退，胁痛自瘳，纳谷渐馨，舌红，苔白，脉弦，以香砂六君子汤合五苓散善后。2周后血检，肝功能恢复正常。

（柳少逸医案）

解析：本例外有表邪，内有湿热，属阳黄范畴，故主以《伤寒论》之麻黄连轺赤小豆汤而收显效。

本案患者为黄疸型病毒性肝炎，为肝炎病毒所致的急性消化道传染病。中医学以其目黄、身黄、小便黄，名之曰黄疸。早在《素问·平人气象论》中就有"溺黄赤安卧者，黄疸""目黄者曰黄疸"的记载。历代医著对此病记述甚详，《金匮要略》有黄疸、谷疸、酒疸、女劳疸、黑疸之分；《诸病源候论》又把黄疸分为二十八候；《圣济总录》又有九疸、三十六疸之别；元代《卫生宝鉴》根据本证的性质，概括为阳黄与阴黄两大类，颇为执简驭繁，对临床辨证指导意义甚大。"伤寒，瘀热在里，身必发黄"者，属阳黄范畴，此病多因夏秋季节时邪、湿热外袭，郁而不达，内阻中焦，脾胃运化失司，湿热交蒸不得宣泄，熏蒸肝胆，以致肝失疏泄，胆汁外溢，而面、目、小便俱黄。茵陈蒿汤是下热之剂，栀子柏皮汤是清热之剂，麻黄连轺赤小豆汤是散热之剂也。本案患者症见发热恶寒，口渴不欲饮，小便黄赤，大便干结，胁痛，身目俱黄，苔白兼黄，脉弦数而浮，故主以麻黄连轺赤小豆汤，取麻黄、杏仁、生姜之辛温，以发越其表；赤小豆、连轺、桑白皮之苦寒，以清热于里；大枣、甘草甘温悦脾，以为甘温驱散之用。因胆火郁结，湿热蕴盛，故方加茵陈、佩兰、大青叶、败酱草。于是胆火得清，湿热得除，而黄疸得解。

鳖甲煎丸证案

王某，女，71 岁。2011 年 11 月 29 日。

1 个月前全身出现黄疸，曾去省市多处医院就诊，未愈。今来诊，症见胸胁苦满，右胁痛，口苦，咽干，咳嗽，小便黄，大便干，既往有慢性气管炎病史。舌红略暗，苔薄白微黄，脉沉弦而数。

肝、胆、胰、脾、双肾彩超检查：肝脏大小形态尚可，被膜尚连续，实质回声尚均匀，血管纹理显示尚清晰，门静脉不宽，肝内外胆管未见扩张。胆囊大小形态尚可，壁厚粗糙，腔内透声可。胰脾形态、回声正常。双肾大小形态尚可，右肾中部实质内探及大小约 3.1cm × 2.8cm 囊性回声。超声检查：胆囊炎性表现、右肾囊肿。

辨证：枢机不利，肝胆湿热，气化失司。

治法：通达枢机，调和营卫，清利湿热。

方药：鳖甲煎丸易汤化裁。

制鳖甲 10g（先煎），柴胡 30g，黄芩 15g，红参 10g，姜半夏 12g，桂枝 15g，炒白芍 15g，酒大黄 10g（后下），厚朴 10g，枳壳 10g，牡丹皮 15g，虎杖 30g，红藤 30g，土鳖虫 15g，地龙 10g，露蜂房 10g，鼠妇 10g，葶苈子 15g，炒王不留行 15g，川牛膝 15g，瞿麦 10g，石韦 10g，凌霄花 10g，射干 10g，桃仁 10g，茵陈 30g，炮山甲 3g（冲服），郁金 10g，生姜 10g，大枣 10g。水煎服。

12 月 5 日二诊：患者自述服药后口苦诸症减轻，原气管炎症状服药后愈，二便调，黄疸较前减轻。仍宗原意施治，上方加郁金 12g、槐耳 10g。

续服 30 剂，病证痊愈。

（柳少逸医案）

解析：本案药用鳖甲软坚散结，以扶正除邪，任为主药。少阳被郁，郁则化火，火性炎上，上循出窍，故症见口苦、咽干，邪犯少阳，故胸胁苦满、右胁痛，当以小柴胡汤主之。大便干，乃大承气汤之主症。桂枝汤具调和营卫，安内攘外，安和五脏之功，故三方为三阳之主药，而为辅。桃仁、四虫活血化瘀通脉；射干、葶苈子利肺气，宽胸利膈，而咳嗽可愈；石韦、瞿麦清热化气散结；牡丹皮、凌霄花去血中伏火、膈中之实热。诸药合用，乃鳖甲煎丸之用也。方做汤剂加茵陈、制穿山甲、郁金、王不留行、川牛膝，实利胆通腑之谓。于是枢机得调，营卫得和，六腑得通，肝胆得利，湿热得清，而胁痛得缓，黄疸得除，病证痊愈。

茵陈五苓散证案

刘某，男，22 岁，栖霞河南夼村人。1959 年 9 月 23 日。

患者于本月 10 日开始食欲减退，腹胀满，双目、全身发黄，小便赤涩，大便干燥，舌苔黄腻，脉弱微数。

证属外感湿热疫毒，从表入里，肝胆郁而不达，湿热蕴结，胆液外溢肌肤，而致阳黄。治宜泻火利胆，清热利湿。

处方：茵陈 90g，栀子 15g，大黄 10g（后下），茯苓 10g，黄柏 10g，猪苓 10g，泽泻 10g，炒白术 10g，炙甘草 6g。

先煎茵陈，后入诸药，每剂煎取药液 200mL，每日 1 剂，分 3 次服。

10 月 1 日二诊：服药 3 剂，全身黄疸消退，小便微黄，舌苔薄黄，六脉弦。原方去大黄，续服。

11 月 5 日三诊：续服 3 剂，诸症悉除。每日以茵陈 15g、大枣 10g，煎汤代茶饮。

（牟永昌医案）

解析：此案为急性黄疸型传染性肝炎，中医认为此乃外感湿热疫毒而致阳黄，所以清热、利湿为治阳黄两大法门。该案发热、身黄，乃《伤寒论》栀子柏皮汤之证也；腹胀，双目、全身发黄，小便赤涩，大便微干，乃《伤寒论》茵陈蒿汤之证也；患急性黄疸型传染型肝炎七八日，身目俱黄，小便黄赤，伴有胸闷、纳呆、腹胀满，此《金匮要略》之茵陈五苓散证也。故永昌公处以茵陈蒿汤，方中茵陈除黄疸而利水，栀子清三焦之郁热，大黄导热下行，三药合用，以成清热利湿退黄之功。永昌公因虑茵陈蒿汤清热利湿之力不足，难除发热、发黄之候，故合入栀子柏皮汤。方中栀子清泻三焦之郁火从小便而解；黄柏性寒可清热，味苦可燥湿；甘草甘缓和中，能缓栀子、黄柏苦寒之性，以防损伤中阳，于是清热燥湿之功倍增。因该案患者尚伴胸闷、纳呆、腹胀满之候，此乃湿困脾胃，浊邪不化，脾胃运化功能减退所致，故永昌公又合入《伤寒论》之五苓散，亦寓《金匮要略》之茵陈五苓散，以增健脾和胃、利水化湿、温阳化气之功。方中白术健脾和胃，二苓、泽泻利水化湿。因小便赤涩，桂枝辛温，于证不利，故弃之不用。"淡味渗泄为阳"，茯苓有渗泄之功，具升清降浊之用，可代桂枝温阳化气。实则乃《伤寒论》之五苓散减桂枝，则成《明医指掌》之四苓散。此即《金匮要略》"诸病黄家，但利其小便"之谓，亦即陈自明"用药之法，有是病必用是药"之谓也。

《金匮要略·黄疸病脉证并治》篇有"黄疸之病，当以十八日为期，治之十日以上瘥，反剧为难治"之记。该案患者，发病七八日，经永昌公 6 剂中药而治愈，验证了黄疸病向愈或剧增，有"十八日为期"的时向性。永昌公辨证精确，方药准当，而收效于预期。

二十九、腹胀

大黄黄连泻心汤证案

赵某，女，47岁。1972年7月19日。

近1年来时无故而心烦，心下痞满，纳谷不馨，口干，舌燥，大便干，小便短赤。诸医以"自主神经功能紊乱"或以"更年期"诊治，均罔效。延余诊治，查舌红，苔黄白相间，脉沉弦微数。

处方：大黄6g（后下），黄连10g，黄芩10g，莲子心3g。沸水浸之去渣温服。

服药3剂，诸症悉除，予原方大黄、黄连量减半服之。又3剂告愈。嘱以莲子心每日3g代茶饮。

（柳少逸医案）

解析：本案证属无形邪热痞于心下，治宜泄热清心消痞，予大黄黄连泻心汤，佐清心祛热之莲子心治之。无形热邪聚于心下，气机不畅而致诸症，故取大黄、黄连苦寒之品，以泻心火兼清胃热，则痞自除。麻沸汤：即沸水。不取煎而用麻沸汤浸渍须臾绞取之，取其清扬清淡之意，以泻心消痞。《伤寒论》记载本方仅大黄、黄连二味，宋·林亿以"附子泻心汤，本云加附子也"，认为当有黄芩，而孙思邈亦云"此方当有黄芩"，充分说明了此方应有黄芩，俾泄热消痞之力宏。心下痞满，按之柔软而不痛不硬，心烦口渴，小便黄赤，大便不爽或秘结，舌红苔黄，关脉浮数，可称之为大黄黄连泻心汤证或称为"热痞证"，该方可广泛应用于消化道类疾病。另《金匮要略·惊悸吐衄下血胸满瘀血病脉证治》篇云："心气不足，吐血、衄血，泻心汤主之。"根据药用黄连、黄芩、大黄，可知本条为热盛吐衄的证治，故该方又被后世医家广泛应用于上消化道出血及呼吸道出血中。

《史记·扁鹊仓公列传》中，多次提到仓公运用"火齐汤"疗病的医案，但有方无药。而在《张氏医通》中有"伊尹三黄汤"（当为伊尹《汤液经法》中之方），并注云："仓公名'火齐汤'，《金匮》名曰'泻心汤'。"药由黄连、黄芩、大黄组成。陶弘景在《辅行诀脏腑用药法要》中名"小泻心汤"；《张氏医通》中亦载"大黄黄连泻心汤"，并注"玉函，即黄连泻心汤"。由此可见，伊尹三黄汤，源自《汤液经法》，仓公称之为"火齐汤"（齐，同剂，又名"火剂汤"），张仲景在《金匮要略》中称为"泻心汤"。"伊尹三黄汤"去黄芩，即为《伤寒论》中的"大黄黄连泻心汤"，亦即《伤寒论》之别本《玉函经》中之"黄连泻心汤"。

大黄黄连泻心汤为泄热消痞之良剂，现代药理研究证明其有抗炎、抗凝血作用，广泛应用于急慢性胃肠炎、上消化道出血、脑出血、结膜炎、巩膜炎、小儿急性咽炎、急性扁桃体炎、痢疾，以及癫痫、瘾病、高血压等。

生姜泻心汤证案

林某，男，46 岁。1971 年 5 月 29 日。

患慢性胃炎多年。自觉心下痞满，纳呆，饮食后脘部胀剧，伴嗳腐吐酸，腹部常有走注之雷鸣，大便溏。舌苔黄白相间，右脉沉细，左脉沉弦。

处方：生姜 12g，炙甘草 10g，红参 10g，干姜 3g，制半夏 10g，黄连 10g，竹茹 10g，大枣 12 枚。水煎，去渣再煎，温服。

服药 5 剂痞满消，大便成形。续服 5 剂，诸症悉除，病证痊愈。

（柳少逸医案）

解析：此案乃脾胃虚弱，寒热错杂，气机痞塞致病。治宜健脾化饮，和胃消痞，故予以生姜泻心汤化裁调治。生姜泻心汤由小柴胡汤去柴胡加黄连、干姜，或由半夏泻心汤加生姜而成。吴谦认为：“名生姜泻心汤者，其义重在散水气之痞也，生姜、半夏胁下之水气。”对此方之方义，方有执在《伤寒论条辨》中云：“生姜大枣益胃而健脾，黄芩黄连清上而坚下，半夏干姜蠲饮以散痞，人参甘草益气而和中。

然则，泻心者，健其脾而脾输，益其胃而胃化，斯所以为泻心去其心下痞硬之谓也。"

现代医学研究表明，生姜泻心汤主要用于消化系统之疾病，如急慢性胃肠炎、消化不良、胃酸过多、胃扩张、胃下垂、胃及十二指肠球部溃疡、胃肠功能紊乱、胃扭转及胃痛、下利、呕吐等病，而见虚实夹杂、湿热并存之证者。

甘草泻心汤证案

冯某，女，43 岁。1970 年 11 月 9 日。

既往有十二指肠球部溃疡病史，近期加剧，症见心下痞满，空腹时有不适微痛，心烦，干呕，纳呆，肠鸣下利，舌苔薄黄而腻，脉弦而沉。

处方：制半夏 10g，黄芩 10g，干姜 6g，红参 6g，炙甘草 6g，竹茹 10g，黄连 3g，大枣 4 枚。水煎，去渣再煎，温服。

服药 5 剂，诸症悉减。递进 5 剂诸症悉除。予以原方加白英、白蔹、白薇各 10g，地榆 15g。续服以求愈。

（柳少逸医案）

解析：本案证属脾虚失运，气不升降，致胃热肠寒，发为痞证。治宜健脾和胃，开结消痞，故师甘草泻心汤意化裁调治之。

心下痞硬而满，肠鸣，下利频作，水谷不化，干呕心烦，乃脾胃虚弱，寒热错杂，升降失常所致，但其虚弱较半夏泻心汤、生姜泻心汤为甚，运化之力更逊，故重用甘草取其调中补虚，故方名曰甘草泻心汤。正如《医宗金鉴》所云："方以甘草命名者，取和缓之意也。用甘草、大枣之甘，补中之虚，缓中之急；半夏之辛，降逆止呕；芩连之寒，泻阳陷之痞热；干姜之热，散阴凝之痞寒。缓中降逆，泻痞除烦，寒热并用。"

《伤寒论》中本方无人参，但《金匮要略》中本方有人参。《千金要方》《外台秘要》中本方亦有人参，半夏生姜泻心汤中亦有人参。故宋·林亿等在本方后注云："上生姜泻心汤法，本云理中人参黄芩汤，今详泻心以疗痞。痞气因发阴而生，是半夏、生姜、甘草泻心三方，皆本于理中也。其方必各有人参，今甘草泻心中无者，脱落之也。"鉴于此，此方当用人参无疑耳。

小柴胡汤证案

闫某，女，46 岁。1986 年 10 月 3 日。

恶心呕吐，吐物味酸带涎，脘痞，胁肋胀痛，纳食呆滞，神疲肢倦，头晕不寐，口苦咽干，舌淡，苔薄白，右关脉弱，左关脉弦。B 超检查示胆壁毛糙。X 射线钡餐检查示浅表性胃炎。

处方：柴胡 12g，黄芩 6g，党参 12g，姜半夏 6g，陈皮

10g，厚朴 6g，白及 6g，枳壳 10g，炒白术 12g，郁金 10g，炙甘草 6g，生姜 10g，大枣 10g。水煎，去渣再煎，温服。

服 5 剂，诸症豁然，唯仍有恶心感，予原方加竹茹 12g、茯苓 12g、苏梗 10g。继服 10 剂，诸症悉除。予香砂养胃丸善后。

（柳少逸医案）

解析：小柴胡汤其在临床应用上，只要方证相符，则往往效若桴鼓，故此方多为后世医家所推崇。如清代唐容川，于仲景言外之旨别有会心，其在《血证论》中尝云："此方乃达表和里，升清降浊之和剂。人身之表，腠理实营卫之枢机；人身之里，三焦实脏腑之总管。惟少阳内主三焦，外主腠理。论少阳之体，则为相火之气，根于胆腑。论少阳之用，则为清阳之气，寄在胃中。方取参、枣、甘草，以培养其胃；而用黄芩、半夏，降其浊火；柴胡、生姜，升其清阳。是以其气和畅，而腠理三焦，罔不调治。"唐氏所论，提示了小柴胡汤药物组成之妙。诸药合用，辛、苦、甘三味俱全，则枢机得利，三焦以通，胆气以达，而诸症悉除。且此方之验，除"辛开苦降"之伍，又妙在参甘两味，《医宗己任编》云："养汗以开玄府，犹之参苏饮之人参，助肺气以托邪；桂枝汤之甘芍，和营血以发卫；补中益气之参，助升提以散表。""少阳主三阳之枢，邪入其经，汗、吐、下三法，皆在禁例。然则邪何以祛之，必转其枢机，俾此经之邪，从阴来还之于阴，从阳来还之于阳，以分溃也。然转枢机必赖中气健运，中气健运，其资于人参甘草。"此方中之药，不可随意去之，若妄自加减，必失小柴胡汤制方之本意。

至于小柴胡汤去渣再煎，寓意亦深，乃取其清能入胆之义。喻嘉言尝云："少阳经用药，有汗、吐、下三禁，故但取小柴胡汤以和之。然一药之中，柴胡欲出表，黄芩欲入里，半夏欲祛痰，纷纷而动，不和甚矣，故去滓复煎，使其药性合而为一。"又非和于表，亦非和于里，乃合于中也，是以煎至最熟，令药气并停胃中，少顷即随胃气以敷布表里，而表里之邪，不觉潜消默夺。所以方中既用人参甘草，复加生姜大枣，不言其复，全借胃中天真之气为斡旋。本案证属枢机不利，开合失司，痰气交阻，胆火被郁之证。治宜条达枢机，和解少阳，健脾和胃，豁痰消郁。故予小柴胡汤加味治之，而收效于预期。

鳖甲煎丸证案

刘某，女，30 岁。2012 年 3 月 23 日。

胃切除术后月余。患者 1 年前，因饮食不规律，时常出现胃脘部胀闷不适，有烧灼感，曾做钡餐检查示"胃炎"，服药物治疗未见明显好转。1 个月前因胃部烧灼感加重，到某医院做胃镜检查示胃癌，予以手术切除。因体质较差，未行化疗。患者面色萎黄，纳食呆滞，心下痞满，口苦咽干，胸胁苦满，睡眠可，二便尚调。舌质淡红，苔白，脉弱。

处方：鳖甲煎丸易汤化裁。

炙鳖甲 10g，柴胡 10g，黄芩 10g，姜半夏 6g，红参 10g，桂枝 15g，炒白芍 15g，炒白术 12g，茯苓 15g，灵芝 12g，黄芪 15g，土鳖虫 10g，厚朴 10g，酒大黄 6g（后下），炙何首乌 10g，瞿麦 10g，射干 10g，葶苈子 10g，干蟾粉 6g（研冲），黄精 10g，九节茶 15g，天龙 3g，凌霄花 10g，白花蛇舌草 15g，半枝莲 15g，莱菔子 10g，白英 10g，白薇 15g，绞股蓝 15g，生姜 10g，大枣 10g。水煎服。

上方服用 30 剂，诸症大减，予下方续服以善后。

处方：红参 6g，炒白术 10g，茯苓 10g，灵芝 15g，黄芪 15g，土鳖虫 10g，桂枝 15g，炒白芍 12g，炙何首乌 10g，黄精 12g，九节茶 15g，百合 10g，白花蛇舌草 15g，半枝莲 15g，白英 10g，白薇 15g，绞股蓝 15g，炒薏苡仁 15g，炒山药 15g，炒谷芽 10g，炒麦芽 10g，炙甘草 10g，生姜 10g，大枣 10g，饴糖 10g。水煎服。

上方续服 120 剂，心下痞悉除。

（柳少逸医案）

解析：证属脾胃虚弱，胃津不足，胃络失养，孙络瘀阻而致心下痞。治宜条达气机，健脾和胃，养阴通络。予鳖甲煎丸化裁。方中鳖甲味咸性寒，入肝脾血分，既能滋阴清热，又能软坚散结，以治久疟。故在鳖甲煎丸方中任为主药，尚须清酒（今多用黄酒）经灶下灰滤过，煮鳖甲烂如胶漆，绞取汁，取鳖甲入肝脾软坚化癥，灶下灰消癥祛积，黄酒活血通经，三者混为一体，共奏活血化瘀、软坚消癥之效。复以大黄、土鳖虫攻逐之品，以助破积消癥之力；柴胡、黄芩和少阳而涤达肝气；桂枝汤和营卫，以安和五脏；厚朴、射干、葶苈子、莱菔子、半夏行郁气而消痰癖；人参、赤灵芝、黄芪、黄精、绞股蓝、茯苓、白术补气养血而扶正气；凌霄花、干蟾粉、天龙活血化瘀而去干血；瞿麦利水祛湿；何首乌、九节茶、白花蛇舌草、半枝莲、白英、白薇清胃经之蕴热。诸药合用，乃攻补兼施，寒温并用之剂，实有攻邪不伤正，气畅血行，癥积内消之效。故诸药合用，施于本案，而收效于预期。

厚朴七物汤证案

林某，男，39 岁，农民。1968 年 12 月 27 日。

5 日前，在山地劳作，汗出受凉，当晚遂发热恶寒，头身痛，脘腹痞满，恶心。大队卫生室医生予以银翘解毒丸无效，仍发热头身痛，汗出恶风，腹满且痛，大便干结。舌淡苔薄白，中心微黄，脉浮数。

处方：厚朴 10g，枳实 10g，大黄 10g（后下），桂枝 10g，甘草 10g，生姜 5 片，大枣 3 枚。水煎服。

服药 2 剂，诸症豁然。续服 2 剂，发热恶寒、头身痛、汗出恶风、腹胀满诸候悉除，病证痊愈。

（柳吉忱医案）

解析：厚朴七物汤，乃《金匮要略》为腹满兼表证者而设。厚朴七物汤乃桂枝汤去芍药，合入厚朴三物汤而成，意在表里双解，故有桂枝汤解表而和营卫；因其腹满不痛，故去芍药，加厚朴三物汤以泄满。若下利，是脾胃已伤，故去大黄；呕者乃气逆于上，故加半夏以降逆；寒重者，重用生姜以散寒。对此方之用，《金匮要略广注》解云："厚朴、大黄、枳实，即小承气汤也，所以攻里；桂枝、甘草、生姜、大枣，即桂枝汤例也，所以发表。此表里双解之剂。呕加半夏，散逆也。下利去大黄，恐寒胃也。寒多加生姜，温中也。"此案证属腹满兼表证，治宜表里双解，师厚朴七物汤意调治之，而收效于预期。

厚朴七物汤，以其解肌散邪，和胃通肠之功，尚适用于老年习惯性便秘、慢性结肠炎、慢性胃肠炎或溃疡、胃痉挛、肠痉挛、幽门水肿及肠胃型感冒等病而具本方证者。

小半夏加茯苓汤证案

宫某，女，49 岁。1973 年 11 月 8 日。

患者头沉重时胀痛，目眩，胸闷脘痞，恶心欲吐，惊悸，心烦意乱，喉中痰鸣，咳痰白稠，纳食欠佳，舌淡，苔薄白，脉滑微细。

证属饮停于胃，致心下痞满之证，治宜和胃降逆化饮，师小半夏加茯苓汤意施之。

处方：制半夏 10g，生姜 10g，茯苓 20g，陈皮 10g，炒白术 10g，石菖蒲 10g，炒莱菔子 10g。水煎服。

服药 4 剂，恶心欲吐、心下痞满等候豁然。续服 4 剂，病证痊愈。予以调方，作预后之治：陈皮 10g，制半夏 10g，茯苓 20g，枳壳 6g，炒白术 12g，炙甘草 6g，生姜 3 片，大枣 4 枚。水煎服。

（柳吉忱医案）

解析：小半夏加茯苓汤，乃《金匮要略》为停饮上逆呕吐证而设。方由小半夏汤加茯苓而成，故二方之主治略同。唯小半夏汤主治水饮留胃证，症状以呕后不渴为特点。而小半夏加茯苓汤是以呕后反渴，且胃中有水声为其特点，故有茯苓利水渗湿，以伐胃中支饮。本案主以小半夏加茯苓汤以和胃降逆止呕；入陈皮以成二陈汤化痰之治；炒莱菔子降逆消积。复诊入枳壳伍白术，乃枳术汤，以成健脾消痞之治。故诸药合用，而成斯效。

厚朴生姜半夏甘草人参汤证案

赵某，女，52 岁。1973 年 10 月 17 日。

素禀赋不足，既往有十二指肠球部溃疡病史。近日腹部胀满，饭前胃脘绵绵作痛，口吐清水，喜温喜暖，四肢欠温，大便溏，舌质淡，苔薄白，脉虚缓。

处方：厚朴 12g，党参 12g，姜半夏 10g，炙甘草 6g，陈皮 10g，生姜 10g。水煎服。

服药 5 剂，诸症豁然若失。续服 5 剂，病愈。嘱服香砂养胃丸以健脾和胃，防其复发。

（柳少逸医案）

解析：此乃脾虚气滞腹胀之证，治当健脾和胃，消痞除满，故师厚朴生姜半夏甘草人参汤意予之。方中厚朴苦温以消腹胀，生姜辛开理气，半夏散结燥湿，人参、甘草健脾以助运化，陈皮健脾和胃、理气导滞。诸药合用，升清降浊，理气调中，补而不腻，消而无伤，共成健脾宽中之功，为补泻兼行之法。本方行气消满之药大于健脾益气之药，对脾虚气滞之证，寓有治标宜急，治本宜缓之意。

三十、呕逆

旋覆代赭汤证案

徐某，女，49岁。

既往有慢性胃炎史，近期呃逆频作，且呃声低弱无力，气不得续，面色苍白，手足不温，食少纳呆，伴心下痞闷，舌淡苔白，脉沉细弱。

处方：旋覆花 10g，红参 6g，生姜 10g，代赭石 10g，制半夏 10g，炙甘草 6g，大枣 4 枚。水煎，去渣再煎，温服。

服药 3 剂，呃逆即止，纳食渐馨。以原方加竹茹 10g、炒莱菔子 10g，续服。5 剂诸症悉除。为补脾胃，以防再发，予以香砂养胃丸续服。

（柳少逸医案）

解析：此案属胃气虚弱，痰浊内阻之候，治宜益气和胃，降逆化浊，故师旋覆代赭汤意，化裁调治之而收卓效。方中旋覆花、生姜、半夏温化痰饮，和胃降逆；代赭石镇肝降逆；人参、甘草、大枣补益胃气。共奏镇肝和胃，化痰降逆之效。故而旋覆代赭汤为治心下痞硬，噫气不除的有效方剂。罗东逸在《古今名医方论》中称"仲景此方，治正虚不归元，而承领上下之圣方"；王晋三在《绛雪园古方选注》中称旋覆代赭汤为"镇阴宣阳方"。大凡胃脘痞满、按之紧硬不痛、嗳气频作，或纳差、腹胀、呃逆、恶心、呕吐等症，舌苔白腻或厚腻，脉缓或滑者，皆可应用。

小半夏汤证案

孙某，女，41 岁。1962 年 9 月 11 日。

恶心呕吐 3 个月，西医诊为神经性呕吐、慢性胃炎，予以维生素 B$_6$、复方氢氧化铝，时有好转。近日病情加重，转由中医科医治。仍恶心，时吐清稀物，伴口干不欲饮，舌苔白腻，脉滑。

处方：制半夏 10g，炒白术 12g，枳壳 6g，炒山药 10g，生姜 3 片。每日 1 剂，水煎服。

1 剂后，呕吐立止，诸症悉除。

（牟永昌医案）

解析：小半夏汤，《金匮要略》以其和胃止呕，逐饮降逆之功，而用以治疗水饮留胃证。多症见呕吐频繁，吐物清稀，或为痰涎黏沫，呕后不能饮食，不渴，或微渴不欲饮，苔白或腻，脉滑等候。对此方之解，尤在泾云："半夏味辛性燥，辛可散结，燥能蠲饮，生姜制半夏之悍，且以散逆止呕也。"本案证属水饮滞胃之候,予以逐饮降逆,和胃止呕之法,师小半夏汤意化裁,而收效于预期。

吴茱萸汤证案

张某,女,49 岁,医生。1974 年 6 月 29 日。

患者每次骑自行车上班,行车十余步远,即感胃脘胁肋不适,头旋微痛,干呕,吐涎沫,偶吐少量食物,口淡,舌淡苔白滑,脉沉弦微细。

证属肝寒犯胃,中阳不振,胃失和降,致浊阴之气上逆,痰涎随之上升,而致干呕、吐涎沫;厥阴肝经之脉上出额,会督脉于颠顶,阴寒之气循经上冲,则头旋而痛;寒伤中阳,气机受阻,故胃脘不适;肝之脉络布胁,肝寒则肝络凝滞不通,故胁肋不适。其舌脉亦肝寒犯胃之候。故予吴茱萸汤暖肝胃,散寒降浊。

处方:吴茱萸 6g,党参 15g,生姜 20g,大枣 6 枚。水煎服。

服药 1 剂,诸症悉除。嘱续服 3 剂,以利于中阳得振。

(柳少逸医案)

解析:患者为卫校内科教研室教师,时值西医学习中医班学员在中医科实习,由余诊治。见药仅 4 味,众学员均有疑容。患者服药 1 剂,复诊告知痊愈,众学员又悉奇之。余解云:此患阴寒凝滞,浊阴上逆而致。因吴茱萸能下三阴之逆气，故用吴茱萸，暖肝温胃，散寒降浊为主药；重用生姜，辛散寒邪，暖胃止呕，为辅；寒邪内犯，易伤正气，故有参、枣，补脾胃以扶正气，且制吴茱萸、生姜之辛燥，共为佐使药。故四药合用，俾肝温胃暖，而呕逆诸候可平。由此可见仲景立方，精而不杂。

半夏泻心汤证案

张某，男，48 岁，职工。1973 年 9 月 23 日。

既往有胃炎史，脘腹胀满，大便溏泄经年，纳谷不馨，甚则嘈杂呕恶，嗳气频作，口中黏腻而苦，平素大便溏，每因情绪变化而腹痛腹泻加剧。经 X 射线钡餐检查示胃窦炎。B 超检查：胆壁毛糙。舌淡体胖，边有齿痕，苔薄黄微腻，脉沉细微弦。

处方：制半夏 10g，黄芩 10g，黄连 6g，党参 10g，炮姜 3g，炒白术 15g，制白芍 10g，陈皮 10g，防风 6g，炙甘草 6g。水煎服。

服药 4 剂，诸症豁然。二诊时原方加白蔹 10g、郁金 10g。续服十余剂，病证痊愈。X 射线钡餐检查胃窦炎已愈。

（柳吉忱医案）

解析：半夏泻心汤乃为寒热错杂之心下痞而设之方，《金匮要略心典》云："邪气乘虚，陷入心下，中气则痞，中气即痞，升降失常，于是阳独上逆而呕，阴独下走而肠鸣。

是虽三焦俱病，而中气为上下之枢，故不必治其上下，而但治其中。黄连、黄芩苦以降阳，半夏、干姜辛以升阴，阴升阳降，痞将自解。人参、甘草则补养中气，以为交阴阳通上下之用也。"本案证属湿热蕴结，肝气犯脾，胃失和降，而致心下痞、腹泻。师半夏泻心汤合痛泻要方意施之，而有卓效。

王旭高云："泻心者，实泻胃也，心下痞即胃痞也。"又云："不曰泻胃而曰泻心，恐混以苦寒，伤其胃阳，又误为传入阳明，以治阳明之法治之也。"方中以半夏为主药，重在辛温散痞而和阴，又解除心下痞满之效，故称"半夏泻心汤"。

三十一、鼓胀

鳖甲煎丸证案

张某，男，49 岁，干部。1967 年 3 月 19 日。

既往有饱食酗酒史，患肝炎 3 年，肝区不适，食欲不振，消化不良，肝脾可及，肝区隐痛，质硬，腹胀如鼓，面色萎黄，面颊、上胸、背部、两肩及上肢均可见蜘蛛痣，手掌大小鱼际处暗红（肝掌）。舌苔白腻，脉弦。

证属肝郁脾虚血瘀而致鼓胀。治宜条达枢机，行气活血，祛湿化痰，软坚消癥。师鳖甲煎丸意调治之。

处方：制鳖甲 10g，柴胡 12g，黄芩 10g，红参 10g，姜半夏 6g，桂枝 10g，炒白芍 15g，酒大黄 6g（后下），厚朴 10g，牡丹皮 15g，土鳖虫 15g，露蜂房 10g，鼠妇 10g，葶苈子 15g，炒王不留行 15g，川牛膝 15g，瞿麦 10g，石韦 10g，凌霄花 10g，射干 10g，桃仁 10g，炮山甲 3g（冲），郁金 10g，阿胶 10g（烊化），生姜 10g，大枣 10g。水煎服。

辅以灸食窦、中脘、关元、足三里、太冲、太白、太溪，每日 1 次。

3 月 26 日二诊：服药 5 剂，诸症悉减，仍宗原意，上方加黄精 15g，续服。

患者经中药及灸疗续治 2 个月，肝区痛、腹胀、纳呆诸症悉除。遂予原方制成蜜丸以巩固疗效。

（柳吉忱医案）

解析：《景岳全书》云："单腹胀者，名为鼓胀，以外虽坚满，而中空无物，其象如鼓，故名鼓胀。"此案由饱食酗酒，伤及肝脾，致肝郁脾虚，气滞血瘀而成鼓胀，故药用鳖甲煎丸易汤治之。其用，诚如《金匮要略论注》所云："药用鳖甲煎者，鳖甲入肝，除邪养正，合煅灶灰所浸酒去瘕，故以为君。小柴胡、桂枝汤、大承气汤为三阳主药，故以为臣。但甘草嫌柔缓而减药力，积实嫌破气而直下，故去之。外加干姜、阿胶，助人参、白芍养正为佐。瘕必假血依痰，故以四虫、桃仁合半夏消血化痰。凡积必由气结，气利而积消，故以乌扇、葶苈利肺气，合石韦、瞿麦清气热而化气散结。血因邪聚则热，故以牡丹、紫葳去血中伏火，膈中实热为使。"由此可见，鳖甲煎丸具条达枢机，扶正祛邪，软坚消痰，理气活血之用。二诊时吉忱公于此方唯加黄精一味，盖因黄精性平味甘质润，甘可益脾，使五脏丰盈，润能养血，从平补后天。对此，《本草便读》谓"黄精得土之精气而生，甘平之性，故为补益脾胃之圣品，土者万物之母，母得其养，则水火既济，金木调平，诸邪自去，百病不生矣"。

辅以灸法，亦益脾胃，养肝肾之资也。吉忱公谓此乃宋·窦材《扁鹊心书·鼓胀》篇传"黄帝正法"其谓："先灸命关（食窦）百壮，固住脾气……再灸关元三百壮，以保肾气。"公宗《灵枢·九针十二原》"五脏有疾，当取之十二原"意，辅以足太阴脾经之原穴太白、足少阴肾经之原穴太溪、足厥阴肝经之原穴太冲，此皆扶正祛邪之法。

枳术汤证案

陈某，女，57 岁，栖霞代家村人。1959 年 2 月 20 日。

自去年开始，农村打破各户自炊，由生产队办食堂，而把患者家的面板全拿去烧了，患者因此生气，不久腹部胀满，气短，不能平躺，不能弯腰，也不能进食，食则腹胀，朝食则不能暮食。

症见腹胀如鼓，四肢腰背皆不肿胀，四肢无力，呼吸困难，神倦怯寒，面色萎黄，小便少，大便不成形，舌淡，苔白腻，脉沉缓，双关脉微弦。

处方：①桂附枳术汤：茯神 12g，枳壳 10g，制附子 10g（先煎），炒白术 10g，肉桂 2g。水煎服。②阿魏猪脬脐疗方：阿魏 30g，硼砂 30g，白酒 350mL，猪膀胱 1 个。将前 2 味药研细末，纳入猪膀胱内，再注入白酒，扎紧其口，将猪膀胱缚于患者脐部，令患者仰卧，再将麦皮盐炒装袋，热敷于上。

2月26日复诊：经上述治疗后，诸症好转，腹胀满减轻大半，也能弯腰做饭，舌苔薄白，脉缓。

处方：①阿魏猪脬脐疗方续用。②商陆猪肾散：商陆3g，广木香3g，甘遂3g，共为细末备用。猪肾1个，剖开，将药末装入，外用黄土和泥包裹，焙干，去泥，研末，分成两份，早晚黄酒送下。③桂附枳术汤续服。

3月2日三诊：鼓胀得以全解，诸症悉除。予以曲麦枳术丸以善其后。

处方：炒枳实30g，炒白术30g，黄精30g，炒神曲30g，炒麦芽30g，共为细末，炼蜜为丸，如梧子大。每日2次，每次1丸。

（牟永昌医案）

解析：本案患者之发病，看似因恚怒忧思而致心下痞，细究之，盖因破自炊、吃食堂，继而又因"食堂散了"，而复自炊，又无米下锅，因营养障碍而造成心下痞。故永昌公用阿魏猪脬脐疗方，消痞逐水治其标。《唐本草》谓阿魏"味辛，平，无毒"，入肝、脾、胃经。《本草经疏》云其"入足太阴、阳明经"，功于消积，故阿魏有治癥瘕痞块之用；硼砂味甘、咸，性凉，甘凉清热，咸可软坚，长于消痰破结；白酒溶阿魏、硼砂成药液，盛于猪脬内，便于渗透。脐中，穴名神阙，脐中内联十二经脉、奇经八脉及五脏六腑。从解剖上看，脐在胚胎发育过程中，为腹壁最后的闭合处，与全身皮肤结构比较，其表皮角质层最薄，屏障功能最弱，易于药物渗透而被吸收，此即脐疗法的作用机理。今所加药物，均有除鼓消胀决水之功。肝气郁结，脾肾阳虚，气化失司而见单腹胀，故永昌公用桂附枳术汤。恚怒伤肝，忧思伤脾，故方以枳壳行气导积，消胀除鼓；白术健脾益气；茯神健脾补中，利水渗湿，而消腹水；脾阳不振，实因肾阳不足，故方用附子、肉桂，峻补下焦元阳，俾肾阳得充，脾阳得振，健运有司，则鼓胀腹水得消。本方标本兼施，治疗3日，鼓胀之症大减。

二诊时，续以阿魏猪脬脐疗方，以逐水邪。另予商陆猪肾散。方中商陆、甘遂逐水消肿；木香辛散苦降而温通，芳香性燥，可升可降，《本草便读》谓木香"燥脾土以疏肝，香利三焦破气滞"，故可解腹胀；猪肾，又称猪腰子，味咸性平，有益肾利水之功，《四川中药志》治卒肿满，有猪肾、甘遂之处方。故四药相伍，作散剂服，乃逐水消肿之良剂。为增其健脾益气，和中消胀之功，仍予桂附枳术汤，实又寓《金匮要略》之枳术汤，以行气散结，健脾利水之功，以除"心下坚，大如盘""水饮所作"之证。诸法皆施，标本兼治，续治三日，鼓胀得以全解，诸症悉除。曲麦枳术丸乃健脾和胃，益气和中之剂，为久服长安之用。

桂附枳术汤、阿魏猪脬脐疗方、商陆猪肾散，均系蒙师永昌公家传之方。

三十二、泄泻

人参汤证案

例1

闫某，男，52岁。1974年8月6日。

因前几天野外劳动后，腹中饥饿，回家吃冷稀粥后，开始感觉脘腹不适，随后出现泄泻，至今半月不愈，每日大便泻3~5次，脐部微痛有凉感，大便呈蛋花样，时泻下如水，稍有恶臭气味，但无黏冻，无发热，腹肌松弛，时肠鸣有声，舌苔白腻微厚，脉象沉濡。

证属脾虚夹湿，寒滞中焦。治宜健脾化湿，温中散寒。予人参汤化裁调之。

处方：党参15g，甘草6g，炮姜10g，白术10g，制附子10g（先煎），茯苓i2g，陈皮10g，广木香10g，白芍12g，白扁豆20g，神曲10g，焦山楂10g，大枣3枚。水煎服。

8月12日二诊：服约5剂，诸症悉减，大便仍溏，日3次，于上方合入紫参汤（紫参20g，甘草10g）、诃黎勒散冲服之。

8月26日三诊：续服10剂，腹泻腹痛诸症豁然，病证痊愈。予以紫参汤续服，以善后。

（柳吉忱医案）

解析：元·朱震亨《金匮钩玄》云："濡泄者，体重软弱，泄下多水，湿自甚也。"元·罗天益《卫生宝鉴》云："脾为五脏之至阴，其性恶寒湿。今寒湿之气，内客于脾，故不能裨助胃气，腐熟水谷……故洞泄如水，随气而下，谓之濡泄。"本案患者素体禀赋不足，脾胃虚弱，又因劳倦腹饥，食冷后而致腹痛腹泻肠鸣，伴泻下粪便臭如败卵。此乃饮食不节，寒冷之食损伤胃肠，胃肠之受纳、传化功能受损，而致濡泄诸症。其治，《普济方》有"凡治泻之法，先理其中焦，分利水谷，然后断下，医之大法如此"之论。故公以《金匮要略》之人参汤（人参、甘草、干姜、白术），以补中助阳，缓救其本虚；因脉沉濡，乃中焦阳虚之候，故辅以制附子，乃《闫氏小儿方论》之附子理中丸（人参、白术、干姜、甘草、制附子）之用，以温运脾阳，调理中焦；药佐茯苓寓《局方》四君子汤以益气健脾；佐木香、白扁豆、神曲、焦山楂以理气导滞，和胃化浊，故二诊时诸症悉减。因大便仍溏，故公合入《金匮要略》之紫参汤，逐其陈，开其道，而积去利止；入《金匮要略》诃黎勒散（诃黎勒10枚，为散，粥饮和，顿服）益肠胃，健中州，而涩肠固脱。诸方诸药合用，而病证痊愈。

例2

牟某，女，31岁，栖霞人。1981年3月5日。

腹痛飧泄，每当排便时腹痛欲坠，大便稀薄，便后即止，已有数月之久，曾服多种药物不愈。舌淡无苔，脉沉弱而微，关脉微弦。

证属脾肾阳虚，中焦失运，肠失禁固。治宜缓中益脾，温阳燥湿，佐以柔肝固肠之味。

处方：人参20g，白术15g，茯苓10g，防风12g，肉豆蔻12g，诃子10g，陈皮10g，干姜10g，制附子10g（先煎），杭白芍10g，三仙各10g，木香10g，炙甘草10g，大枣4枚。4剂，水煎服。

3月10日二诊：药后诸症悉减，为增其止泻固肠之功，原方加紫参20g、山药15g，续服。

3月21日三诊：续服中药10剂，诸症豁然，大便正常，腹痛亦愈。

（柳吉忱医案）

解析：腹痛飧泄，乃中焦阳气衰减之候。故吉忱公治以《伤寒论》之理中丸（人参、白术、干姜、甘草），《金匮要略》名其人参汤。《素问·脏气法时论》云："脾欲缓，急食甘以缓之。"缓中益脾，以甘为主，故方以人参为君；而温中胜湿，亦必以甘为助，故又以白术为臣。于是方中以人参、炙甘草补中益气，白术健脾燥湿，干姜温中散寒，则脾阳得运，寒湿得除，则泄泻自瘳。《灵枢·百病始生》云：

"多寒则肠鸣飧泄，食不化。"《素问·阴阳应象大论》云："清气在下，则生飧泄。"故脾肾阳虚，气化失司，为发飧泄之由，故方用茯苓，又有四君子汤之施；药用附子，又有参附汤、术附汤之治，于是公又在四君子汤健脾和胃基础上予参附汤大补元气，术附汤温阳除湿，则飧泄可解。"每当排便时腹痛欲坠，大便稀薄，便后即止"及脉沉弱，关脉微弦之症，提示为肝气犯脾之候，故当加防风，发散脾家之湿邪，与健脾补脾之白术，养血柔肝之白芍，理气醒脾之陈皮，组成痛泻要方，以除肝旺脾虚之证。药用木香取其辛苦而温之性，行气以止痛；诃子、肉豆蔻乃涩肠止泻之专品。公于此案，处方不过数十味，其察病情，至真至确，其审药性，至精至当。一纸处方而数法备焉，而收效于预期。此案之治是乃得清代徐大椿之心法："古圣人之立方……方中所用之药，必准对其病，而无毫发之差，无一味泛用之药，且能以一药兼治数症，故其药味虽少，而无症不该。后世之人，果能审其人之病，与古方所治之病无少异，则全用古方治之，无不立效。"

桃花汤证案

潘某，女，67 岁。1977 年 8 月 16 日。

既往有慢性肠炎史，近因滑脱不禁就诊，症见下痢稀薄，混有白冻，腹部隐隐作痛，纳呆食少，神疲无力，四肢不温，形寒肢冷，面色无华，舌淡苔薄白，脉沉细而弱。

证属脾虚中寒，寒湿滞于肠中，而致泄泻。治宜温补脾肾，固肠止泻。师桃花汤意化裁。

处方：赤石脂20g，干姜10g，粳米20g，紫参20g，诃子12g，肉豆蔻6g。水煎服。

服药5剂，大便成形，腹痛若失。续服3剂，诸症豁然。因属久泄久利，故三诊时加酸涩收敛止泻固肠之乌梅，续服5剂，病愈。

（柳吉忱医案）

解析：桃花汤，方出自《伤寒论》，乃为虚寒下利便血，滑脱不禁证而设。本案为下利日甚而病程较久者，为中焦阳虚，统摄无权，固涩失职而见诸候。故其治重在温涩，主以赤石脂涩肠止泻，干姜温中散寒，粳米补脾益胃，其成温中涩肠之功。名桃花汤者，或因赤石脂赤白相间之由。赤石脂，《唐本草》名"桃花石"，汤色淡红若桃花故名。而王晋三则云："桃花汤非名其色也，肾阳虚用之，若寒谷有阳和之效，故名。"加紫参、诃子、肉豆蔻以增其健脾温肾涩肠之功。论及此案之治，公引用其学师恽铁樵《金匮方论》之语导之："治医必明病理，究药效。理论必与事实相符，如此然后有进步。"临床用药重在辨证论治，当须参以现代之药理研究，亦即"如此然后有进步"也！公谓"本案之主药赤石脂，现代药理研究表明，其含有硅酸铝及铁、锰、钙等氧化物，内服能吸着消化道内有害物质，对发炎的胃肠黏膜有保护作用，对肠胃出血也有保护作用。所以多用于急慢性痢疾、阿米巴痢疾、胃及十二指肠溃疡等病，均有很好的治疗作用"。

二诊时，虽然下利已止，然久泄下利，盖由脾胃阳虚，寒湿滞于肠中而成滑泻，故于方中加乌梅，以其酸涩之性而涩肠止泻，乌梅为肠炎、痢疾之有效良药。现代研究表明，乌梅含有机酸，能与生物碱结合成盐，使其溶于水，而提高疗效。药理实验表明乌梅有较好的抗菌、抗过敏作用，故为萎缩性胃炎、过敏性结肠炎、胆囊炎常用药。

桂枝人参汤证案

郑某，男，49岁。1977年9月7日。

患慢性肠炎经年，下利重即自服小檗碱片而缓解。近下利赤白黏冻，白多赤少，伴腹痛，里急后重，纳呆食少，心下痞满，头身困重，神疲肢冷，舌质淡，苔白腻，脉沉缓。

此乃脾胃虚弱，中焦虚寒，寒湿之邪留着肠中，气机阻滞，传导失常所致。治宜健脾和胃，温化寒湿，佐以涩肠固脱。师桂枝人参汤意加味。

处方：桂枝12g，炙甘草12g，炒白术15g，红参15g，干姜12g，地榆15g，紫参15g，乌梅10g。宗仲景法，先煮术、参、姜、草四味，取汁更煮余药，温服。

服药5剂，诸症豁然。原方加诃子12g，肉豆蔻6g，续服 10 剂，病证痊愈。予上方制成散剂，常规服用，以健中州，温下元。

（柳少逸医案）

解析：桂枝人参汤，乃《伤寒论》为误下后脾气虚寒，而表邪未解证而设。方中桂枝通阳化气，以助脾肾之阳，伍以甘草，名桂枝甘草汤，乃辛甘化阳通行卫气之方；人参、白术、干姜、甘草，《伤寒论》方名理中汤，《金匮要略》名人参汤，可温中散里寒。柯琴谓桂枝"温能扶阳散寒，甘能益气生血，辛能解散表邪"，人参健脾益气为理中丸之主药，故名桂枝人参汤。本案为脾胃虚弱，中焦虚寒，寒湿之邪留着肠中而见诸病候。故予桂枝人参汤而收功。方加紫参、地榆、乌梅三味，以涩肠、敛阴、止利之功，而腹痛、下利赤白黏冻之病候可除。经方合时方而建功，此即"医之为术也，蔑古则失之纵，泥古又失之拘"之谓。

四逆汤证案

王某，男，38 岁。1974 年 4 月 23 日。

素有慢性肠炎史，昨晚赴宴，因食凉拌粉皮等生冷不洁之物，饭后即感脘腹不适，旋即腹痛如厕，下利不止，四肢厥逆，恶寒蜷卧，神衰欲虚。舌淡白，苔腻，脉沉细。

既往有下利痼疾，因食生冷不洁之物致下利，肾阳式微，阴阳气不相顺接，而致四逆证，故予四逆汤以回阳救逆。

处方：炙甘草 10g，生附子 12g（先煎），干姜 10g。附子先煎沸 30 分钟，再入余药同煎。速煎温服。

午后家人欣然相告，服药后腹痛息，形寒肢冷去。予原方加红参 10g 续服。5 剂后诸症悉除。为善其后，嘱其每日服《金匮要略》紫参汤（紫参 20g，甘草 6g），作饮用之。

（柳少逸医案）

解析：《素问·至真要大论》云："寒淫于内，治以甘热……寒淫所胜，平以辛热。"故方以附子之热，干姜之辛，甘草之甘，以成四逆。大凡却阴扶阳，必以甘草为君；干姜味辛热，必以干姜为臣；附子味辛大热，开腠理，暖肌通膜，必凭大热，是以附子为使。方由甘草干姜汤合干姜附子而成。因其主治少阴病属阴盛阳虚之四肢厥逆证，故名四逆汤。诚如成无己所云："四逆者，四肢逆而不温也。四肢者，诸阳之本。阳气不足，阴寒加之，阳气不相顺接，是致手足不温，而成四逆也。此汤申发阳气，却散阴寒，温经暖肌，是以四逆名之。"该案即属此证，故此汤愈之。复诊时方加人参以补益元气，回阳复脉，此即成四逆加人参汤之功，以善其后。

三十三、痢疾

葛根芩连汤证案

姜某，女，12岁。1986年8月16日。

1周前突然发热，腹痛腹泻，大便先为稀便，旋即转为典型脓血便，每日10余次，伴里急后重，全腹压痛，以下腹为著，某医院肠道门诊确诊为"细菌性痢疾"，收入院西药治疗，诸症缓解，然仍腹痛，每日数次大便，较稀，带黏液和少量脓血，故出院延余治疗。其母代述仍腹痛，里急后重，下痢赤白相夹，肛门灼热，小便短赤，舌苔微黄，脉滑数。

辨证：表证未解，邪陷阳明，致湿热之邪壅滞肠中，气机不畅，传导失司。

治法：解表清热，解毒化浊。

方药：葛根芩连汤加减。

葛根20g，黄芩6g，黄连6g，地榆20g，紫参20g，萹草20g，炙甘草6g。水煎服。

服药 1 剂后，腹痛已除，未见脓血便。续服 3 剂，诸症豁然若失。予上方药量减半服之，1 周后其母欣然相告，病证痊愈。

（柳少逸医案）

解析：葛根芩连汤，乃《伤寒论》为里热兼表邪下利证而设。本案患者于丙寅岁夏秋之交，三之气主客气均为少阳相火。因脾主长夏，脾感酷暑，肺金亦病，火气下迫大肠，而致湿热痢。法当表里双解，清热止利，故用葛根芩连汤证。方用葛根解表，芩、连清解里热，甘草和中安正，故表解则利止，里热清则腹痛除。方加地榆、紫参、萆草，余名之曰紫榆萆草饮，乃痢疾、急性肠炎之效方。单味萆草煎汤浴足，亦有卓功。

桂枝加葛根汤证案

闫某，男，21 岁。1987 年 8 月 21 日。

因食生果蔬，腹部不适，继而发热，腹痛腹泻，大便先为稀便，倏尔为脓血样便，日 10 次，且伴里急后重，全腹压痛，以下腹为著，肛门灼热，小便短赤。舌苔腻微黄，脉滑数。

辨证：误食不洁之物，酿成湿热之毒，熏灼肠道，腑气阻滞。

治法：和营卫，调气血，清热解毒。

方药：桂枝加葛根汤合紫榆萆草饮。

桂枝 12g，白芍 20g，葛根 30g，生甘草 10g，地榆 20g，紫参 20g，萆草 15g，生姜、大枣各 10g。水煎服。

3 剂后，腹痛、腹泻大减。继服 3 剂，诸症悉除。

（柳少逸医案）

解析：本案患者因食用生冷果蔬，酿成湿热之邪，损伤肠胃之内络而致病。桂枝汤调和营卫，安和五脏，以其安内攘外之功而任为主方；葛根具升发清阳，鼓舞脾胃清阳之气上行，而奏止泻之效，故为辅药。紫榆萆草饮中紫参、地榆、萆草均为清利湿热止痢之良药。二方合用，则湿热得清，痢毒得解而病愈。

《医学阶梯》云："医学之要，始而论病，继则论方，再次论法，而法有条理，病有原委，方有成局。"此中医临证之要也。中医无细菌性痢疾之病名，然据证论病，以证定法，故有可用之方药也。

白头翁汤证案

例 1

尉某，女，26 岁，教师。1973 年 8 月 7 日。

产后半月，形体羸瘦，诸不足，于 1 周前急发腹痛，伴里急后重，肛门灼热，痢卜脓血，赤多白少，壮热口渴，渴欲饮水，头痛烦躁诸候。经医院肠道门诊确诊为细菌性痢疾，服磺胺剂罔效。3 日后请中医会诊，予以中药治疗。舌红苔黄，脉滑数。

证属疫毒熏灼肠道，耗伤气血，即"热利下重者"之证。治宜清热解毒，凉血止利，予白头翁汤化裁。

处方：白头翁 15g，黄柏 12g，黄连 6g，秦皮 12g，地榆 20g，紫参 20g。水煎服。

服药 1 剂，热解痢止。续服 4 剂，诸症若失。因虑其产后血虚痢久伤阴，予原方加阿胶 6g（烊化），甘草 6g，即续以《金匮要略》白头翁加甘草阿胶汤服之。续服 10 剂，病证痊愈。

（柳吉忱医案）

解析：白头翁汤乃《伤寒论》阳明热痢证之用方，方由白头翁、黄连、黄柏、秦皮组成。本案选用此方，盖因其热利下重，故药以清热解毒、凉血止痢为法。白头翁一味，《神农本草经》言其能治寒热，逐血，止痛；陶弘景谓其能止毒利，故任为主药，并冠汤名。方主以白头翁苦寒清热，凉血解毒；黄柏、黄连清热燥湿，苦坚阴以厚肠；秦皮凉血止血。诸药合用，共成清热燥湿，凉血解毒之功。《本草纲目》谓地榆除下焦热，治大小便血证；紫参为湿热泻痢之要药，加用二药，则清热凉血之功得助，故收桴鼓之效。

公谓："用经方要善师其意，加减要切合病情。"如本案患者，产后气血亏虚，复患热利，病后失治，下利伤阴，故谓"虚极"，故二诊时，以白头翁汤清热止利，加阿胶、甘草养血暖中，《金匮要略》名曰白头翁加甘草阿胶汤。该方不但可治产后热利下重之证，尚为阴虚血弱而热利下重之证之用方。

例 2

倪某，女，31 岁。1980 年 8 月 2 日。

3 天前，急发腹痛，里急后重，肛门灼热，痢下脓血，赤多白少，壮热口渴，渴欲饮水，头痛烦躁，经某医院肠道门诊确诊为细菌性痢疾，服磺胺剂罔效，请中医治疗。舌红苔黄，脉滑数。

辨证：疫毒熏灼肠道，耗伤气血，即"热利下重者"之证。

治法：清热解毒，凉血止痢。

方药：白头翁汤加味。

白头翁 15g，黄柏 10g，黄连 10g，秦皮 10g，地榆 20g，紫参 20g。水煎服。

服药 1 剂热解痢止。续服 3 剂，诸症若失。因虑其血虚痢久伤阴，续以《金匮要略》白头翁加甘草阿胶汤（白头翁、甘草、阿胶、秦皮、黄连、黄柏）5 剂，以善其后。

（柳少逸医案）

解析：白头翁汤乃《伤寒论》阳明热利证之用方。本案选用此方，盖因其热利下重，故药以清热解毒、凉血止痢为法。方主以白头翁苦寒清热凉血解毒；黄柏、黄连清热燥湿，苦坚阴以厚肠；秦皮凉血止血。诸药合用，共成清热燥湿，凉血解毒之功。《本草纲目》谓地榆除下焦热，治大小便血证；紫参为湿热泻痢之要药，加用二药，则清热凉血之功得助，故收桴鼓之效。

黄芩加半夏生姜汤证案

于某，男，41 岁，干部。1973 年 7 月 23 日。

下痢赤白，腹痛，里急后重 3 日，今晨加剧，并伴恶心干呕，急来医院肠道门诊就诊，化验检查：大便检出阿米巴原虫，建议入院治疗，患者拒绝入院治疗，故延请中医诊治。

患者身热腹痛频作，如厕则下痢红白黏液，日 10 余次，里急后重，小腹重坠痛楚，恶心干呕，面色萎黄，舌淡，苔黄白相间且腻，脉沉微滑。

证属邪热内迫阳明，致肠胃失和而致下利干呕之候，故有黄芩加半夏生姜汤之治。

处方：黄芩 12g，白芍 12g，制半夏 10g，白头翁 10g，地榆 20g，甘草 10g，生姜 3 片，大枣 4 枚。水煎服。

服药 4 剂，诸症豁然，身热、干呕哕气、里急后重之候已除，下利次数已大减，日仅 2～3 次，大便已成黄色软便。续服十余剂，病证痊愈，予以每日地榆、紫参各 20g，甘草 6g，水煎服，以固疗效。

（柳吉忱医案）

解析：黄芩汤、黄芩加生姜半夏汤方见《伤寒论》，乃为少阳病兼阳明下利证而设方。黄芩汤药由黄芩、芍药、炙甘草、大枣组成，功于清热止痢，多用于腹痛下利，大便黏滞不爽之热痢。后世治痢诸方多由此演变而来，如《素问病机气宜保命集》之黄芩芍药汤，方由黄芩、芍药、炙甘草组成；尚有芍药汤，药由芍药、当归、黄连、槟榔、木香、甘草、大黄、黄芩、官桂组成。故汪昂在《医方集解》中称黄芩汤为"万世治痢之祖方"，该方在古医书《汤液经法》中称之为小阴旦汤。方中以黄芩清热止利，芍药敛阴和营止痛，伍甘草、大枣酸甘化阴，以增和中缓急止痛之功。若胃气上逆兼呕者，加半夏、生姜以降逆止呕，故名曰黄芩加半夏生姜汤。此方又可解为小柴胡汤去柴胡、人参加芍药而成。方中黄芩与半夏、生姜，成辛开苦降之伍；芍药、甘草、生姜、大枣相伍，乃酸甘化阴，辛甘化阳之用。白头翁清热凉血解毒，地榆除下焦热。故诸药合用，而成条达枢机，和解少阳，调和营卫，清泻阳明里热之效，以成和胃降逆止呕之用。

大承气汤证案

朱某，男，22岁。1966年7月11日。

下利2日，日达20余次，便下黏液赤多白少，腹痛胀闷，且肛门灼痛，发热，体温38℃，口干渴，喜冷饮，舌红苔黄厚，脉洪数。

证属湿热蕴结肠间，而致赤白痢。治宜清利湿热之毒，荡涤壅肠之邪，予大承气汤加味调之。

处方：①大黄10g（后下），枳实10g，厚朴10g，芒硝10g，紫参30g。水煎服。②自采野生鲜萹草500g，水煎液浸渍双足。

服药加外治2日，诸症豁然，予原方减芒硝，续服2剂，病证痊愈。

（柳吉忱医案）

解析：大承气汤，清利湿热之毒，荡涤肠腑之热邪。紫参苦酸微寒，苦能降泄，酸能收敛，故为治痢之要药。萹草全国均有分布，多生于荒野、田边、路旁，大凡夏季痢疾，或煎服，或热汤浴足，均有良效。二诊时，去芒硝，乃为轻下热结之小承气汤也。

紫参汤证案

张某，女，19岁。1971年7月27日。

上午下田锄禾，渴饮山泉水，遂感腹部不适，继而如厕，大便数次，发热恶寒，大便先稀，后下脓血便，急来院就诊，西医诊断为细菌性痢疾，服磺胺药治疗罔效。由赤脚医生陪同由余中药治疗。现仍发热口渴，渴欲饮水，头痛烦躁，胸闷不适，全腹压痛，下利不止，舌红苔黄，脉滑数。

证属疫毒熏灼肠腑，而致热利，予紫参地榆汤治之。

处方：紫参 100g，地榆 60g，生甘草 12g。水煎服。

服药 1 剂，下利止。2 剂诸症悉除。

（柳少逸医案）

解析：紫参为蓼科多年生草本植物拳参的根，具苦酸微寒之性，能清热解毒，凉血止血，为止泻治痢之良药，此案用之，即《金匮要略》紫参汤之谓也。地榆为蔷薇科多年生草本植物地榆的根茎和根，味苦微寒，具凉血止血，消肿止痛之功，故为血痢之良药。对热痢或血痢，余多以二药合用，名"紫参地榆汤"，并推广应用。现代研究表明，该方有抗菌、抗炎、解热作用，故今多用于急性肠炎，过敏性肠炎，细菌性痢疾，阿米巴痢疾，大叶性肺炎而见热毒证者。

黄芩汤证案

王某，男，19 岁。

时值盛夏，患痢疾，腹痛，里急后重，下痢赤白相杂，红多白少，腹部挛急且痛，肛门灼热，小便短赤。舌苔腻而微黄，脉滑数。

处方：黄芩 12g，制白芍 10g，炙甘草 10g，大枣 4 枚，地榆 20g，紫参 20g。水煎服。

服药 3 剂，诸症悉减。续服 5 剂，病证痊愈。

（柳少逸医案）

解析：本案证属湿热之邪壅滞肠中，气机不畅，传导失司而致。治宜清热解毒，和营缓急，予以黄芩汤加味。方以黄芩清热止痢；芍药敛阴和营止痛；伍甘草、大枣酸甘化阴，而增和中缓急止痛之功；地榆凉血解毒；紫参祛湿解毒。诸药合用，共具清热止痢、和中止痛之效。若胃气上逆兼呕者，加生姜、半夏，名曰黄芩加半夏生姜汤。诸药合用，而成条达枢机、和解少阳、调和营卫、清泄阳明里热之效，以和胃降逆止呕为其用。

三十四、便秘

大柴胡汤证案

孙某，女，47岁。1993年11月7日。

腹部不适经年，近因情志不舒，症状加剧。自觉左下腹部胀痛，纳食减少，大便秘结，欲便不得，嗳气频作，胸胁苦满，口苦咽干，头目眩晕，神昏烦躁。舌苔白腻，脉弦。

证属情志失和，枢机不利，肝脾之气郁结，导致肠腑传导失司而致气滞便秘。治宜枢转气机，调和肝脾，理气导滞，师大柴胡汤合脾约丸意化裁。

处方：柴胡10g，党参10g，姜半夏10g，枳实10g，白芍12g，陈皮10g，厚朴10g，槟榔10g，广木香10g，竹茹6g，香附15g，炒莱菔子10g，火麻仁12g，炙甘草10g，小麦30g，生姜3片，大枣4枚。水煎服。

11月14日二诊：服药5剂，诸症悉减，大便畅通，每日1次。仍宗原法，药加陈皮10g。

11月20日三诊：续服5剂，诸症悉除，大便爽，病证痊愈。

（柳吉忱医案）

解析：便秘属肠道疾患，虽云病证简单，但其成因复杂，病机不同，临床证候亦各异，实证有热结、气滞之分；虚证有气虚、血虚、阴虚、阳虚之别。此案属女性患者，年近七七，肝肾不足，每因情志失和，气机不畅，肝气郁结，脏腑气滞而发便秘，非承气类可投。公予以大柴胡汤，方中寓小柴胡汤条达枢机，而柴胡证悉除；四逆散和肝脾而腹证得解；因枢机不利，肠胃燥热，津液不足，故辅以麻子仁丸泄热润燥；佐以甘麦大枣汤以养心脾，疏解肝郁，而神昏烦躁之候可解。

复诊时脾约证得解，公于处方中加陈皮一味，即为《三因极一病证方论》之温胆汤，有理气化痰，清胆和胃之功，而神昏烦躁诸症悉除。清代吴谦《医宗金鉴·凡例》云："方者一定之法，法者不定之方也。古人之方，即古人之法寓焉。立一方必有一方之精意存于其中，不求其精意而徒执其方，是执方而昧法也。"由此案可见，吉忱公临证立法严谨，用药精当，熟谙通权达变之理，出有制之师，或执经方，或施时方，或经方头时方尾，灵活化裁，是执方而未昧法也。

白通加猪胆汁汤证案

丁某，女，46 岁。1993 年 5 月 11 日。

大便艰涩，排出困难，小便清长，四肢不温，喜热怕冷，时腹中冷痛，伴腰脊酸冷，神疲体乏，面色无华，舌淡苔白，脉沉迟。

证属阳虚体弱，高年体衰，阴寒内生，肠腑传化无力而致冷秘。治宜宣通上下，益阴和阳，温阳通便，予白通加猪胆汁汤意加减。

处方：葱白4茎，干姜6g，生附子10g（先煎），火麻仁12g，童便30mL，猪胆1个取汁。以仲景煎药法服之。

服药5剂，大便正常，诸症悉除。续服10剂，病证痊愈。予以蜂蜜20mL、香油10mL，每晚空腹开水冲服，以润肠通便。

（柳吉忱医案）

解析：白通加猪胆汁汤，乃《伤寒论》为阴阳格拒证而设。今用治冷秘，取其抑阴回阳，宣通上下之功而愈病。该患者年高体弱，脾肾阳虚，阴寒内生，阳不布津，加之肠腑传化无力而致冷秘。白通汤即四逆汤去甘草加葱白而成。药用葱白辛散温通，温上焦之阳，下交于肾；用附子启下焦之阳，上承于心肺；干姜温中土之阳，而主健运。于是上中下三焦通达，速成通阳化气之功，故名白通汤。《本草求真》谓猪胆汁"味苦气寒，质滑润燥……以治大便不通"，《本草备要》云童便"咸寒……降火滋阴甚速，润肺散瘀"，而有润肠通便之效。故加入猪胆汁、童便，以其滋阴润燥之性，使热药不被寒邪所郁，使阳气得以上行下济，津液得布，大便以通，冷秘得解，而病证痊愈。

本案用药，取白通加猪胆汁汤原方，仅加一味火麻仁而成。公谓"麻仁性平味甘，而具润燥通便，滋养补虚之功，尤为治疗老人或妇女产后血虚津亏便秘之要药"。且方中附子、干姜、葱白皆辛温大热之品，佐滋养补虚之火麻仁，其治则温阳滋阴并施，其方温而不燥，养而能通，乃相辅相成之伍。

蜂蜜、芝麻油，均以其味甘性平，滋润滑肠之功，为润肠通便之良药。故二药合用又为润肠通便之效方，尤适用于冷秘、虚秘之患者。

麻子仁丸证案

高某，女，28 岁。1974 年 7 月 6 日。

素体阳虚，喜食膏粱厚味，大便秘结多年，每日须服番泻叶饮导之，但近一个月来用之不效，延余诊治。告云：大便干结，小便数而短少，时腹痛不适，心下痞硬，口干、口臭，面红。舌红苔黄，脉弦数。

证属肠胃积热，耗伤津液，腑气不通而致热秘，乃"其脾为约"使然。治宜益阴增液，润肠通便，予麻子仁丸易汤调之。

处方：火麻仁 20g，制白芍 15g，当归 10g，枳实 10g，生大黄 10g（后下），厚朴 10g，杏仁 10g，郁李仁 10g，桃仁

10g，蜂蜜 10g（冲）。水煎服。

服 3 剂后便通腹爽，续服 5 剂，诸症悉除，予上方减量续服 10 剂，服后欣然告云：每日大便正常，口干、口臭已愈，且体重减轻 6kg，要求续服。嘱服用中成药麻子仁丸。

（柳少逸医案）

解析：麻子仁丸，乃《伤寒论》为脾约证而设方，其云："趺阳脉浮而涩，浮则胃气强，涩则小便数，浮涩相搏，大便则硬，其脾为约，麻子仁丸主之。"趺阳脉，即足背动脉，足阳明胃经冲阳穴处，诊之可候胃气盛衰。脉浮则胃气强，涩主脾阴不足，为脾约，即脾之功能为燥热所约束，不能为胃行其津液，肠中燥结而致热秘。故以脾约丸作汤而治之。主以火麻仁润肠通便，杏仁降肺气润肠通便，芍药养营和血，三药一则益阴增液，以润肠通便，使腑气通津液行；二则甘润，以减小承气汤攻伐之力。而药用桃仁、郁李仁，以佐火麻仁之治。

厚朴三物汤证案

丁某，男，32 岁，职工。1974 年 10 月 5 日。

感冒后，值国庆节进食油腻，又因与家人口角，而致胃脘痛，服复方氢氧化铝未见好转。症见胃脘胀痛，连及两胁，胸闷，嗳气不舒，纳食呆滞，大便不通，舌苔黄腻，脉沉弦。

此乃肠腑积热，胃失和降，气滞不行，而致腹满胃痛便秘。治宜调和胃肠，行气导滞，通便除胀，予厚朴三物汤加味调治之。

处方：厚朴 20g，大黄 10g（后下），枳实 10g，香附 10g，佛手 10g，青皮 10g，炒莱菔子 10g，炒麦芽 10g。水煎服。

服药 1 剂后，诸候悉减，大便通。续服 3 剂，诸症悉除，病证痊愈。

（柳吉忱医案）

解析：厚朴三物汤乃行气导积，理气除满之剂。《金匮要略广注》云："厚朴泄满，枳实去痞，大黄泻实，即小承气汤也。"《金匮要略心典》云："痛而闭，六腑之气不行矣。厚朴三物汤，与小承气同。但承气意在荡实，故君大黄；三物意在行气，故君厚朴。"加佛手、青皮，助枳实以去痞；炒莱菔子、炒麦芽助厚朴以泄满除胀。香附味辛，微苦，微甘，性平，入肝、三焦经，辛能散，苦能降，甘能缓，芳香性平，无寒热偏胜，而为理气良药，故可通行三焦，尤长于疏肝解郁，理气止痛。故诸药合用，肠胃内热得解，气滞得行，肝气得舒，胃气得降，肠腑得通，而腹满胃痛便秘之疾得除而病愈。

厚朴三物汤，乃《金匮要略》为实热内积、气滞不行腹满证而设方。该方以其行气泻实，除满通便之功，而适用于现代医学之急、慢性胃炎，急、慢性肠炎，慢性痢疾，肠梗阻，肠麻痹，肠胀气，胃扩张等具厚朴三物汤证者。

大黄甘草汤证案

张某，女，40岁。1947年立秋后5日。

因台风所致粮食歉收，因天天食"糠饼子"而大便秘结，大便坚硬如羊屎，难以排出，时有腹痛，近三日未大便，且食入即吐，不思饮食。故来栖东县医院就诊。查见痛苦病容，舌质红，苔黄而干，寸口脉象沉涩，趺阳脉浮而数。

处方：生大黄20g（后下），生甘草10g。水煎服。佐服小米稀粥，以和中润燥。

1剂药后，燥屎下，大便通。2剂诸症悉除，已能进食，无呕吐。嘱其后可食"菜团子"，不可食用"糠饼子"。

（柳吉忱医案）

解析：本案证属久食糟糠之饭，难以消化，大便秘结，胃肠蕴热，腑气不通，胃气上逆，食入即吐，而成胃反之证。治宜荡涤实热，通利大便。故有《金匮要略》之大黄甘草汤之施。对此方之用，尤在泾解云："清阳出上窍，浊阴出下窍，本乎天者亲上，本乎地者亲下也。若下既不通，必反上逆，所谓阴阳反作，气逆不从，食虽入胃，而气反出之矣。故以大黄通其大便，使浊气下行浊道，而呕吐自止。不然，止之降之无益也。"生甘草，味甘微苦，功甘缓润燥，苦以泄热，为之佐。故大黄甘草汤以其通便止呕之功而收效。

三十五、肠痈

大黄牡丹汤证案

刘某，男，41岁。1973年6月19日。

右下腹痛1周，发烧3日。自诉1周前夜间突然出现脐周围疼痛，并伴有恶心呕吐10余次，吐出物为绿色苦水，量多。兼有腹泻3次，喜冷拒按，自汗，口渴，纳呆，尿色黄赤，体温37.5℃，脉搏84次/分，血压120/84mmHg。神志清楚，痛苦面容，腹部膨隆，腹壁脂厚，但未见蠕动波及肠型，肌肉紧张明显，有压痛及反跳痛，右下腹可扪及6cm×9cm大小之包块，硬度中等，明显触痛，推之不移。血常规检查：白细胞计数为14.1×10⁹/L，中性粒细胞0.84，淋巴细胞0.16，舌质淡红，舌苔白黄微腻，脉滑数。外科诊为阑尾周围脓肿，转中医科中药治疗。

证属湿热蕴结肠道，气滞血瘀。治宜清热解毒，利湿通腑。予大黄牡丹汤调之。

处方：大黄 12g（后下），牡丹皮 12g，桃仁 10g，生石膏 30g，陈皮 10g，芒硝 10g（冲），冬瓜仁 30g，金银花 60g，蒲公英 30g，败酱草 30g，生薏苡仁 30g，延胡索 10g，川楝子 10g，甘草 6g。水煎服。

6 月 25 日二诊：服药 5 剂，诸症豁然，予以上方加红藤 30g、忍冬藤 30g，续服。

6 月 30 日三诊：续服 5 剂，肠痈而愈。

（柳吉忱医案）

解析：肠痈一证，乃热毒内聚，营血瘀结于肠中，经脉不通，肠络瘀阻而成。《金匮要略·疮痈肠痈浸淫病脉证并治》云："肠痈者，少腹肿痞，按之即痛如淋，小便自调，时时发热，自汗出，复恶寒，其脉迟紧者，脓未成，可下之，当有血。脉洪数者，脓已成，不可下也，大黄牡丹汤主之。"本案患者之见证，乃属湿热蕴结肠腑，气滞血瘀之证。故其治当以大黄牡丹汤施之。方中主用大黄、芒硝荡涤实热，宣通壅滞；牡丹皮、桃仁凉血逐瘀；冬瓜仁排脓消痈。其脉滑数，乃热毒壅盛之候，故佐以金银花、蒲公英、败酱草、薏苡仁，以增清热解毒，利湿化脓之功。加石膏以清热泻火；陈皮理气健脾，燥湿化痰。延胡索伍川楝子，名金铃子散，用以理气活血通络。诸药合用，共奏荡热解毒，消痈排脓，逐瘀攻下之效，故药用 5 剂，诸症豁然。复诊时方加红藤、忍冬藤，以增其清热利湿、通经活络之功。续服 5 剂而病愈。

薏苡附子败酱散证案

林某，男，59 岁，农民。1972 年 9 月 11 日。

右下腹疼痛年余，某医院诊为慢性阑尾炎，予以消炎、止痛药。每病发作，村医即予溴丙胺太林、元胡止痛片、消炎药治之。1 周前腹痛复发，用药无效，就急诊，外科诊为"阑尾脓肿"，患者不同意手术治疗，故请中医诊治。查：右下腹部疼痛拒按，微热，恶心呕吐，面色暗青，手足逆冷，神疲肢乏，舌暗苔黄腻，脉沉数。

证属寒湿郁结，郁而生热，治宜温阳祛湿，排脓消肿，师薏苡附子败酱散意治之。

处方：制附子 10g（先煎），薏苡仁 30g，败酱草 60g，忍冬藤 30g，红藤 30g，重楼 30g，生甘草 10g。水煎服。

经服药 2 剂，腹部疼痛大减，续服 2 剂，诸症若失。予薏苡附子败酱散原方 4 剂以固疗效。

（柳吉忱医案）

解析：薏苡附子败酱散，《金匮要略》以其温阳通脉，消肿排脓之功，而疗湿毒壅结成脓之肠痈。本方所主之肠痈，为寒湿瘀血互结，腐败成脓所致。对此之用，《金匮要略广注》云："附子辛热，破癥坚；败酱苦寒，入手足阳明经，消痈破血，能化脓为水；然肠痈多生于湿热，薏苡仁得土之燥，禀秋之凉，能燥湿清热，入手阳明大肠，为引经药也。"由此可见，该方有通经、活络、利湿、排脓、破血、消肿之功，俾湿瘀分化，脓排肿消，而肠痈得愈。方加忍冬藤、红藤，佐薏苡仁增其清利湿热之效；加重楼增其清热解毒，通瘀消肿之力。

三十六、蛔厥

大建中汤证案

娄某，男，25岁。1963年10月6日。

患者于1日前突感腹痛，继而急痛如刀绞，剧时前俯后仰，或弯腰按腹，时而辗转反侧，伴恶心、呕吐苦汁，并吐出蛔虫2条，遂来院急诊。西医诊为"胆道蛔虫症"。因患者及家属拒绝手术治疗，故请中医会诊。症见痛处拒按，四肢发凉，舌淡，苔白，脉沉弦。

此乃脾阳虚衰，中焦寒盛之蛔厥证，治宜温中散寒，安蛔止痛，师大建中汤加味调治之。

处方：蜀椒10g，干姜10g，红参10g，乌梅10g，饴糖6g。水煎服。

当日服药1剂后，腹痛息，安然入睡，次日下床如常人。续服3剂，诸症悉除。予乌梅丸善后。

（柳吉忱医案）

解析：大建中汤，在《金匮要略》中以温中散寒之功，用于脾阳虚衰，中焦寒盛之证而成建中之效。柯琴谓"蛔得酸则静，得辛则伏，得苦能下"。本案之治，不予乌梅丸，而予大建中汤者，盖因阳衰阴盛之"大寒痛"之候，故当温中散寒，以建中气而安蛔也。方中蜀椒、干姜大辛大热，温脾胃，建中阳，散逆气，止痛平呕，此蛔即"得辛则伏"之谓；人参、饴糖甘而建中，缓急止痛，中阳得振，寒邪得解；加乌梅者，乃"蛔得酸则静"之谓。诸药合用，五脏安和，中阳得建，蛔虫无上扰之虞，故续以乌梅丸而成驱蛔之治。

乌梅丸证案

例1

吴某，女，19岁，农民。1959年2月19日。

昨日出现脘腹痛，且得食即吐，今天来院就诊。症见面色晦暗，弯腰捧腹，辗转不安，呻吟不已，四肢逆冷，汗出淋漓，心烦，不能食，舌淡，舌边尖有瘀点，苔白，脉弦细。

处方：制乌梅15g，细辛3g，干姜6g，黄连10g，黄柏6g，桂枝6g，当归10g，人参6g，制附子10g（先煎），川椒6g，槟榔10g，延胡索10g，川楝子6g。3剂，水煎服。

服药1剂，脘腹痛辄止，3剂服毕，便出蛔虫一团，纳食可，亦无腹痛。以原方制成丸剂续治，每日大便均有蛔虫。1周后大便未见蛔虫。

（牟永昌医案）

解析：汉代张仲景《伤寒论》载有"脏寒，蛔上入其膈""蛔厥者，乌梅丸主之"之条文，即表述了脏厥及蛔厥的证治。脉微而厥，是脏厥和蛔厥的共同症状，是阳气虚衰，不能敷布而致。蛔厥有吐蛔之症，因胃热肠寒，蛔上入膈，乃寒热错杂之候，故仲景以人参之甘，乌梅、苦酒（醋）之酸，连、柏之苦，姜、辛、归、附、椒、桂之辛，安蛔温脏而止其厥。此即"蛔得甘则动，得苦则安""得酸则静，得辛热则止"之谓也。《医方集解》称该方"此足阳明、厥阴药也"，柯琴在《伤寒来苏集》中，将此方誉为"厥阴之治法也"，尚云："仲景之方，多以辛甘、甘凉为君，独此方用酸收之品者，以厥阴主肝而属木。《洪范》云：'木曰曲直，曲直作酸。'《内经》曰：'木生酸，酸入肝，以酸泻之，以酸收之。'君乌梅之大酸，是伏其所主也。佐黄连泻心而除痞，黄柏滋肾以除渴，先其所因也。肾者肝之母，椒、附以温肾，则火有所归，而肝得所养，是固其本也。肝欲散，细辛、干姜以散之。肝藏血，桂枝、当归引血归经也。寒热并用，五味兼收，则气味不和，故佐以人参调其中气。以苦酒浸乌梅，同气相求，蒸之米下，资其谷气。加蜜为丸，少与而渐加止，缓以治其本也。"《金匮要略·趺蹶手指臂肿转筋狐疝蛔虫病脉证治》云："蛔厥者，当吐蛔。"本案初诊，虽疑诊为"蛔虫性肠梗阻"，然见寒热错杂证候，故以脏厥治之，而用乌梅丸易汤调之。《伤寒论》厥阴篇第337条记云："凡厥者，阴阳气不相顺接，便为厥。厥者，手足逆冷者是也。"故加川楝子行气止痛，延胡索活血止痛，二药相伍，《素问病机气宜保命集》名"金铃子散"，为行气疏肝，活血止痛之剂，俾气机通畅，则"阴阳气不相顺接"之候得缓；药加槟榔，以其味苦能降、味辛能散、性温可通行之功，佐金铃子散以通气行滞；且槟榔与川楝子尚有驱虫之功。诸药合用，永昌公名之曰"加味乌梅丸"。验诸临床，或以丸剂用之，或以汤剂用之辄取良效。

尝见永昌公运用"加味乌梅丸"，治疗胆道蛔虫症、慢性胃炎、十二指肠淤积症、十二指肠球部溃疡、慢性结肠炎、直肠息肉，均见寒热错杂之证者。由此可见，辨证论治是中医学术特点的集中表现，其主要依据于证。证有证据、证候之意，是中医学的一个特有概念，它既是诊断的结果，又是论治的依据，既概括了症状的表现，又包含着对生理的认识，即辨证论治的特点是通过"证"突出表现出来。"同病异治"或"异病同治"，其核心是一个"证"字，它有病名，有辨证，有治疗方法，在整体观念的指导下，运用系统方法，将辨病与辨证二者有机地结合起来。解读永昌公之验案，彰显中医临床是既有辨证，也有辨病，此案即属此者。

例2

史某，女，39岁，农民。1962年9月11日。

前天上午8时，上腹部隐痛，恶心，10时许，出现阵发性加剧和钻顶样疼痛，患者辗转不安，伴恶心呕吐，吐出物夹有蛔虫，于昨天上午急来院就诊，外科以胆道蛔虫收入院。因患者不同意手术治疗，故于今日上午请中医会诊。症见寒战，发热，右上腹部触痛，黄疸，舌淡，苔白兼黄，大便溏垢，脉弦数。

处方：茵陈15g，郁金10g，大黄15g（后下），牵牛子6g，姜半夏6g，木香10g，沉香6g，藿香10g，乌药6g，干姜6g，乌梅10g，槟榔30g，使君子10g。水煎服。

服药1剂，恶心、呕吐、腹痛辄止。续服2剂，恶寒、发热悉除，大便稀，便出蛔虫不计其数。继服3剂，黄疸明显消退。原方去姜半夏、沉香、藿香，加川楝子6g、枳壳6g，续服，3日后黄疸消退，诸症悉除，病愈出院。

（牟永昌医案）

解析：肠内寄生的蛔虫一般在小肠内，可能由于胃酸减低，驱蛔不当，胃肠功能紊乱等因，蛔虫上行至十二指肠，又进入胆总管内，促使Oddi括约肌痉挛而引起腹痛，胆之排泄功能受阻而出现黄疸。永昌公仍按蛔厥论治。方用乌梅，其味酸以制蛔，先安其扰动；槟榔味苦辛，具辛甘苦降之性，降气行滞，而利胆和胃，性温可通行肠腑，则气积腹胀、大便溏垢之症可解，且又为杀虫要药；茵陈味苦性微寒，功于清热利湿以退黄，为治黄疸之专药；郁金味苦辛性寒，辛开苦降，入气分以行气解郁，入血分以凉血破瘀，为血中之气药，为枢机不利、气滞血瘀所致胸胁脘腹疼痛常用之药；大黄、干姜同用，可下寒实积滞；牵牛子苦寒性降，可消除三焦气分湿热壅滞之证，且兼有治虫积腹痛之能；半夏和胃降逆止呕；藿香辛微温，有化湿止呕之功，此处之用，可治湿困脾阳，大便溏垢；木香以其辛散苦降温通之性，而通行胃肠、三焦，为健脾和胃消食、行气止痛之要药；沉香苦辛温，具行气止痛、温中止呕之效，与乌药、木香、槟榔同用，名沉香四磨汤，乃治胸胁脘腹气滞疼痛之剂；使君子仁为杀虫消积之专药。诸药合用，永昌公名其曰"茵陈乌梅汤"，仅用药 3 剂，即收卓效。因恶心、呕吐、脘痞诸症已解，故三诊时去半夏、藿香、沉香，加川楝子、枳壳，与乌梅、使君子、槟榔、牵牛子、木香诸药相伍，公名之曰"乌梅驱蛔汤"，为治蛔虫症之基础用方，此皆乌梅丸之变方也。

三十七、消渴

白虎加人参汤证案

冷某，女，39 岁，教师。1972 年 10 月 21 日。

口唇干燥，烦渴多饮，纳食一般，患病月余，理化检查无异常，舌边尖红，苔黄，脉洪微数。

证属肺胃热盛，耗伤津液，而致消渴，治宜清热，生津，止渴，予白虎加人参汤调治之。

处方：知母 15g，石膏 30g，红参 10g，天花粉 10g，石斛 10g，粳米 20g，生甘草 6g。水煎服。

服药 4 剂口唇干燥悉除，烦渴多饮亦减。守方续服 4 剂，烦渴引饮之候亦除，而病证痊愈。

（柳吉忱医案）

解析：《金匮要略心典》解云："此肺胃热盛伤津，故以白虎清热，人参生津止渴，盖即所谓上消膈消之证。"故该方为热盛伤津证糖尿病之良方。该案虽理化检查正常，但上消之证悉具，故有白虎加人参汤之施，以成清热生津止渴之效，而加天花粉、石斛者以增其生津止渴之力。

柴胡去半夏加瓜蒌根汤证案

例1

衣某，女，43岁。1986年2月6日。

1年前，因恚怒，遂发口干渴，多饮多尿，某县人民医院诊为糖尿病，曾服苯乙双胍等药物。近来，病情加重，时五心烦热，口干咽燥，便秘，饮水每日约5暖水瓶，小便日三十余次，尿糖（＋＋＋），血糖21mmol/L，舌红少苔，脉细数。

证属肝气郁结，五志化火，气化失司，而发消渴。治宜解郁化火，益气养阴。予柴胡去半夏加瓜蒌根汤加味。

处方：柴胡12g，黄芩12g，人参12g，天花粉15g，山药30g，黄芪30g，生地黄15g，玄参12g，生甘草3g，生姜3片。水煎服。

服药10剂后，诸症悉减，尿糖（＋＋）。上方继服10剂，诸症豁然，尿糖（＋）。守上方30剂，尿糖（－），血糖降为正常。为巩固疗效，予以人参6g，天花粉6g，山药6g，作散剂，早晚分服。

（柳吉忱医案）

解析：本案患者发消渴，盖因情绪恚怒，气机郁结，郁而化火，进而烧灼肺胃阴津而发消渴，此即"五志化火"之谓。早在20世纪50年代吉忱公即有"糖尿病从肝论治"之论，方予柴胡去半夏加瓜蒌根汤。方中所寓之小柴胡汤，以柴胡、黄芩条达枢机，清火散郁；赖人参、甘草俾中气健运，气化有司，而俾津液敷布；姜枣乃酸甘、辛甘和合之用，则营卫得调，气血化生，津液得布；半夏辛温于证不利故去之；瓜蒌根即天花粉，《神农本草经》谓其"微苦、微寒"，成无己谓："瓜蒌根……润枯燥者也，加之则津液通行，是为渴所宜也。"复云："津液不足而为渴，苦以坚之，瓜蒌之苦，以生津液。"李时珍云："瓜蒌根，味甘微苦酸……酸能生津……故能止渴润枯。微苦降火，甘不伤胃。"取其性寒味甘微酸苦，生津止渴之功以除烦热。吉忱公方加黄芪与参相伍，名参芪汤，以增其大补元气，生津止渴之功；生地黄、玄参，滋阴生津，清热润肠以祛咽燥便秘之候。诸药合用，郁火得清，津液得布，消渴诸候得解。

愈后予人参、天花粉、山药作散剂以固疗效，今名消渴散。方中取天花粉，清热润肺，养胃生津；人参补脾益气生津；山药补脾胃，益肺肾。三药合用，则肺、脾、肾三脏并调，上、中、下三焦之气化同司，三消之证得解，故"消渴散"为治消渴病之良方。方加生地黄、天门冬、麦冬，名"三才消渴方"。

吉忱公于临证时有一方单味、数味，或一方数十味，公谓："昔张介宾尚云：'治病用药，本贵精专，尤宜勇敢。'意谓法无定法，应病而施，用药亦然。"观此案公之用药，与证相符，精而专，药简力宏，处方用药，似有一味不可减，而又有一味不可增之感。可见其临证独具匠心，法贵权变，方在精练。

例 2

张某，女，54 岁。1989 年 12 月。

患糖尿病 4 年。4 年前，因多饮多尿于某市医院诊为糖尿病。曾服苯乙双胍、消渴丸等药物，病情时轻时重。近年来，病情加重，时烦躁，五心烦热，口干咽燥，便秘，每日约饮 5 暖瓶水，小溲十余次，尿糖（++++），血糖 21.1mmol/L，舌红少苔，脉细数。

辨证：枢机不利，气化失司，郁热伤津。

治法：和解少阳，清热生津止渴。

方药：柴胡去半夏加瓜蒌根汤加味。

柴胡 12g，黄芩 12g，西洋参 12g，天花粉 15g，山药 30g，黄芪 30g，黄连 10g，生地黄 15g，玄参 12g，白薇 12g，甘草 10g，生姜 3 片。水煎服。

上药服 8 剂后，诸症大减，尿糖（++）。继服 10 剂，诸症豁然，尿糖（+）。守上方 30 剂，血糖、尿糖正常。为巩固疗效，予以消渴散（红参、花粉、山药）续服。

（柳少逸医案）

解析：柴胡去半夏加瓜蒌根汤，出自《金匮要略》，原为"治疟病发渴者"而设方。本案患者因柴胡证俱，故寓小柴胡汤，以和解少阳，达郁清热；《神农本草经》谓瓜蒌根"主消渴，身热，烦满大热，补虚安中"，故为热病烦渴、内热消渴之效药。此即柴胡去半夏加瓜蒌根汤用于消渴之理。因人参甘温，与证不利，故吉忱公代之以西洋参；加山药补脾和胃，生津益肺，为虚热消渴之必用；黄芪益气生津，为内热消渴之要药；芩、连泻火存阴，玄参、白薇、生地黄清退虚热而生津。诸药配伍，以增其清热滋阴，生津止渴之效，而病证痊愈。

瓜蒌牡蛎散证案

姜某，女，51 岁。1975 年 3 月 21 日。

患糖尿病经年，近年来病情加重，时烦躁，口干渴，欲饮水，小便多，日饮水 3 ~ 4 暖瓶，小便日十余次，大便干，面赤，舌红，苔略黄，脉数。尿糖（++++），血糖 17.8mmol/L。

证属肺胃俱热证，治宜清解肺胃，生津止渴，予瓜蒌牡蛎散易汤加味。

处方：天花粉 12g，牡蛎 20g，西洋参 10g，山药 15g，玄参 12g，白薇 12g，知母 10g，生地黄 15g，石斛 10g，甘草 10g，生姜 3 片。水煎服。

服药 4 剂，诸症悉减，尿糖（++）。守方 20 剂，血糖、尿糖降至正常范围。予以瓜蒌牡蛎散加西洋参、山药各等分，共为散剂，每次 10g，每日 3 次，以固疗效。

（柳吉忱医案）

解析：瓜蒌牡蛎散，乃《金匮要略》为肺胃俱热证而设方。以其清解肺胃，生津止渴之功，而治口干渴，小便赤，大便干，咳嗽，痰黄，面赤，鼻燥，或心下痞满，舌红，苔黄，脉数等候。案中主以瓜蒌牡蛎散易汤，以成清解肺胃，生津止渴之治。方中瓜蒌根甘苦微寒，入肺、胃二经，既能清肺胃之烦热，又善于滋生阴液，故可生津止渴；牡蛎性寒质重，能清热益阴，且能引热下行，故为阴虚发热之良药。二药合用，共成津生热降之功，而渴证自已。诚如《金匮要略广注》所云："渴不差者，血虚内热也，瓜蒌根能撤热生津，牡蛎水族，咸寒入肾经，肾属水，张元素谓牡蛎壮水之主以制阳光，则渴饮不思是也。"而所加之药，均以其滋阴清热，生津止渴之功而成辅佐之治。

肾气丸证案

赵某，男，42 岁。1972 年 6 月 13 日。

患消渴 3 年，症见精神萎而不振，形体消瘦，小便多，"以饮一斗，小便一斗"之况，伴阳痿，腰膝酸软，头发露顶，舌淡边有齿痕，苔薄白，脉沉弦微细。昨日空腹血糖 12.00mmol/L，尿糖（+++）。

证属肾阳虚衰，阳不化津，而致消渴。治宜补肾温阳，化气生津，予肾气丸易汤治之。

处方：熟地黄 15g，山萸肉 15g，炒山药 15g，牡丹皮 10g，茯苓 15g，泽泻 10g，炙黄芪 15g，肉苁蓉 10g，制首乌

12g，肉桂 6g，制附子 10g（先煎），天花粉 15g，制乌梅 10g，红参 10g，苏木 10g，制白芍 10g。水煎服。

该方服用 20 剂，饮水、小便均如常人。续服 10 剂，形体丰满，余症悉除。予以人参、山药、天花粉等量，研细末，作散剂，每次 10g，每日 2 次，以固疗效。

（柳吉忱医案）

解析：肾气丸出自《金匮要略》，故又名"金匮肾气丸"，本方为治肾阳亏虚，命门之火不足之证。方中熟地黄滋补肾阴，山茱萸、山药滋补肝脾；并以少量肉桂、附子温补肾中之阳，意在微微生长少火以生肾气。《医宗金鉴》谓："此肾气丸纳桂附于滋阴剂中十倍之一，意不在补火，而在微微生火，即生肾气也。"其治在于"益火之源，以消阴翳"也。方中泽泻、茯苓利水渗湿，牡丹皮清泻肝火，三药与温补肾阳药相配，意在补中寓泻，使补而不滞。此太极辨证思维也，属阴中求阳之伍。诚如张景岳所云："善补阳者，必于阴中求阳，则阳得阴助而生化无穷。"下消之用肾气丸，乃补肾之虚，温其元阳，俾气化得施，而下消之证得解。案中肾气丸伍人参、黄芪，以益气司化气之治；伍制首乌、肉苁蓉、白芍、乌梅、天花粉，乃生津益阴之施；苏木和血通脉，佐参芪而络脉无瘀滞之候。

瓜蒌瞿麦丸证案

王某，女，56 岁，工人。1972 年 6 月 15 日。

既往有糖尿病史，近1周来病情加剧，口干渴，多饮，日饮6暖瓶水，仍不解其渴，小便频数而长，面色萎黄，心悸，全身乏力，形寒肢冷，舌淡红苔薄白，脉沉细而弱，尿糖（+++），血糖正常。

证属肾脾气虚，气化蒸津之功失司，而致上燥下寒证，故有瓜蒌瞿麦丸易汤化裁。

处方：瓜蒌根15g，茯苓20g，山药20g，五味子10g，红参10g，制附子10g（先煎），瞿麦10g，葛根20g。水煎服。

服药12剂后诸症悉减，尿检尿糖正常，守方继服12剂，诸症豁然，病证痊愈。嘱其忌恚怒，控制饮食，以防复发。

（柳吉忱医案）

解析：瓜蒌瞿麦丸，《金匮要略》以其温阳化气，生津润燥之功，用以治疗肾失气化，小便不利之证。症见小便不利，口渴，腰膝酸软，或腹中冷，或浮肿，或口干不欲饮，舌淡，苔少或薄白，脉沉细而弱。薯蓣，即山药。瓜蒌根，即天花粉。方中瓜蒌根、薯蓣生津润燥，以制其渴；瞿麦、茯苓渗泄行水，以利小便；炮附子一味，能温阳化气，使津液上蒸，水气下行，盖亦肾气丸之变制。然必其人脉沉无热，方后云"腹中温为知"，此乃阳气不足之反证，可知热附子乃当用之品。方加人参、五味子，佐天花粉、山药益气生津；葛根生津止渴。该案之治，乃瓜蒌瞿丸易汤伍益气生津药而收功。

三十八、头痛

吴茱萸汤证案

丁某，女，41岁，工人。1979年12月9日。

素体形寒肢冷，月经延后，量少色淡，带下清稀。近十余天来，头痛，干呕，吐涎沫，口淡，心下痞，纳食呆滞，舌淡苔白滑，脉弦迟。

证属肾阳不足，寒自内生，寒邪内犯足厥阴肝经，循经上冲达颠顶而致头痛。治宜暖肝和胃，温中降逆，予《伤寒论》吴茱萸汤意治之。

处方：吴茱萸10g，红参12g，大枣10g，生姜20g。水煎服。

12月14日二诊：服药3剂，头痛、干呕、吐涎沫悉去。予吴茱萸汤化裁作散剂服，以除肝寒犯胃，而致心下痞、纳呆等证。

处方：吴茱萸60g，人参30g，苍术60g，炒麦芽30g，陈皮30g，神曲30g，共为细末，每次10g，每日3次，食前服。

12 月 25 日三诊：续治 1 周，胃肠无不适，纳食渐馨。

（柳吉忱医案）

解析：吴茱萸汤，方出《伤寒论》，乃为寒逆干呕头痛证而设方。1979 年己未岁，乃太阴湿土司天，太阳寒水在泉之年，12 月 11 日乃农历冬月，为终之气时，主、客之气均为太阳寒水，盖因"终之气，寒大举，湿大化""寒湿推于气交而为疾也"，故外寒外湿伤人，引动内寒，加之患者素体阳虚，寒自内生，故有寒邪内盛、浊阴之气上犯足厥阴肝经，而致干呕，吐涎沫，头痛之疾。方以吴茱萸暖肝和胃；伍大剂生姜宣散寒邪，降逆止呕；人参、大枣益气补虚和中。诸药合用，以奏暖肝和胃，通阳泄浊之功。故公谓吴茱萸汤为治肝寒头痛和寒逆干呕病之良剂。

清·魏之琇《续名医类案》云："药不在多，贵得其宜。"清·冯兆张《冯氏锦囊秘录》云："虽然方不可泥，亦不可遗。以古方为规矩，合今病而变通。"故吉忱公以己未岁终之气"寒湿推于气交而为疾"，宗仲景"干呕吐涎沫，头痛者，吴茱萸汤主之"之论，而有吴茱萸汤疗头痛之案。为除阳虚内寒之心下痞、纳呆症，予以吴茱萸汤作散剂续服，亦"合今病而变通"之治也。

柴胡加龙骨牡蛎汤证案

刘某，男，61 岁。1991 年 3 月 9 日。

患血管神经性头痛 10 余年，休作有时，发作时伴恶心呕吐，目眩不敢睁眼，烦躁易怒，纳食尚可，大便干结，溺黄。血压正常，无脑血管意外病史。舌质略暗，舌下脉络粗暗，舌苔薄黄微腻，脉弦。

证属肝气郁结，痰火上扰清窍，脑络瘀阻。治宜条达枢机，和解少阳，清肝泻火，豁痰通瘀，予柴胡加龙骨牡蛎汤化裁。

柴胡 12g，黄芩 10g，党参 12g，姜半夏 10g，桂枝 10g，赤芍 12g，川芎 10g，茯苓 12g，大黄 6g（后下），生龙骨 15g（先煎），生牡蛎 15g（先煎），水牛角 15g，白芷 10g，生甘草 6g，生姜 10g，大枣 10g。水煎服。

服药 5 剂，诸症豁然，再服 10 剂，病证痊愈。

（柳少逸医案）

解析：古有"无风不作眩""无痰不作眩""无虚不作眩"之说，而本案之主要病机，既非肝风，又非痰浊，亦非虚损。因其头痛、烦躁易怒、大便干结、溺黄，且休作有时，证属枢机不利，气化失司，痰瘀互结，故予柴胡加龙骨牡蛎汤加味，以和解少阳，调和营卫，化气通脉。本案患者头目眩晕，但以头痛见著，故予川芎、赤芍、白芷、水牛角，活血通脉，解痉止痛。本案之用药，内寓《伤寒论》之小柴胡汤，条达枢机，透理三焦，理气导滞；桂枝汤，和营卫，行气血；《金匮要略》之当归芍药散，调肝和血，健脾渗湿。故诸药合用，枢机得调，营卫以行，气化有司，痰瘀得解，而病证痊愈。

麻黄细辛附子汤证案

左某，女，43 岁。1974 年 3 月 10 日。

右侧三叉神经痛年余，曾用针灸、中西药治疗罔效，延余诊治。患者诉疾病早期，右侧头面痛，疼痛时间短暂，间歇期较长，发作次数少，近 3 个月发作次数增多，逐渐频繁，疼痛越来越重，呈突然闪电样剧烈疼痛，且遇冷痛剧，得热则痛减，发作时面色苍白，按摩局部则稍减。舌淡红，苔薄白，脉沉细而弦。

此乃寒邪上犯清窍，滞于阳明、少阳经，寒邪凝滞收引而致头面部疼痛。治宜温经散寒，搜风通络，佐以和营濡筋，予麻黄细辛附子汤加味。

处方：生麻黄 10g，细辛 3g，制附子 10g（先煎），白芷 10g，川芎 10g。水煎服。早晚冲服止痉散（全蝎、蜈蚣等分）1.5g。

用药 1 周，诸症悉减。续服 1 个月，病证痊愈。予麻黄细辛附子汤研粗末，每日 30g 煎服，以防复发。

（柳少逸医案）

解析：麻黄细辛附子汤，方出自《伤寒论》，属温阳散寒之剂。三叉神经痛，头面剧痛连脑，实属难愈顽疾。此案患者遇冷痛剧，得热则痛减，故予此方，而收效于预期。

《绛雪园古方选注》称"此从里达表，由阴出阳之剂也"，《伤寒溯源集》称此方"为温经散寒之神剂"，《医贯》有"齿痛连脑者，此系少阴伤寒，用麻黄附子细辛汤"的记载。方中麻黄开腠，解肌中之寒邪，乃"由阴出阳"之用；附子温经扶阳，散寒通络；细辛散逐里寒川芎、白芷祛风止痛。诸药合用，阳气以振，凝滞阴寒之邪得去，而疼痛得解。为增其解痉定搐之功，故佐服止痉散。

小柴胡汤证案

于某，女，40 岁，工人。1990 年 12 月。

右侧头、面颊部及齿痛 1 年余，去年 9 月患者因情绪紧张，感牙齿灼热疼痛，不敢咀嚼，当时未在意，继而右侧头面部疼痛，夜间痛着，呈烧灼、刀割样痛，在本地医院口腔科诊为"三叉神经痛"，住院治疗 1 月余，病情无好转，医生决定行手术治疗，因患者拒绝手术，而出院求中医治疗。诊见口苦，咽干，头痛目眩，舌红，苔薄黄，脉弦细。

证属少阳枢机不利，肝胆之火上郁，络脉痹阻。治宜疏利气机，散郁通络，予小柴胡汤加味治之。

处方：柴胡 15g，黄芩 12g，半夏 10g，党参 12g，桃仁 12g，红花 12g，白附子 10g（先煎），黄荆子 12g，川芎 15g，细辛 6g，老鹳草 12g，白芍 24g，甘草 10g。水煎服。

服药 5 剂后疼痛大减，但夜间仍疼痛，上方加龙骨、牡蛎各 15g，10 剂后疼痛基本消失，因患者厌倦服中药而停服，1 个月余又复作，但程度较轻，守上方再服 20 剂，诸症消失，至今未再发。

（柳少逸医案）

解析：三叉神经痛，发病休作有时，示其柴胡证俱；口苦、咽干、目眩，示少阳证在，故谓证属枢机不利，胆火上郁，开阖失司，络脉痹阻，而诸症存焉。故以小柴胡汤条达枢机，清火散郁；老鹳草、黄荆子乃治头面齿痛之常用药，与白附子、细辛共成通经活络之效；川芎、桃仁、红花活血通脉，白芍、甘草酸甘化阴，濡养筋脉而缓急止痛。诸药合用，而收效于预期。

三十九、眩晕

真武汤证案

于某，男，59 岁，干部。1974 年 10 月 15 日。

既往有高血压病史 10 余年，头晕目眩，肉瞤心悸，形体肥胖，肢体浮肿，腰膝酸软，小便频而短，大便较稀，胸闷气短，纳呆，体倦，神疲，心烦。舌淡红边有痕，苔薄白，脉沉迟，左关脉弦。血压 190/110mmHg。

证属肾元不足，阴阳双亏。治宜温肾壮阳，养血益阴，予加味真武汤治之。

处方：制附子 10g（先煎），白术 15g，茯苓 12g，白芍 12g，石决明 18g，生龙骨 30g（先煎），生牡蛎 30g（先煎），天麻 10g，女贞子 15g，旱莲草 15g，杜仲 12g，桑寄生 12g，枸杞子 15g，生姜 3 片。水煎服。

药用 4 剂后，眩晕、肉瞤、心悸、胸闷、浮肿、纳呆诸症悉减，时有心烦，脉沉迟，血压 180/109mmHg。仍宗原法，予上方加莲子心 10g。水煎服。

递进 8 剂，诸症豁然，血压仍高，仍宗原意，继服中药。续进 12 剂，诸症悉除，血压稳定。舌淡红，苔薄白，脉沉缓，血压 150/90mmHg。予附子 10g（先煎），石决明 18g，白芍 10g，夏枯草 10g，水煎服，以善其后。

（柳吉忱医案）

解析：高血压病的主要病机为阳亢风动扰乱清窍而致眩晕诸症，而阳亢风动者，又多因肝阴亏虚所致。故其治多为平肝育阴、重镇潜阳之法。然尚有痰火蕴伏扰动肝阳者及脾肾阳虚水气内停者，若水邪上犯清阳，致头眩或清阳不升，清窍失濡，髓海失荣，而发眩晕者，公有加味真武汤之用，本案即属后者。

真武汤方出自《伤寒论》，乃为阳虚水泛证而设方，其治，功于温阳利水。方中附子温补肾阳，助阳以行水，则无水邪上犯之弊而眩晕自止；白术、茯苓健脾渗湿，以利水邪；生姜辛温，佐附子以助阳，宣散水气，又伍茯苓以温散水邪；芍药以其敛阴缓急之功，而解肉瞤之证。此案用药之要是附子、石决明之伍，附子为回阳救逆，温阳行水之味，石决明为镇肝潜阳，解痉息风之品，二药一动一静，一温一寒，药性功效相殊，然二药并用，而有异途同归之妙。其要有二：其一，肝旺于上，肾亏于下，肝肾不交，母子相离，以石决明潜降虚阳，使其从上达下。吉忱公谓："凡补阳之剂，无不能升者，止以阳主升之由也。"附子鼓动肾阳，蒸发肾火，使其从下济上，故二者得交，肝肾同归于平。其二，附子能固肾中之阳，石决明能制肝木之刚，两者并用，乃"扶阳长阴"之义。而方加龙骨、牡蛎、天麻镇肝息风、女贞子、旱莲草滋补肝肾，杜仲、桑寄生、枸杞子，以佐白芍柔肝息风之功，又佐石决明制肝木之刚之力。于是吉忱公谓此方曰"加味真武汤"，为阳虚水泛之高血压病者之用方。

就"加味真武汤"用药之妙，吉忱公引蔡陆仙《中国医药汇海》语解之："若夫方之与药，其功用又迥不相侔。盖药仅有个性之特长，方则有合群之妙用，一也。药有益而即有害，方则有利而无弊，二也。药则功力有限，治病之范围狭小，方则裁制随心，临证则应变无穷，三也。"

桂枝甘草汤证案

邢某，男，31 岁。1974 年 3 月 16 日。

素体阳虚，低血压（80/50mmHg）十余年，眩晕，精神萎靡，形寒肢冷，少寐多梦，健忘体倦，腰膝酸软，耳鸣。舌淡，脉沉细。

诊断：眩晕。

辨证：肾阳不足，清窍失养。

治法：益元通阳。

方药：桂枝甘草汤加味。

桂枝 12g，炙甘草 10g，肉桂 6g，鹿角胶 6g（烊化）。水煎服。

服药 10 剂，诸症豁然，血压 90/60mmHg。予上方加五味子 10g，红参 6g。续服 20 剂，眩晕止，神充体健，血压 110/70mmHg。为巩固药效，嘱服右归丸。

（柳少逸医案）

解析：此案之效，在于桂枝甘草汤乃辛甘化阳之伍，辅以肉桂、鹿角胶益元荣督，则阳气通达，清阳得以上升，浊阴得以下降，而眩晕止，血压升。佐以红参、五味子乃益心阳，养心阴之用，于是肾元得荣，心血足，心气充，则脉通也。由此可见，经方多具方简药少的组方特点，若脉证相符，必收卓功，诚如《普济方》所论："兵不必众而收功，药不必多而取效，盖医者能机变即可用也。"

柴胡加龙骨牡蛎汤证案

张某，男，60 岁，干部。1980 年 8 月。

患高血压病 3 年，加重 1 年。常感头晕，目眩，耳鸣，头顶胀且跳痛，血压 180/90mmHg。近 1 年来，病情加重，需服降压药才可控制，因服降压药嗜睡乏力，故求中医治疗。患者精神不振，面色潮红，体形稍胖，动态自如，舌红，苔中间稍黄，脉弦略滑，血压 175/90mmHg。

师柴胡加龙骨牡蛎汤意化裁。

处方：柴胡 12g，黄芩 12g，半夏 10g，党参 15g，桂枝 12g，茯苓 15g，酒大黄 10g（后下），生龙骨 30g（先煎），生牡蛎 30g（先煎），磁石 30g（先煎），珍珠母 30g（先煎），甘草 10g，生姜 10g，大枣 10g。水煎服，每日 1 剂。

5 剂后，血压降至正常，诸症亦减，守方继服 10 剂后，诸症消失，上方去磁石、珍珠母后，再服 20 剂，血压未再超出正常范围。嘱每日以芩胆决明饮（黄芩、龙胆草、决明子）煎汤代茶服。

（柳少逸医案）

解析：柴胡加龙骨牡蛎汤，方出自《伤寒论》。本案患者之柴胡汤证俱，故方中主用小柴胡汤以和解少阳，疏肝达郁；患者见头顶胀且跳痛，故加龙骨、牡蛎、磁石、珍珠母平肝潜阳，降上亢之阳；茯苓利水渗湿；桂枝温经通脉；药用酒大黄，引其上行至颠，祛热下行，佐黄芩以清上部之热。诸药合用，郁火得清，上亢之阳得潜，血压得降，病证痊愈。

小柴胡汤证案

李某，女，31 岁。1968 年 11 月 21 日。

产后 1 周，往来寒热，胸胁苦满，恶心，呕不能食，眩晕，心烦少寐，全身无汗，但头汗出，大便干，全身无力，腰膝酸软，面色萎黄，舌淡红，苔薄白，脉沉细，关脉微弦。

证属产后血弱气尽，腠理开，邪气因入，与正气相搏，少阳被郁而见郁冒诸候。宗"肝郁散之""火郁发之"之法，治宜条达枢机，清火散郁，故予小柴胡汤加味施之。

处方：柴胡10g，黄芩10g，红参6g，姜半夏10g，炒栀子10g，淡豆豉12g，竹茹12g，炙甘草10g，生姜3片，大枣4枚。水煎，去滓再煎温服。

服药1剂，头晕、恶心、呕不能食诸症豁然，续服3剂，病证痊愈。

（柳吉忱医案）

解析：尤在泾云："产妇新虚，不宜多汗，而此反喜汗出者，血去阴虚，阳受邪气而独盛，汗出则邪去，阳弱而后与阴相和，所谓损阳而就阴是也。小柴胡主之者，以邪气不可不散，而正虚不可不顾，惟此法为能解散客邪，而和利阴阳耳。"方中人参、甘草补虚，柴胡解表，黄芩清热，半夏散逆气，姜、枣行津液。于是，诸药合用，枢机得调，津液得行，气血得补，而诸症悉除。因热扰胸膈而致心烦不得眠，故有栀子豉汤之施，药用竹茹者，亦清热除烦，降逆止呕之治。

肾气丸证案

丁某，女，46岁。1976年12月22日。

既往有低血压病史，近来眩晕加剧，伴精神萎靡，健忘、腰膝酸软，耳鸣，四肢不温，形寒肢冷，闭经3个月，舌质淡，脉沉细而弱。血压 85/60mmHg。

证属肾阳虚弱，肾精不足，髓海失养，而致眩晕。治宜益元荣肾，填精补髓，予肾气丸易汤合桂枝甘草汤加味。

处方：熟地 15g，山药 12g，山萸肉 15g，茯苓 15g，牡丹皮 10g，泽泻 15g，鹿茸 6g（研冲），怀牛膝 10g，天麻 10g，桂枝 12g，肉桂 6g，炙甘草 10g。5 剂。水煎服。

12 月 27 日二诊：服药后，眩晕诸症悉减，耳鸣仍作，加磁石 10g、五味子 10g，续服。乃寓耳聋左慈丸意。

1977 年 1 月 8 日三诊：续服 10 剂，眩晕、耳鸣息，神悦体健，血压 110/70mmHg。予原方去重镇之磁石续服。1 个月后复诊欣言相告：眩晕诸症未作，血压正常。1 周前月经来潮。嘱服金匮肾气丸、乌鸡白凤丸，以益肾元、调冲任。

（柳吉忱医案）

解析：精髓不足，髓海失荣而发眩晕，此即"无虚不作眩"之谓也。方中六味地黄丸滋阴益肾，养肝健脾；加怀牛膝补肝肾，益气血；鹿茸为血肉有情之品，补督脉，壮元阳，生精髓。诸药合用乃《证治准绳》补肾地黄丸之治。《伤寒论》桂枝甘草汤，乃辛甘化阳之伍，辅之天麻镇肝息风，肉桂补火助阳，俾清阳得以上升，浊阴得以下降，故六味地黄丸合桂附，乃八味肾气丸之治。故服药 5 剂而眩晕止。二诊时，耳鸣仍作，加磁石，乃镇肝潜阳、聪耳明目之用；五味子五味具备，然以酸咸之味而补肾水、育肝阴。故六味地黄丸伍二药之用，又成耳聋左慈丸之治，则肝肾得养，肾窍得聪，眩晕耳鸣可解。因肝肾得养，故冲任得调，虽主调眩晕，皆因肾元得补，气充血足，而月经得以复潮。

泽泻汤证案

孙某，男，57 岁，干部。1967 年 4 月 21 日。

近 1 周来头目眩晕，动则尤甚，呕吐痰涎，口干不欲饮，形体肥胖，西医诊为梅尼埃病。查血压 110/70mmHg，舌胖边有齿痕，苔白滑，脉沉弦而细。

证属饮停心下，清阳不升，清窍失濡，浊阴上逆，清窍被蒙，而致头目冒眩。治宜健脾益气，蠲除痰饮，师泽泻汤意施治。

处方：泽泻 30g，炒白术 30g，石菖蒲 15g。水煎服。

服药 1 剂，眩晕、呕吐辄止，续服 2 剂，症状消失。

(柳古忧医案)

解析：尤在泾云："水饮之邪，上乘清阳之位，则为冒眩。冒者，昏冒而神不清，如有物冒蔽之也；眩者，目眩转而乍见玄黑也。泽泻泻水气，白术补土气以胜水也。"泽泻汤，乃《金匮要略》以其补脾益气，利水除饮之功，而为脾虚饮逆眩冒证而设方。症见头目眩晕，或见恶心，呕吐，或胸闷气短，或纳食呆滞，四肢困重，舌淡质胖，苔滑，脉迟等候。泽泻汤乃健脾益气渗湿化饮之剂，而加石菖蒲，以其苦辛性温，芳香而散之性，而成去痰饮，醒神健脑之功。于是，三药合用，痰饮得以蠲除，清阳得升，浊阴得降，而"苦冒眩"之候得解。

四十、水肿

麻黄汤证案

林某，男，9岁。1973年7月13日。

患急性肾小球肾炎，在某县人民医院治疗1周罔效，故来莱阳中心医院求中医诊治。症见面目浮肿，咳喘无痰，小便不利，形寒肢冷，舌淡边有齿痕，苔白腻，脉浮紧。

证属风寒束肺，肺失宣降，三焦气化失司，水邪泛溢肌肤，而致风水。治宜宣发肺气，透达三焦，利尿消肿，师麻黄汤意化裁。

处方：麻黄6g，桂枝6g，杏仁6g，蝉蜕6g，白茅根15g，茯苓皮10g，生姜片6g，炙甘草3g。水煎服。

服药3剂，小便通利，面目浮肿消退，咳喘息。原方加白术15g。续服3剂，诸症消失，尿检有微量蛋白，每日予黄芪10g，白茅根15g，石韦10g，作饮服之。追访1年，未复发。

（柳吉忱医案）

解析：太阳主一身之表，风寒外束，阳气不伸，气化失司，风寒客于肌腠皮肤，毛窍闭塞，水邪泛溢，阻于肌肤，故见面目浮肿，形寒肢冷；阳气郁于内，肺失宣降，而见喘咳；不能通调水道，而见小便不利。《素问·至真要大论》云："寒淫于内，治以甘热，佐以苦辛。"故主以麻黄汤治之。药用麻黄、生姜辛温发散风寒，桂枝辛甘性温，通阳化气，解肌和营，助麻黄发汗解肌，俾水邪从肌肤而解；杏仁辛苦性温，利肺快膈，止咳平喘；甘草味甘性平，和中补气，调和诸药，且可防过汗伤津之弊。方加蝉蜕取其轻浮宣散之性，开宣肺窍，以除面目浮肿之症；白茅根味甘不腻膈，寒不伤胃，利不伤阴，本案用之，取其导热下行，入膀胱而利水；茯苓甘淡而平，甘则能补，淡则能渗，既能健脾益气，又能利水渗湿，此即"淡味渗泄为阳"之意。于是诸药合用，肺气宣降之功有序，三焦气化之用有司，则毛窍通畅，小便得利，而风水得愈。二诊时方加白术，为越婢加术汤之意，可健脾化湿，有崇土制水之意。病愈后，以黄芪、白茅根、石韦作饮服，公谓："取黄芪甘温，具生发之性，俾气升而水自降；白茅根导热下行；石韦甘苦，微寒，清肺金而利水，分清降浊，直达州都，为导湿热以通淋之要药"。于是益气通阳，气化有序，分清别浊，以防水湿蕴结，再发水肿。

麻黄连轺赤小豆汤证案

例1

张某，女，29 岁，教师。1974 年 9 月 16 日。

患者于 3 日前出现面目浮肿，眼睑若新卧起之蚕，继而四肢亦肿，来势迅速，伴发热恶寒，咳嗽，肢节烦痛，小便不利，服用感冒药未瘥，故求中医诊治。舌苔薄白，脉浮紧。尿常规检查：蛋白（＋＋＋），颗粒管型（＋），红细胞（＋）。确诊为急性肾小球肾炎。

证属风邪袭表，肺失宣降，而致风水。治宜散风清热，宣肺行水，师麻黄连轺赤小豆汤意化裁。

处方：麻黄 10g，连翘 12g，赤小豆 30g，桑白皮 30g，生姜皮 10g，益母草 30g，白茅根 30g，杏仁 10g，蝉蜕 6g，炒白术 12g，苏叶 10g，甘草 6g，生姜 3 片，大枣 4 枚。水煎服。

复诊：服药 5 剂，肿消，热退，咳息，尿检正常，脉象平稳。予原方麻黄减量为 6g，加茯苓 12g，续服 20 剂，以善其后。

1 个月后，患者欣然相告，连续尿常规检查 3 次，均正常。

（柳吉忱医案）

例2

周某，男，68 岁，社员。1974 年 4 月 23 日。

患者曾于1973年8月3日在内科诊为慢性肾炎，于1974年1月19日入院内科治疗，好转后于3月4日出院。近日患者感身热头痛，面目及四肢浮肿，恶风寒，尿常规化验：蛋白（+++），颗粒管型（+）。内科诊为慢性肾炎急性发作，转中医科治疗。舌红无苔，脉象浮数。下肢按之陷而不起。

诊断：皮水。

辨证：脾虚失运，风邪犯肺。

治法：宣肺解表，健脾利湿。

方药：麻黄连轺赤小豆汤化裁。

麻黄6g，连翘12g，赤小豆30g，桑白皮15g，杏仁10g，石韦10g，益母草12g，山药12g，茯苓12g，白茅根30g，甘草6g，大枣3枚，生姜3片。水煎服。

5月1日二诊：服用6剂，药后诸症消失，脉浮，舌红无苔，尿常规化验正常，继服6剂，予金匮肾气丸以善其后。

（柳少逸医案）

解析：麻黄连轺赤小豆汤，方出《伤寒论》，乃为"伤寒瘀热在里，身必黄"之证而设方。本案"风水"一证，乃风邪侵袭，肺失肃降，不能通调水道，下输膀胱，致风遏水阻，流溢肌肤，发为水肿。今取麻黄连轺赤小豆汤用之，乃外解表邪，内清里热，表里双解之谓。方中麻黄、杏仁宣肺利水，俾肌肤之邪，随汗而解；连轺为木樨科落叶灌木连翘的根皮，今用其果壳连翘代之，功于清热解毒，以清散上焦之郁火；赤小豆、桑白皮以肃肺、清热、利湿之功，以冀湿热随小便而去；生姜、大枣、甘草，酸甘、辛甘相合，健脾和中，调和营卫，以助肺之清肃之力，长三焦气化之功。药入白茅根、益母草、苏叶、石韦、山药、茯苓、蝉蜕、白术，增其宣发肺气、健脾渗湿、清热泻火之功。故诸药合用，收效于预期。

待其病愈之初，减麻黄之量，功于宣肺，入茯苓以淡渗利水，巩固疗效。

柴苓汤证案

例1

吕某，女，29岁，1973年7月9日。

发热恶寒，伴眼睑浮肿1天。3天前，始感发热微恶寒，咽部不适。自谓感冒，服感冒药无效。于昨晨起床发现眼睑浮肿较重，且小便如浓茶色，因自疑为"肾炎"而速来院就诊。小便常规：红细胞（++），颗粒管型少量，蛋白（++），内科诊断为急性肾小球肾炎，转中医科治疗，舌苔白，脉数。

证属枢机不利，气化失司，水邪溢于肌肤，而为风水。治宜枢转气机，通调三焦，利水渗湿，予柴苓汤加味治之。

处方：柴胡18g，黄芩18g，红参3g，半夏6g，茯苓15g，猪苓15g，白术12g，泽泻12g，桂枝10g，黄芪20g，白茅根30g，益母草30g，桑白皮30g，连翘12g，赤小豆

30g，麻黄 10g，制杏仁 10g，生姜 10g，大枣 10g，水煎去渣再煎，温服，日 1 剂，分 2 次服。

服上药 5 剂后，诸症消失，查小便常规正常。为巩固疗效，上方继服 15 剂。复诊小便常规仍正常，嘱每日白茅根 30g，益母草 15g，射干 10g，代茶饮，以防复发。

（柳吉忱医案）

解析：柴苓汤，方见《沈氏尊生书》，原为阳明疟而设方。方由《伤寒论》之小柴胡汤合五苓散而成。今用此方，乃宗"肾主水液""少阳属肾""三焦气化"之说。柴苓汤，取其和解少阳，化气行水，健脾渗湿之功而收效。验诸临证，凡急、慢性肾小球肾炎、肾病综合征，而见少阳证、小柴胡证、五苓散证者，均可化裁用之。本案尚有麻黄连轺赤小豆汤加味用之，故三方合一，以成调枢机，司气化，健脾益气，清利下焦湿热之治。故收效于预期。

至于小柴胡汤去滓再煎，寓意亦深，乃取其清能入胆之义。喻嘉言尝云："少阳经用药，有汗吐下三禁，故但取小柴胡汤以和之。然一药之中，柴胡欲出表，黄芩欲入里，半夏欲祛痰，纷纭而动，不和甚矣。故云滓复煎，使其药性合而为一。"又非和于表，亦非和于里，乃和于中也，是以煎至最熟，令药气并停胃中，少顷即随胃气以敷布表里，而表里之邪，不觉潜消默夺。所以方中既用人参甘草，复加生姜大枣，不言其复，全借胃中天真之气为斡旋。

例 2

吕某，女，22 岁，学生。2012 年 6 月 20 日。

患者自 2010 年始，出现面部及双下肢水肿，诊断为"肾病综合征"，曾去省医院多次住院治疗。2011 年 3 月 4 日，在青岛医学院附院检查：白蛋白 20.33g/L，甘油三酯 3.39mmol/L，总胆固醇 11.46mmol/L。尿常规检查：隐血（＋），尿蛋白（＋＋）。2011 年 4 月 23 日于济南军区总医院行肾穿刺术，病理结果：膜性肾病（2 期）。2012 年莱阳中心医院尿常规检查：尿蛋白（＋＋），白细胞（＋），酮体（＋）。仍服用激素、潘生丁、黄葵等药。症见眼睑及四肢浮肿，脘腹胀满，腰以下肿甚，满月脸，水牛背，食少便溏，小便短少，面色萎黄，神疲肢冷，舌淡苔白滑，脉沉缓。

诊断：皮水（肾病综合征）。

辨证：枢机不利，脾肾阳虚，三焦气化失司。

治法：枢转气机，通调三焦，利水渗湿。

方药：柴苓汤加味。

柴胡 20g，黄芩 12g，红参 10g，姜半夏 10g，茯苓 15g，猪苓 10g，泽泻 15g，炒白术 15g，桂枝 12g，赤灵芝 12g，黄芪 30g，天虫 12g，炙甘草 10g，生姜 3 片，大枣 4 枚。水煎服。

服药 10 剂，诸症豁然，浮肿消失。遂以上方于晨卯时服用，而午、晚予济生肾气丸合五苓散、当归芍药散易汤化裁服之。

2013 年 1 月 20 日，经中药治疗半年，诸症悉除，身体清瘦，病证痊愈。莱阳中心医院、莱阳复健医院理化检查均正常。予柴苓汤每日晨卯时服用，以善其后。

（柳少逸医案）

解析：柴苓汤由《伤寒论》之小柴胡汤合五苓散组成。小柴胡汤之用，诚如《血证论》所云："乃达表和里，升清降浊之活剂。人身之表，腠理实营卫之枢机；人身之里，三焦实脏腑之总管。惟少阳内主三焦，外主腠理。"五苓散乃利水渗湿，化气通脉之要剂。故柴苓汤具枢转气机，通调三焦，化气通脉，俾"上焦开发""中焦主化""下焦主出"，而水肿得除。方加黄芪、赤灵芝，意在健脾益气、培土利水之治。二诊时以济生肾气丸合五苓散、当归芍药散易汤服之，乃益元化气通脉之谓。

真武汤证案

刘某，女，52 岁。1973 年 11 月 7 日。

患慢性风湿性心脏病二尖瓣关闭不全二十余年，心电图检查：左心室肥大。症见全身浮肿，小便不利，形寒肢冷，自汗，心悸气短，呼吸急促，咯吐泡沫痰涎，胸胁支满，不能平卧，眩晕，两颧娇红如妆，舌淡胖嫩，苔白滑，脉微细而代。

证属阳气虚衰，气化失司，水饮内停，上泛心肺。治宜温阳逐饮，化气行水，佐以宁心定悸，师真武汤合桂苓五味甘草汤加味治之。

处方：茯苓 15g，炒白术 10g，制白芍 15g，制附子 10g（先煎），桂枝 12g，五味子 12g，泽泻 20g，红参 10g，丹参 10g，炙甘草 10g，生姜 3 片，大枣 4 枚。水煎服。

服药 5 剂，肿始消，呼吸尚平稳，已可平卧。予原方加黄精 12g，赤灵芝 10g。续服 10 剂，全身水肿消退，呼吸均，可平卧，予以上方制成散剂，每次 10g，日 3 次。

（柳吉忱医案）

解析：《素问·至真要大论》云："诸寒收引，皆属于肾……诸湿肿满，皆属于脾……诸病水液，澄彻清冷，皆属于寒。"意谓肾阳不足，命门火衰，气化失司，而成水饮，肾阳虚，脾阳不振，运化失司，而成痰饮，水湿外泛于肌肤而成水肿，此即内生五邪之寒湿水邪也。《素问·逆调论》云："不得卧，卧则喘者，是水气之客也。"意谓水饮上凌心肺，此即《金匮要略痰饮咳嗽病脉证并治》"膈间支饮，其人喘满……心下有支饮，其人苦冒眩"之谓也。故予《金匮要略》之真武汤合桂苓五味甘草汤治之。方中附子、桂枝、甘草温阳化气，壮真火补命门逐阴寒以化水饮；茯苓、泽泻、白术健脾渗湿以除水肿；五味子收敛耗散之气，佐人参益气生脉；药加丹参活血通脉；白芍利小便以行水气，还可监制附子燥热伤阴之弊。于是诸药合用，有药到病除之效，而水肿得消，心气得敛。此案例为风心病二尖瓣关闭不全伴心功能衰竭之疾，经治心衰得解，但二尖瓣关闭不全，乃器质性病变，非药物可愈也，当需日常用药调之，故予散剂续服。

补气药多甘，较腻滞，故痰饮水气病不宜多用。二诊时，鉴于肿始消，呼吸尚平稳，已可平卧，示气化已有司，水饮得除，故益气健中，培补后天之法可用之，故有黄精、灵芝之伍。《名医别录》谓黄精"味甘，平，无毒。主补中益气，除风湿，安五脏。"《本草便读》谓"黄精得土之精气而生，甘平之性，故为补益脾胃之圣品。土者万物之母，母得其养，则水火既济，金木调平，诸邪自去，百病不生矣……此药味甘如饴，性平质润，为补养脾阴之正品。"灵芝始载《神农本草经》，列为上品，又有赤芝、黑芝、青芝、白芝、黄芝、紫芝之分，"赤芝""味苦，平。主胸中结，益心气，补中，增智慧"故黄精伍健运中气、鼓舞清阳之赤芝，既补脾气，又补脾阴，二药相伍，则补脾益气之功倍增。于是气阴双补，心血得充，心气得旺，心脉运行得畅。

柴胡桂枝汤证案

吕某，女，37岁。1975年4月12日。

发热恶寒，体温39.6℃，头痛项强，无汗，心烦，全身酸痛，腰痛如折，纳呆，食入即吐，口干且苦，渴不欲饮，小便不畅，大便两日未行，头面及下肢轻度浮肿，精神疲急，舌质淡红，苔微黄而厚，脉浮滑而数。尿常规检查：蛋白（++），白细胞、红细胞、上皮细胞均少许。血常规检查：正常。生化检查：尿素氮 23mmol/L，二氧化碳结合力 75vol%。

诊断：皮水（急性肾小球肾炎）。

辨证：太阳失治，邪入少阳，枢机不利，三焦阻滞，水道不通之关格证。

治法：和解少阳，疏利三焦，调和营卫。

方药：柴胡桂枝汤加味。

柴胡 12g，黄芩 10g，大黄 10g（后下），桂枝 12g，白芍 12g，栀子 10g，杏仁 10g，桑白皮 30g，姜半夏 6g，赤小豆 30g，白茅根 30g，蝉蜕 6g，生姜 10g，大枣 10g。6 剂，水煎，去渣再煎，温服。

1 周后复诊，药后尿量增，大便通，尿检有微量蛋白。上方加茯苓 10g，猪苓 10g，射干 10g，续服。1 个月后复查，尿常规、生化检查均正常。

（柳少逸医案）

解析：急性肾小球肾炎，简称急性肾炎，为内、儿科多发病，起病急，病程短，以血尿、蛋白尿、水肿为临床特点，且每发于感染后。本案即因感冒而发，邪犯肌表，肺失宣降，风水相搏，溢于肌表，故见头面浮肿。肺失肃降，三焦壅滞，脾失健运，水道不通，水液气化失序，而见下肢浮肿。口干口苦，乃少阳枢机不利，胆火被郁而致；渴不欲饮，乃脾运失司所致。故予柴胡桂枝汤治之。以小柴胡汤透理三焦，俾水道通调；桂枝汤调和营卫，安和五脏；佐以桑白皮、栀子、白茅根、赤小豆清利湿热，通调水道；大黄通腑化浊，推陈致新；杏仁、蝉蜕宣发肺气，以开玄府。诸药合用，故收效于预期。

鳖甲煎丸证案

张某，男，63 岁。2012 年 5 月 20 日。

患者胸闷、气短、头晕伴食欲不振、下肢浮肿半月余。

患者自述自 2006 年劳累后出现头晕，并伴有头痛、恶心、呕吐、意识不清等症状，休息后头晕症状则缓解，患者及家属未予重视，亦未进一步检查与治疗，此后间断出现头晕。2008 年 10 月份，患者干农活时突然出现头晕，呈持续性，并伴有胸闷、气短、恶心，无呕吐，随即昏倒，休息后自行清醒，后就诊于某医院，测血压为 250/90mmHg，行相关检验及检查，诊断为双侧肾上腺增生、高血压病，予以口服降压药物治疗，但效果不佳。2010 年 8 月自觉头晕症状加重，就诊于某医学院附属医院，查肌酐 231μmol/L，尿素氮 22.6mmol/L，并行相关检查，诊断为高血压病、左肾萎缩、左肾动脉狭窄、CKD Ⅲ 期，给予拜新同、哌唑嗪等药物治疗，血压控制一般。自 2012 年 1 月始头晕症状较前明显加重，胸闷、气短、心慌症状也较前加重，查肌酐 269.2μmol/L，尿素氮 20.7mmol/L，给予左旋氨氯地平、氯沙坦等药物治疗，效果不佳。此后上述症状呈进行性加重，近半个月患者感胸闷、气短、头晕、食欲不振较前明显加重，于今日来诊，以"慢性肾功能不全、高血压病"收入院。

诊断：水肿（慢性肾炎）。

辨证：肾元不足，枢机不利，气化失司，湿浊内郁，肾络瘀阻。

治法：条达气机，益气活血，化气泄浊，利水消肿。

方药：鳖甲煎丸合五苓散易汤化裁。

炙鳖甲 12g，柴胡 12g，黄芩 10g，红参 10g，桂枝 12g，赤芍 12g，酒大黄 10g（后下），厚朴 10g，葶苈子 10g，石韦 10g，瞿麦 15g，射干 10g，凌霄花 10g，三七 10g，土鳖虫 12g，鼠妇 10g，当归 15g，补骨脂 10g，茯苓 20g，猪苓 15g，炒泽泻 30g，炒白术 15g，车前子 30g（包煎），黄芪 30g，炒桃仁 12g，丹参 15g，牡丹皮 10g，水牛角 10g，生姜 10g，大枣 10g。水煎服。

同时，予以大黄 50g，芒硝 30g，牡蛎 30g，五倍子 15g，炒栀子 30g，当归 50g，川芎 30g，车前子 30g，共为细末，敷神阙穴，每日 1 次。

上方加减服药 42 剂后，诸症消失，查肌酐、尿素氮等指标属正常范围。续服 14 剂出院。嘱每日服金匮肾气丸、桂枝茯苓胶囊善后。

（柳少逸医案）

解析：鳖甲煎丸，方出诸《金匮要略·疟病脉证并治》，原为癥瘕、疟母证而设方。鳖甲煎丸具扶正祛邪、软坚消痰、理气活血之功，其应用极为广泛，除用治疟母外，还可用于多种原因引起的肝脾肿大、子宫肌瘤、卵巢囊肿及胸腹腔其他肿瘤。本案以鳖甲煎丸合五苓散易汤治疗肾病水肿，取其条达枢机，益气活血，祛湿化浊，利水消肿之功。此案病久致"肾上腺增生""左肾萎缩""左肾动脉狭窄"，亦有形之"癥瘕"也。以鳖甲煎丸易汤，以成寒热并用，攻补兼施，行气化瘀，除癥消积之功，而具条达气机，扶正祛邪之用；辅以五苓散，以增其利水渗湿，温阳化气之功。此案其治虽云诸症消失，水肿消退，肌酐、尿素氮正常，然其肾上腺增生、肾萎缩等器质性疾病仍在，故予金匮肾气丸、桂枝茯苓胶囊，以善其后。

桂枝二越婢一汤证案

史某，女，23 岁。

几日前外感风寒，而发眼睑浮肿，继而全身浮肿，伴恶风咳嗽。尿常规检查：蛋白（＋＋＋），管型颗粒（＋）。诊为急性肾小球肾炎。舌淡苔薄白，脉浮滑。

本案证属风邪袭表束肺，肺失宣降，风遏水阻而发水肿。师《伤寒论》桂枝二越婢一汤意化裁。

处方：桂枝 12g，制白芍 12g，麻黄 10g，杏仁 10g，桑白皮 15g，生甘草 3g，生姜 10g，大枣 10g。水煎服。

服药 10 剂，诸症若失，尿检有微量蛋白。上方加白茅根 30g，续服 10 剂，尿检正常，健康如初。

（柳少逸医案）

解析：越婢汤方见于《金匮要略·水气病脉证并治》，由麻黄、石膏、生姜、大枣、甘草组成，具清泄里热，发越郁阳之效。越，有宣散、宣扬之义。脾与胃共居中焦，五行属土，胃为阳土，脾为阴土。《素问·太阴阳明论》云："脾脏者，常著胃土之精也。"此即脾依于胃，并为胃行其津液，此亦脾即"卑脏"之谓也。卑者，低也。女者曰婢，《外台秘要》云："越婢汤易此一字，便合《内经》脾不濡，脾不能为胃行其津液之义。"是以起用太阴之津，滋阳明之液而发汗，发越脾气之义也，故汤名"越婢"。

桂枝麻黄各半汤、桂枝二麻黄一汤及桂枝二越婢一汤，三方证均为表郁不解，非桂枝汤所能除者。但邪气已微，或病延日久，或已大汗出，又非麻黄汤证可峻汗者。此即介乎表虚、表实之太阳病轻证，故合二方之药，略有增减。解表发汗而不伤正，调和营卫而不留邪。对此，尤在泾在《伤寒贯珠集》中有"合论桂枝麻黄各半汤、桂枝二麻黄一汤、桂枝二越婢一汤三方"之篇，其云："三方并两方合用，乃古之所谓复方也。细审其制，桂枝麻黄各半汤，助正之力，侔于散邪。桂枝二麻黄一汤，则助正之力多，而散邪之力少，于法为较和矣。其桂枝二越婢一汤，本无热证而加石膏者，以其人无阳，津液不足，不胜桂枝之任。故加甘寒于内，少变辛温之性，且滋津液之用；而其方制之小，示微发于不发之中。则三方如一方也。"

五苓散证案

于某，女，31 岁。

3 年前因冒雨涉水，遂发肢体浮肿，以下肢为甚，按之没指，小便短少，身重困倦，胸脘满闷，纳呆泛恶，头重如裹，苔白，脉沉濡。

处方：猪苓 12g，茯苓 15g，白术 12g，泽泻 15g，桂枝 10g，桑白皮 15g，葶苈子 10g。水煎服。

5 剂后，诸症悉除。续服 5 剂，肿消体健。嘱常规服金匮肾气丸，以冀"益火之源，以消阴翳"。

（柳吉忱医案）

解析：本案患者因冒雨涉水，致寒湿困脾，脾失健运，水湿内停，聚溢肌肤而成水肿。治宜健脾化湿，温阳利水之法。故师五苓散意化裁而收卓功。五苓散在《伤寒论》中主治蓄水证，在《金匮要略》中主治下焦水逆证。方以桂枝通阳化气，以解表邪，白术健脾燥湿，二苓、泽泻导水下行。方用药五味，君以茯苓，共为散而得名。成无己尚云："苓，令也，号令之令矣。通行津液，克伐肾邪，专为号令者，苓之功也。五苓之中，茯苓为主，故曰五苓散。"肺为水之上源，本案药用葶苈子、桑白皮，以成肃降之功，而增利水消肿之治。

越婢汤证案

宋某，女，12 岁。1967 年 3 月 7 日。

1 周前，因感冒发热微咳，继而出现浮肿，当地医院尿常规检查：尿蛋白（＋＋＋），白细胞（＋＋），颗粒管型（＋），诊为急性肾小球肾炎，行西药治疗 1 周，效果不显，经人介绍请余治疗。诊见四肢浮肿，按之没指，目窠状如新卧起之蚕，发热汗出，恶风而渴，烦躁不安，小便短赤，舌红苔薄白，中心略黄，脉浮。

证属风邪袭表，风遏水阻，水湿泛溢肌表而致风水。治宜宣散水邪，清解肌热，师越婢汤意加味。

处方：麻黄 6g，生石膏 20g，桑白皮 15g，白茅根 20g，甘草 6g，生姜 3 片，大枣 4 枚。水煎服。

服药 1 剂，浮肿、咳嗽、汗出恶风、发热之候，豁然若失，续服 5 剂，诸症除，尿检蛋白（＋），余正常。予以原方加白术 15g，续服 8 剂，尿检正常。遂停药。嘱白茅根 10g，黄芪 15g，每日水煎代茶饮。

（柳吉忱医案）

解析：越婢汤，《金匮要略》以其宣散水邪，清泄肺胃之功，以治水蓄皮肤证之风水。临证多见骨节疼痛，恶风寒，一身悉肿，口渴，自汗出，无大热，脉浮之候。《金匮要略广注》云："越婢汤，汗剂也。麻黄发汗，甘草和中，石膏味辛解肌，姜枣通行津液。"越婢汤方中加桑白皮、白茅根者，以增其清解下焦之湿热。其后加白术以增其益气健脾渗湿之效。乃寓越婢加术汤之意也。

越婢加术汤证案

尉某，男，41 岁，农民。1961 年 9 月 12 日。

恶寒，一身浮肿五六天，伴恶心，微咳，咽喉不适。尿常规：蛋白（++），白细胞（+），红细胞少许；血常规检查正常，尿素氮 37.36mmol/L，西医诊断为急性肾小球肾炎，转中医治疗。查见面肿，目窠如新卧起之蚕，下肢按之没指，小便短赤，舌淡红，苔薄而腻，脉浮微弦。

证属风邪外袭，肺失宣降，不能通调水道，水邪郁而化热，治宜外以发汗解表，内以清热利湿，师越婢加术汤意化裁。

处方：麻黄 6g，石膏 20g，白术 15g，桑白皮 20g，白茅根 30g，陈皮 10g，射干 6g，竹茹 12g，生甘草 3g，生姜 3 片，大枣 4 枚。水煎服。

服药 4 剂，浮肿、咳嗽、恶心等症悉除，咽部亦无不适。原方去竹茹、射干续服。经治疗 1 个月，身体无不适，理化检查均正常。嘱鲜白茅根煎水，煮红小豆粥服，以善后。

（柳吉忱医案）

解析：越婢加术汤，《金匮要略》以其健脾宣肺，利水解热之功，而主治皮水之证。《金匮要略广注》云："水气泛滥，故一身面目黄肿，水在里，故脉沉，小便不利则水道愈涩，故主越婢加术汤。此汤视大青龙汤少杏仁，内有麻黄发汗，以一身面目黄肿，故汗以散之；小便不利则热闭于内，石膏清凉撤热，亦能解肌出汗也；加白术，即本经所谓湿家身烦疼，可与麻黄加术汤，一补一发，水气得以渐散也。"此案为外感风邪，肺失肃降，发为水肿，故有越婢加术汤之施。小便短赤，示热蕴下焦，故有白茅根、桑白皮清热通淋之施；咽部不适，而有射干清利咽喉之治；因中焦脾胃运化失司，热郁中焦，故见恶心，故有陈皮、竹茹清热除烦，降逆和胃之用。诸法得施，诸药得用，故收效于预期。白茅根、赤小豆乃通利三焦，益气健脾之施，以善后。

防己茯苓汤证案

衣某，男，44 岁，栖霞县古镇都人。1960 年 6 月 11 日。

素体虚弱，1 周前偶感风寒，继而出现腿肿，脚肿，转筋，咳嗽，自汗出，恶风等候。眼睑微浮肿，下肢水肿，按之没指，身体困重，脘痞纳呆，小便短少，舌淡红，苔白腻，脉滑。

处方：防己 10g，茯苓 10g，黄芪 10g，白术 10g，木瓜 10g，川木香 6g，厚朴 10g，橘红 10g，麦冬 10g，草豆蔻 10g，大腹皮 10g，生姜皮 10g，桑白皮 10g，甘草 6g。3 剂。水煎服。

6 月 13 日：服药 1 剂，水肿消退，续服 2 剂，身重、脘痞、咳嗽、小便短少诸症悉除。

（牟永昌医案）

解析：水肿，泛指人体内水液潴留，泛溢肌肤而发的一种疾病。究其因，《素问·水热穴论》谓："其本在肾，其末在肺。"《素问·至真要大论》云："诸湿肿满，皆属于脾。"故明·张介宾云："凡水肿等证乃脾肺肾三脏相干之病，盖水为至阴，故其本在肾，水化于气故其标在肺，水惟畏土故其制在脾，今肺虚则气不化精而化水，脾虚则土不制水反克，肾虚则水无所主而妄行。"张氏之论言简意赅的说明了水肿病与肺、脾、肾三脏的关系。而《诸病源候论》认为水肿除与肺、肾、脾三脏功能有关外，还与胃关系甚密，其云："肾者主水，脾胃俱主土，土性克水，脾与胃合，相为表里。胃为水谷之海，今胃虚不能传化水气，使水气渗溢经络，浸渍腑脏。脾得水湿之气，加之则病，脾病则不能制水，故水气独归于肾，三焦不写，经脉闭塞，故水气溢于皮肤，而令肿也。"

本案患者素体阳虚，外感风寒，致肺之宣发肃降功能失司，故发咳嗽、自汗出、恶风之症；因风遏水阻，脾之运化，肾之蒸腾气化功能失序，故水湿泛溢肌肤而见腿肿、脚肿之候；因脾失运化，胃失和降，小肠泌清别浊功能失司，故有身体困重、脘痞纳呆、小便短少之症。《金匮要略·水气病脉证并治》篇云："风水，脉浮，身重，汗出恶风者，防己黄芪汤主之……皮水为病，四肢肿，水气在皮肤中，四肢聂聂动者，防己茯苓汤主之。"故永昌公用防己剂治疗。防己原载于《神农本草经》，中药所用之防己，有汉防己、粉防己、木防己之分。

本案所用为防己科植物粉防己的根。其味苦性寒，以苦寒之性，泄降之功而利水消肿，辛散之性而宣表祛风，任为主药；辅以茯苓、白术益脾补气，淡渗水湿；药用黄芪补气升阳，益气固表；甘草助黄芪以建中气，助茯苓、白术健脾渗湿。药用生姜皮、桑白皮、大腹皮行水气以除腹胀水肿；木瓜温香入脾化湿和胃，以祛肌肤之湿滞，而除肢肿转筋之候；药用橘红宣通肺气，化痰止咳；麦冬生津润燥，清肺止咳；木香、草豆蔻、厚朴理气和胃，除胀通滞。于是诸药合用，使肺气得宣，脾气得健，肾气得化，三焦升降出入之功有序，水液气化之功有司，故收卓功。

防己黄芪汤证案

牟某，男，11 岁。1960 年 9 月 26 日。

1 年前因心律失常，在县医院确诊为风湿性心脏病，未进行系统的治疗。近期出现心悸气短，动则喘息，不能平卧，形寒肢冷，一身悉肿，肢体沉重，睾丸亦肿大，胸满脘痞，纳呆，小便不利，两颧娇红如妆，唇甲略暗，舌胖嫩，苔白滑，脉代而微细。

处方：防己6g，黄芪20g，白术10g，木瓜6g，大腹皮6g，茯苓皮6g，桑白皮6g，木通6g，车前子6g，槟榔片6g，鸡内金6g，干姜3g，草豆蔻6g，厚朴6g。3剂。水煎服。

9月29日：服药1剂，肿消大半，已能平卧。续服2剂，水肿全消。

（牟永昌医案）

解析：《素问·痹论》云："心痹者，脉不通，烦则心下鼓，暴上气而喘。"《金匮要略·水气病脉证并治》云："心水者，其身重而少气，不得卧，烦而躁，其人阴肿。"表述了心脉痹阻，脉气不通，气血运行不畅，可产生心悸，胸闷，气短，唇甲暗及脉搏异常。由于心阳虚而致水气盛，故身肿而少气；水气凌心，故心悸，不能平卧；前阴为肝肾经脉所过，肾脉出肺络心，心阳虚不能下交于肾，则肾水不得制约，溢于前阴，而致睾丸肿大。治当温阳散饮，化气行水，用《金匮要略》防己黄芪汤，益气健脾，除湿行水，而除肌表水湿。方中主以防己，以其苦降之性而利水消肿，辛散之性而祛肌表水邪。《诸病源候论·水肿病诸候》云："水病者，由脾、肾俱虚故也。肾虚不能宣通水气，脾虚又不能制水，故水气盈溢，渗液皮肤，流遍四肢，所以通身肿也。"

故健脾益肾为治水肿之大法。《诸病源候论·肿满候》尝云："小儿肿满，由将养不调，脾肾二脏俱虚也。肾主水，其气下通于阴。脾主土，候肌肉而克水。肾虚不能传其水液，脾虚不能克制于水，故水气流溢于皮肤，故令肿满。"本案即属此者，故培补后天之本尤为重要。方中辅以黄芪，以其甘温之性，具生发之机，补气以生血，温运阳气以利水消肿；白术甘苦性温，甘温补中，苦可燥湿，故以其为"补脾燥湿之要药"，俾脾气得健，而水湿痰饮之邪得消。前人有"生姜走而不守，干姜能走能守，炮姜守而不走"之论，本案重在温阳化饮，故用干姜，温脾阳，散水湿，而为佐使药。盖因患者"一身悉肿、身体沉重"又属皮水之候，故永昌公化裁五皮饮，以桑白皮、茯苓皮、大腹皮引领木通、车前子二药，以增利湿消肿之功。脾虚失运，必致胃纳之功失司，故有胸满、脘痞支饮兼胃家实之候。故永昌公宗《金匮要略》"支饮胸满者，厚朴大黄汤主之"之意，单取厚朴以行气化湿，则胸腹胀满之症可除；因枳实破气作用较强，易伤正气，大黄苦寒沉降，气味俱厚，力猛善走，乃峻烈攻下之药，能伤人正气，二药于脾虚之证不利，故弃之，代之以槟榔、草豆蔻、鸡内金。槟榔，以其味苦能降，味辛能散，温具通行之性，故有降气行滞之功，俾痰消水行，滞破积化；草豆蔻味辛性温而气芳香，功于健脾燥湿，行气开郁，以治湿滞中焦之候；凡动物弱于齿者，必强于胃，鸡内金为鸡肫内黄皮，善于消食磨积，故有健脾和胃、消食化积之功；药用木瓜，以其味酸入肝而舒筋通络，温香入脾，化湿和胃，其可温通肌腠之湿滞，而除肢肿身重之候。诸药、诸方、诸法合用，以建补脾益气、温阳化饮、利水消肿之功。本案之治，永昌公师防己黄芪汤、五皮饮、厚朴大黄汤之法度，化裁用之，方名曰"加减防己黄芪汤"，药仅3剂，而收卓功，细读之，深思之，方悟公处方用药之奥蕴。正如《医宗金鉴·凡例》所云："方者一定之法，法者不定之方也。古人之方，即古人之法寓焉。立一方必有一方之精意存于其中，不求其精意而徒执其方，是执方而昧法也。"

水肿虽除，然风心病尚存。因患儿家庭经济困难，故永昌公有愈后诸穴之灸治，乃调补后天、补气益血之用。清·喻昌《医门法律》云："医，仁术也。仁人君子必笃于情，笃于情，则视人犹己，问其所苦，自无不到之处。"永昌公，仁人君子之医也。

四十一、气肿

桂枝去桂加茯苓白术汤证案

于某，女，53 岁。1991 年 3 月 19 日。

自 2 年前闭经后，遂发脸面、四肢浮肿，按之皮厚，随按随起，伴眩晕耳鸣，腰膝酸软且痛，神疲体倦。舌淡胖嫩，苔白腻，脉沉细。

诊断：气肿。

辨证：脾肾气虚，气化失司，水湿内停。

治法：化气通脉，利湿消肿。

方药：桂枝去桂加茯苓白术汤化裁。

赤芍 15g，生甘草 3g，茯苓 30g，白术 15g，泽泻 10g，车前子 10g（包煎），生姜 10g，大枣 10g。水煎服。

服 5 剂后，浮肿消，眩晕耳鸣息。予以上方加当归 12g，川芎 10g，乃《金匮要略》当归芍药散意，养血通脉。续服 5 剂，诸症悉除而病愈。

（柳少逸医案）

解析：气肿，又称虚肿、浮肿，是指头面、四肢、腰背、胸腹肿胀，按之皮厚，随按随起的一类病证，多因气郁水阻，或气湿交滞所致。本案患者，因天癸竭，肾元亏虚，肾失温化，火衰土弱，气化失司，水湿内停，阻滞气机而致。《伤寒论》之桂枝去桂加茯苓白术汤，妙在茯苓与芍药同用，一在利水，一在养阴，刚柔相制；白术甘苦性温，《本草求真》谓其"既能燥湿实脾，复能缓脾生津"，故为补脾燥湿之要药；白术伍茯苓，共成健脾利水之功；大枣、生姜具和营卫之效。诸药合用，则脾肾得健，气化有司，而气肿可除。方加泽泻益肾利水，与白术相伍，乃泽泻汤，则患者"苦冒眩"之症得解；方加当归、川芎，伍原方中之茯苓、白术、泽泻，乃《金匮要略》当归芍药散之意，则腰膝酸软且痛症可除。

猪苓汤证案

吴某，女，47 岁。1989 年 9 月 23 日。

面睑浮肿，面圆颈粗，胸背肥厚，腹大皮厚如鼓，四肢浮肿，按之皮厚，随按随起，身重体倦，自汗出，时有心烦不得眠。舌淡，苔白腻，脉弦细。

证属脾肺气虚，气阻湿滞之候。治宜补益脾肺，渗湿消肿。予以猪苓汤合五皮饮治之。

处方：猪苓 15g，茯苓 15g，泽泻 15g，阿胶 10g（烊

化），滑石 15g，桑白皮 15g，生姜皮 10g，陈皮 10g，茯苓皮
15g，大腹皮 10g。水煎服。

服药 5 剂，浮肿大减。续服 5 剂，欣然相告，诸症若失，
肿消体健，舌淡红，苔薄白，脉弱有力。予猪苓汤原方加薏
苡仁 15g，赤小豆 15g 续服，以善其后。

（柳少逸医案）

解析：该患者年近七七，天癸衰，肝肾不足，水火失
济，心肾不交而心烦不得眠；肾元亏虚，肾阳不足，制水无
序，故水邪留滞肌肤而见浮肿。故有《伤寒论》之猪苓汤之
施。方中二苓、泽泻升清降浊，浮肿得消；滑石清热，阿胶
润燥，则水火既济，而心肾交泰，心神得宁。五皮饮，方出
《三因极一病证方论》，为《中藏经》"五皮散"之异名。此
案伍五皮饮者，以解皮肌之水邪。

五皮胃苓汤证案

曲某，女，38 岁，莱西马连庄人。1981 年 2 月 28 日。

患者自去年底出现全身浮肿，按之即起。现纳食呆滞，
胃脘疼痛，气逆上冲，大小便尚正常，畏寒，无汗，舌淡，
苔白，六脉沉濡。

证属脾土失运，气郁失渗，发为浮肿。师五皮饮合胃苓
汤意化裁。

处方：茯苓 12g，猪苓 12g，党参 15g，苍术、白术各

12g, 桂枝 6g, 陈皮 15g, 桑白皮 15g, 三仙各 10g, 广木香 10g, 苏梗 6g, 大腹皮 15g, 茯苓皮 15g, 生姜皮 15g, 厚朴 10g, 炒莱菔子 10g, 芦根 15g, 鸡内金 6g, 香附 10g。5 剂, 水煎服。

3 月 5 日二诊：药后诸症若失，仍宗原意续服。

3 月 20 日三诊：续服中药 10 剂，病证痊愈。师唐·王冰蜀脂粥法：黄芪 10g, 甘草 2g, 小麦 30g。前二药煎水煮麦作粥服，以益气健中州之法，则可不为风侵，不为湿困，俾气化有序，而无浮肿之发。

（柳吉忱医案）

解析：《医学汇海》云："气肿之证，其皮不甚光亮，按之随手即起，外实中空，有似于鼓，故又名鼓胀，乃气郁所致，急宜行气。"故此浮肿一案，实乃素体阳虚，脾运失司，气郁于表，气化失司，而致之浮肿。昔秦伯未《中医临证备要》尚云："浮肿有发汗、利水、温化、理气、健运、攻逐等方法，这些方法又须适当地配合使用。"故公有五皮饮合胃苓汤之治。五皮饮，方出自《中藏经》，方中茯苓皮专于淡渗利水，俾三焦气化有序；陈皮理气化湿，脾健则水饮之邪必解；桑白皮、大腹皮下气利水，而水邪必去；生姜皮味辛散水，则上焦肃降有司；五皮共奏健脾理气，利水消肿，肃降水道之功。胃苓汤，方出自《丹溪心法》，由平胃散、五苓散二方合成，原为脾胃不和，而致腹痛泄泻，小便不利或肢体浮肿而设方，方中白术、茯苓健脾化湿；陈皮、苍术、厚朴燥湿健脾；猪苓利尿消肿；桂枝温阳化气，伍甘草乃桂枝甘草汤，辛甘化阳，则气化有司。因伴有胃脘疼痛，气逆上冲之症，故有健脾理气，降逆止冲之党参、苏梗、木香、香附诸药，及三仙、炒莱菔子、鸡内金消食化积之味。健脾益气则内湿不生，利水渗湿则肌肤之水邪得除，故诸方同施，诸法备焉，而药到病除。此即元·齐德之之谓："夫药者，治病之物，盖流变在乎病，主治在乎药，制用在乎人，三者不可阙也。"

本案之用方，公谓五皮胃苓汤，实乃五苓散合方之用，即吉忱公"经方头时方尾"之法式也。

四十二、淋证

当归芍药散证案

例1

李某，男，31岁。1976年3月23日。

患者尿血2年多，逐渐加重，曾在门诊西药治疗不愈。X射线检查：未见结石。尿常规检查：红细胞（++），白细胞（+）。面目浮肿，面色暗而不华，腰痛，尿有血块，内夹有血色稠状黏液。尿时小腹部憋闷，已有2年，屡治不愈，纳呆，全身乏力。舌淡尖赤，苔薄白，六脉沉弱而短。

证属脾气虚弱，肝脾失调，湿热下注，热盛伤络，迫血妄行而致血淋。治宜健脾益气，养血柔肝，凉血通络。师当归芍药散加味。

处方：当归15g，黄芪30g，赤芍12g，茯苓30g，猪苓12g，泽泻12g，牡丹皮12g，生地黄10g，忍冬藤30g，仙鹤草30g，旱莲草15g，侧柏叶12g，莲须12g，姜黄12g，萹蓄12g，炒白术10g，甘草10g，三七粉3g（冲服）。

5 剂，水煎服。

服药 5 剂，血尿止，小便畅通。续服 10 剂，病愈。

（柳吉忱医案）

解析：《太平圣惠方》云："夫尿血者，是膀胱有客热，血渗于脬故也，血得热而妄行，故因热流散，渗于脬内而尿血也。"本案患者之血尿，即"膀胱有客热，血渗于脬故也"；尿时小腹部憋闷，六脉沉弱而短，乃脾虚中气不足故也；小腹乃肝脉循行之部，故小腹不适，乃肝失疏泄之故。用大剂量黄芪，乃健脾益气举陷之用；主以《金匮要略》之当归芍药散易汤，以养血柔肝，健脾利湿。方中既重用芍药敛肝和营，缓急止痛，又以当归调肝和血，更佐以茯苓、猪苓、泽泻、白术健脾渗湿以通淋。清·曾鼎《医宗备要》云："血蓄止于内，凝滞不散，故名曰瘀血。"清·王清任《医林改错》云："血受寒，则凝结成块，血受热，则煎熬成块。"本案患者尿中之血块，即"受热，则煎熬成块"也，故药用生地黄、侧柏叶，乃四生丸意，生用凉血之力倍增之谓；旱莲草、萹蓄、仙鹤草，功于凉血止血；牡丹皮清血中伏火；忍冬藤清下焦之蕴热，则膀胱之客热可清；莲须有健脾渗湿之用；药用三七，以其具止血、化瘀、消肿、止痛之殊功，俾瘀血得去，新血得安，故前人有"一味三七，可代《金匮》之下瘀血汤，而较用下瘀血汤，尤稳妥也"之誉；药用姜黄，以其入肝脾而理气止痛。于是，理、法、方、药朗然，用药 15 剂而告病愈。

例 2

李某，女，32 岁。1973 年 5 月 17 日。

患者 2 日前突发腰部及右上腹部剧烈性绞痛，继则向下腹部和会阴部放散，痛时辗转不宁，大汗淋漓，恶心呕吐，村卫生室予以镇痛治疗缓解。今又复痛如初，腰痛，小腹痛，伴有血尿，故急来院诊治。尿常规检查：红细胞（+++），白细胞（+）。X 射线腹部平片检查：右腹部平第三腰椎约 3cm 处有 0.7cm×0.4cm 大小结石阴影。诊为右肾结石。舌苔黄，脉弦数。

证属肾虚气化失司，湿热蕴结而成石淋。治宜清热坚肾，化石通淋。师《金匮要略》当归芍药散合三金散化裁。

处方：当归 15g，赤芍 10g，茯苓 12g，金钱草 90g，鸡内金 10g，海金沙 30g，炮山甲 10g，王不留行 12g，萹蓄 30g，牡丹皮 10g，滑石 20g，车前子 12g（包煎），枸杞子 15g，生甘草 10g。水煎服。

5 月 20 日二诊：服药 10 剂，疼痛缓解，予以上方加川芎 10g、泽泻 15g、炒白术 15g、瞿麦 15g、石韦 10g、木通 10g，续服。

6 月 7 日三诊：患者欣然相告，续服药至第 3 剂时，小腹剧痛，尿出枣核大结石一块。嘱每日金钱草 20g、石韦 10g、瞿麦 10g，代茶饮，以善其后。

（柳吉忱医案）

解析：《诸病源候论》云："诸淋者，由肾虚膀胱热故也。"又云："肾主水，水结则化为石，故肾客沙石。肾虚为热所乘，热则成淋。"由此可见，肾结石的病机在于肾与膀胱的气化功能失常。气化失司，必致经脉凝滞。本案之治，公予以《金匮要略》之当归芍药散，乃取其方含《和剂局方》之四物汤，以当归、芍药、川芎活血通脉；寓《伤寒论》之五苓散，取茯苓、白术、泽泻温阳化气，利水渗湿；辅以《伤寒直格》之六一散（滑石、甘草）萹蓄、瞿麦、石韦、木通、车前子，以冀下焦湿热得清。方合金钱草清热利湿，利尿排石；海金沙利尿通淋；鸡内金磨积化石，三金同用，名"三金散"，伍炮山甲、王不留行，为化石通淋之专剂。二方合用，公名"当归三金汤"。

公尝祝于医者曰："贵临机之通变，勿执一之成模。"成模者，规矩也。无规矩不成方圆也，而通变者，运巧也。当归芍药散，乃张仲景在《金匮要略》中为"妇人怀妊，腹中疞痛"而设方。吉忱公用治尿路结石，实临证之通变运巧也。清·冯兆张云："虽然，方不可泥，亦不可遗，以古方为规矩，合今病而变通。"此案虽为公治石淋之验，实医贵权变之案例也。

猪苓汤证案

曹某，女，27岁，工人。1969年2月26日。

患者既往有肾盂肾炎史，于春节期间复发，尿频尿急，尿量少，腰酸痛，口干欲饮，体温 37.9℃。舌红少苔，脉细数。尿常规检查：红细胞（++），白细胞（++）及少量蛋白等。

证属下焦蕴热，津液失布，而致淋证。治宜清热通淋，养阴润燥，予以猪苓汤加味。

处方：猪苓 20g，茯苓 20g，泽泻 20g，滑石 15g，阿胶 10g（烊化），石韦 10g，瞿麦 10g，白茅根 30g。水煎服。

服药 1 剂，小便通畅，已无尿频尿急之证，然乃有发热之候。续服 3 剂，诸症悉除。予以白茅根 30g、瞿麦 20g，每日代茶饮，以防复发。

（柳吉忱医案）

解析：猪苓汤，乃《金匮要略》以其清热通淋，养阴润燥之功，而用于消渴、淋证、水肿诸证。症见小便不利，或尿血，或发热，渴欲饮水，心烦不得眠，或下利，或呕吐，或咳嗽，舌少苔，脉浮虚或细弱之候。

《金匮要略广注》云："脉浮发热，上焦热也；渴欲饮水，中焦热也；小便不利，下焦热也。但热客下焦，津液亦不得上升，故亦有作渴者，泻下焦之热，热不得阻塞中焦，肺与膀胱津液流通，而病自愈矣。"方中猪苓、茯苓、泽泻，皆渗利小便之药；热则阳亢，故用阿胶养阴气以济之；加滑石以利窍，以导湿热。于是五药合用，渗利与清热养阴并进，利水不伤阴，滋阴不敛邪，俾水气去，邪热消，阴液增，而诸症自解。此案乃属淋证范畴，且反复发作，热客下焦伤阴之候，故不用五苓散，也不用石韦散、八正散，取猪苓汤，乃清热利水与养阴并施之用也。

桂枝茯苓丸证案

王某，男，62岁。1985年12月2日。

1天前劳动时突感右侧腰部疼痛难忍，服止痛药无效，次日来我院外科就诊，X射线拍片诊为双肾下极结石，大小均为0.2cm×0.3cm，因求保守治疗，故转本科。患者精神不振，面色晦暗，形体瘦弱，活动自如，右侧腰部稍有不适感，伴有血尿，问其病史，平素即有头晕耳鸣、腰膝酸软无力、小便淋沥等症。舌暗淡，边尖有瘀斑，苔白腻，脉沉。

辨证：肾气不足，气化失司，尿浊沉积，结石阻络。

治法：通阳化气，消浊除石。

方药：桂枝茯苓丸易汤加味。

桂枝15g，茯苓15g，牡丹皮15g，赤芍15g，桃仁15g，海金沙15g，金钱草30g，川牛膝12g，王不留行12g，路路通12g，甘草10g。水煎服。

服上方15剂，诸症悉除，排出高粱米粒大之三粒沙样结石。

（柳少逸医案）

解析：桂枝茯苓丸一方，多被理解为活血化瘀及化瘀除癥之剂，根据其组成，本方除具有活血化瘀作用外，尚有通阳化气、扶正固本之效，且后者为其主要功效。方中桂枝通阳化气，茯苓益脾渗湿，共成扶正固本之功；牡丹皮、桃仁、赤芍活血化瘀，有通脉导滞之用。诸药共用，使阳气通畅而瘀块得行，瘀去又不伤正，故为治疗气化无力，而致瘀积之良方。案中加海金沙、金钱草取其化石通淋之用；牛膝、王不留行、路路通取疏肝气、通冲脉之效，俾气机通畅，则气化有司。

石淋一证，多为湿热蕴结所致，临床医者多投清利湿热之剂，但湿热从何而来，则少有人追询。盖因肾气不足，气化无力，尿浊郁积，日久化热，是形成石淋的主要原因。因结石瘀滞肾府，故肾络不通而腰痛，结石伤及肾络而尿血，因肾府被瘀，肾气愈伤，气化愈不及，水之下源不通，积于肾尚可致肾积水。故临证千变万化，但皆因气化不利而致，故应用桂枝茯苓丸效果显著。

五苓散证案

王某，男，49 岁，教师。1987 年 5 月 23 日。

右侧腰部呈持续性坠胀痛，痛引小腹，伴小便短赤，纳食不佳，苦冒眩，神疲乏力。尿常规检查：白细胞少许。B超检查：右肾积水，输尿管下段结石（0.5cm×0.9cm）。舌淡，苔薄白，脉沉细微弦。

证属肾气不足，气化无力，尿浊沉积成石，治宜通阳利水，兼以消瘀化石，予五苓散合当归芍药散调之。并嘱用尿盆，观察尿液。

处方：茯苓 20g，桂枝 15g，猪苓 10g，泽泻 20g，炒白术 15g，当归 15g，赤芍 12g，川芎 10g，郁金 10g，海金沙 10g，石韦 10g，甘草梢 3g。水煎服。

服药 4 剂，腹痛息，小便正常。第 3 日尿急迫涩痛，发现如小麦粒砂石一块，复查 B 超，示已无结石与肾积水。予以石韦 6g，瞿麦 6g，栀子 6g，代茶饮。

（柳吉忱医案）

解析：五苓散在《伤寒论》中乃为蓄水证而设方，《金匮要略》用治瘦人脐下有悸，吐涎沫之证，其理同，均以化气利水为治。方中以桂枝通阳化气，白术健脾燥湿，二苓、泽泻导水下行。方用药五味，主以茯苓，共为散剂而得名。成无己尚云："苓，令也，号令之令矣。通行津液，克伐肾邪，专为号令者……五苓之中，茯苓为主，故曰五苓散。"尿路结石的病机为气化失司，使尿液浊结成石。故主以五苓散化气通脉，渗湿利尿，尿路结石多伴有血尿，尿液赤红者，当用活血通络之当归剂，故本案施以五苓散合当归芍药散而收功。

四十三、尿频

金匮肾气丸证案

黄某，女，63 岁。2012 年 3 月 5 日。

患者多年前出现小便频，未曾诊治。2 年前自觉症状加重，双眼睑浮肿，无尿痛，腰部疼痛，双下肢疼痛。平素偶有鼻塞、流涕，无头痛，时心烦，记忆力减退，颈项、肩部板硬不适，头晕，无恶心、呕吐，入睡困难，多梦，时心悸。舌质红，苔白，脉沉细。

辨证：肾元亏虚，气化失司。

治法：益元健脾，温阳化气。

方药：金匮肾气丸加味。

熟地黄 15g，山萸肉 15g，炒山药 15g，鹿茸 3g（研冲），炒泽泻 15g，茯苓 15g，炒白术 15g，肉桂 6g，枸杞子 15g，制附子 10g（先煎），黄芪 60g，桑螵蛸 10g，炙五味子 15g，覆盆子 15g，杜仲 12g，菟丝子 15g，升麻 6g，柴胡 6g，红参 10g，陈皮 10g，当归 15g，巴戟天 10g，淫羊藿 15g，炙甘草

10g，生姜 10g，大枣 10g，核桃 15g。水煎服。

3月12日二诊：药后诸症减轻，上方改黄芪 90g。水煎服。

3月19日三诊：小便正常，晨起眼睑轻微浮肿，余症明显减轻，予下方以巩固疗效。

熟地黄 15g，山萸肉 15g，炒山药 15g，炒泽泻 15g，炒白术 15g，党参 30g，肉桂 6g，制附子 10g（先煎），黄芪 120g，炙五味子 15g，五倍子 10g，覆盆子 30g，葫芦巴 12g，菟丝子 15g，升麻 10g，柴胡 6g，炒枳壳 3g，当归 15g，桑螵蛸 15g，淫羊藿 15g，益智仁 15g，生姜 10g，大枣 10g，炙甘草 10g。水煎服。

3月26日四诊：药后诸症悉除，为巩固疗效，予金匮肾气丸续服。

（柳少逸医案）

解析：尿频一证，多因脾肾气虚，而膀胱气化不利，故小便频而余沥。治宜补中益气，温阳化气，益肾缩泉。方由《金匮要略》之金匮肾气丸合《脾胃论》之补中益气汤、《景岳全书》之右归饮、《类证治裁》菟丝子丸（菟丝子、炙桑螵蛸、泽泻）组成，则温肾固涩之功倍增。诸药合用，则中气足，肾元充，而病证痊愈。

四十四、风寒湿痹

甘草干姜茯苓白术汤证案

林某，男，36岁，栖霞县农民。1964年12月10日。

自秋后入冬，在旷野"地窖子"里编高粱秸炕席月余，近几天遂感身重，脚弱，关节重疼，微恶寒，大便飧泄，腰脚冷痹。继而身体沉重，腰中冷，如坐水中，舌胖，边有印痕，苔白，脉濡缓。

此乃寒湿痹着于腰部而致肾著证。治宜温中散寒，健脾燥湿，师《金匮要略》甘草干姜茯苓白术汤意治之。

处方：炙甘草15g，炒白术15g，干姜20g，茯苓30g。水煎温服。

12月18日二诊：服药5剂，全身关节重疼悉减，大小便正常，腰重略减，大便仍溏，方加苍术15g、公丁香10g，水煎温服。

12月24日三诊：续服中药5剂，诸症悉除，为巩固疗效，患者要求续服，予以原方减量，续服5剂。

处方：炙甘草 10g，炒白术 10g，干姜 10g，茯苓 15g，陈皮 10g，苍术 10g，公丁香 6g。水煎温服。

（柳吉忱医案）

解析：栖霞县白洋河畔，地产高粱，故有农民冬闲时，利用高粱秸编炕席。多在田间挖"地窖"为作坊，加之"席条"均由水浸湿变软，故地窖潮湿。又加之 1964 年岁甲辰，乃岁土太过之年，司天之气为太阳寒水，在泉之气为太阴湿土，故寒湿气太过，易伤人肾气；而 12 月乃农历十一月，六之气主气为太阳寒水，客气为太阴湿土，故寒湿之气犯身，尤有湿邪迭加之况，而有身重、腰中冷，如坐水中之体征。故吉忱公宗《金匮要略》"肾著之病，其人身体重，腰中冷，如坐水中……久久得之，腰以下冷痛，腰重如带五千钱，甘姜苓术汤主之"而治之。

著，同着，乃留滞附着也。故肾著，又称肾着。《素问·脉要精微论》云："腰者，肾之府。"《素问·至真要大论》云："诸寒收引，皆属于肾。"故寒邪外侵犯肾必致腰痛。《素问·至真要大论》复云："诸湿肿满，皆属于脾。"《灵枢·经别》云："足少阴之正，至腘中，别走太阳而合，上至肾，当十四椎，出属带脉。"故湿邪犯人，引动内湿，带脉不束，故湿着腰部，阳气痹着不行，而有腰部冷痛沉重之感，故有"如坐水中""形有水状""腰重如带五千钱"之感。病在人体下焦，内脏尚无病变，故治法不在温肾，只需祛除在经脉之寒湿，则肾着可愈。方中重用干姜伍甘草，以温中散寒，茯苓伍白术以健脾除湿，故诸药合用，则理法确当，方证相符，5剂而肾着之候若失。因腰重之症略减，故加苍术以增健脾燥湿化浊之功；药用丁香取其辛温之性，温肾助阳，又有特异芳香之味，兼以温暖脾阳而化湿浊；陈皮以其辛苦温之性，理气健脾，燥湿化浊。肾着汤伍此三药，乃陈无择《三因极一病证方论》之"渗湿汤"，为治"坐卧湿地""身重脚弱，关节重疼""大便飧泄"而设方。故二诊时，组此方，则"腰重""便溏"之症亦除。

三附子汤证案

马某，男，46岁。1973年9月23日。

前几天冒雨劳作，汗出雨淋，遂发腰背酸重而冷，头晕目眩，四肢麻木，小便频数，大便正常，饮食尚振，自觉腰部发凉，板沉而痛，俯仰不便，舌质淡，苔薄白，脉沉细而迟。

证属雨水浸渍，寒湿着于肾府。治宜散寒祛湿，温经通络，予三附子汤化裁。

处方：桂枝6g，赤芍10g，防风10g，麻黄10g，附子6g（先煎），当归15g，白术10g，茯苓10g，独活10g，知母6g，炙甘草6g，生姜12g。水煎服。

艾灸足三里。首次灸30分钟，其后每日灸10分钟即可。

治疗5日，寒湿得除，诸症悉减，然仍腰背酸重沉着。

予以原方加黄芪 30g，续治 1 周，而病证痊愈。

（柳吉忱医案）

解析：《素问·痹论》云："风寒湿三气杂至，合而为痹也。其风气胜者为行痹，寒气胜者为痛痹，湿气胜者为著痹也……其多汗而濡者，此其逢湿甚也，阳气少，阴气盛，两气相感，故汗出而濡也。"此案患者冒雨劳作，汗出雨淋，发为着痹，而见诸症。《伤寒论》第 174 条及《金匮要略·痉湿暍病脉证》篇，有共同的条文："伤寒八九日，风湿相搏，身体疼烦，不能自转侧，不呕，不渴，脉浮虚而涩者，桂枝附子汤主之。若其人大便坚，小便自利者，去桂加白术汤主之。"《伤寒论》175 条云："风湿相搏，骨节疼烦，掣痛不得屈伸，近之则痛剧，汗出短气，小便不利，恶风不欲去衣，或身微肿者，甘草附子汤主之。"而此案患者之痹为寒湿之痹，故予以三方合之，实甘草附子汤之谓也。为使其寒湿表解，故佐以麻黄、防风、独活。经云："邪入于阴则痹。"故公以当归佐桂枝汤以调营卫，和血气；药用知母，以其滋阴润燥之用，防麻黄、独活解散风寒而劫阴。故诸药合用，有泻有补，有攻有防，而收效于预期。

《金匮要略》有"肾著之病""身劳汗出，衣里冷湿""腰以下冷痛，腹重如带五千钱"的病因病症的表述，实与本案相牟，其治为"甘姜苓术汤主之"，本案之方药，亦寓此方。"肾著"又名"肾着"。《金匮要略心典》记云："肾受冷湿，着而不去，则为肾着。"然病不在肾之中脏，而在肾之外府，故其治法，不在温肾以散寒，而在培土以制水。甘、姜、苓、术辛温甘淡，本非肾药，名肾着者，原其病也。故有"甘草干姜茯苓白术汤"之用，《千金方》名"肾著汤"，今名"肾着汤"。

《灵枢·四时气》云："著痹不去，久寒不已，卒取其三里。"故邪留于骨节，久寒不去，当取足三里，乃健脾胃而化寒湿之谓也。二诊时，药入黄芪，乃《内外伤辨惑论》当归补血汤之治。

桂枝加附子汤证案

张某，男，53 岁。1969 年 11 月 16 日。

全身关节酸痛，痛有定处，得热则缓，遇冷加剧，时值严冬，近来疼痛日甚，关节不可屈伸，尤以膝关节为甚，局部皮色不红，舌苔薄白，脉弦紧。

辨证：营卫失和，风寒湿邪闭阻络脉。

治法：调营卫，和气血，温经散寒。

方药：桂枝加附子汤加味。

桂枝 15g，制白芍 20g，制附子 12g（先煎），鸡血藤 20g，穿山龙 15g，伸筋草 15g，透骨草 15g，醋延胡索 10g，炙甘草 10g，生姜 3 片，大枣 3 枚。水煎服。

5 剂服后，痛大减，关节动之可忍。上方加当归 12g，黄芪 20g，续服。12 剂后，患者欣然相告，病已痊愈。

（柳少逸医案）

解析：桂枝加附子汤，乃《伤寒论》为太阳病发汗太过，致阳虚汗漏并表证不解而设方，法在扶阳解表。本案证属营卫失和，寒湿之邪，闭阻络脉，邪壅肌腠而致痛痹，故予此方。方用桂枝汤重在和营卫，荣气血，而通经和络；附子辛热燥烈，走而不守，能通行十二经。《神农本草经》谓其"辛温"，用治"寒湿痿躄，拘挛膝痛不能行步"之证，故方用附子而重在逐寒湿。加穿山龙、伸筋草、透骨草，以强筋骨，搜风通络；入鸡血藤、醋延胡索，以补血通脉，缓急止痛。诸药合用，故收预期之效。

桂枝，《神农本草经》未录，然有"牡桂"条，"味辛，温"，有"利关节，补中益气"之功。其原植物诸家认识不一致，多以樟科肉桂为正品。药材肉桂为其树皮切片用；桂枝为其嫩枝切片或小段入药。桂枝辛散温通，能振奋气血，透达营卫，可外行于表，解散肌腠风寒，横走四肢，温通经脉寒滞，且能散寒止痛，活血通经，故为治风湿痹痛之要药。

桂枝倍芍药汤证案

张某，男，46 岁。1991 年 10 月 6 日。

右肩关节剧痛半年余，夜间尤甚，影响睡眠。肩动则疼痛放射至同侧上臂及前臂，故上举、内收、外展、内旋、后伸、摸背动作受限，曾用针灸、推拿及西药治疗罔效，转余诊治。查局部无红肿发热，右肩三角肌轻度萎缩。舌淡红，苔薄白，脉沉弦。

辨证：寒凝筋脉，营卫失和。

治法：和营卫，濡筋脉，活血通络。

方药：桂枝倍芍药汤合活络效灵丹加味。

桂枝 12g，制白芍 30g，炙甘草 10g，当归 12g，丹参 15g，乳香 3g，没药 3g，片姜黄 10g，生姜 10g，大枣 10g。水煎服。

服 5 剂后痛减，肩可上抬外展。续服 10 剂，诸症若失，唯摸背时肩痛仍作。原方去乳香、没药、丹参，加黄芪 30g，鸡血藤 30g，威灵仙 12g，寓黄芪桂枝五物汤意，再服 10 剂，而痊愈。

（柳少逸医案）

解析：桂枝倍芍药汤，乃《伤寒论》为太阳病误下，邪陷太阴而设。本案患者，因劳作伤肩，复因汗后感寒，致寒凝筋脉，营卫失和，络脉痹阻而致肩凝，故用本方合活络效灵丹而收卓功。桂枝汤和营卫，解肌腠，益气血，温经散寒而通痹。《神农本草经》芍药不分赤白，谓其"主邪气腹痛，除血痹，破坚积"。白芍苦酸微寒，入肝脾二经，具补血敛阴，柔筋止痛之功，为治疗诸痛之良药。故倍芍药，佐甘草，乃酸甘化阴，以濡筋脉，解痉舒挛而通行关节。佐活络效灵丹（当归、丹参、乳香、没药）者，取其活血化瘀，通脉止痛之功；药用姜黄，以助通痹活络之功。

柴胡桂枝汤证案

姜某，女，28 岁，教师。1990 年 8 月。

全身肌肉关节疼痛 1 月余。1 个月前，因途中遇雨，而跑步回家，归时已汗雨难分，遂又冷浴，后即感全身疼痛，且低热不扬，体温在 37℃ ~ 37.5℃ 之间，口苦咽干，胸胁闷而不舒，全身沉重乏力，纳差恶心。查血常规正常，血沉 37mm/h。下肢小腿部有数个红色硬结，舌红，苔黄略腻，脉沉弦细。

辨证：湿热留恋气分，郁遏气机。

治法：清解气分湿热。

方药：柴胡桂枝汤加味。

柴胡 15g，黄芩 12g，半夏 10g，党参 15g，桂枝 10g，制白芍 12g，草果 12g，薏苡仁 30g，苍术 12g，厚朴 12g，白扁豆 20g，藿香 12g，甘草 10g。水煎服，每日 1 剂。

服 10 剂后疼痛大减，查血沉恢复正常，风湿结节消失。再服 5 剂，诸症悉除。再进 3 剂，以善其后。

（柳少逸医案）

解析：此案之痹证，既非受风寒湿邪而成乌头汤证之痹，亦非正虚邪实独活寄生汤证之痹，此患者乃汗出冒雨，邪陷少阳，低热不扬，气化失司，营卫失和所致。《素问·痹论》云："荣者，水谷之精气也，和调于五脏，洒陈于六腑，乃能入于脉也，故循脉上下，贯五脏，络六腑也。卫者，水谷之悍气也，其气慓疾滑利，不能入于脉也，故循皮肤之中，分肉之间，熏于肓膜，散于胸腹。逆其气则病，从其气则愈。不与风寒湿气合，故不为痹。"故予以柴胡桂枝汤，则气机得畅，三焦条达，营卫调和，津液得濡，身热体痛得除。苍术、厚朴、草果、藿香诸味，燥湿化浊，以杜成热痹之路。

甘草附子汤证案

王某，男，42 岁，蓬莱人。1958 年 11 月 7 日。

右臂麻痹已有 3 个多月，不敢抬举，动则肢节烦痛而剧，伴左臂凝滞，活动受限，久治仍未见效。舌淡红，苔白，尺脉沉迟。

证属风寒湿痹，师甘草附子汤意调之。

处方：炙甘草 10g，桂枝 15g，白术 10g，制附子 10g（先煎），黄芪 15g，当归 10g，麻黄 10g，川羌活 10g，桑寄生 10g，细辛 2g，人参 10g，制川乌 10g，全蝎 6g，地龙 10g，秦艽 10g，白芍 12g。水煎服。

11 月 14 日二诊：药后臂痛减轻，肩已能抬起，仍守方继服。

11 月 20 日三诊：患者欣然相告，续服 3 剂，病告痊愈。

（牟永昌医案）

解析：《灵枢·九针论》云："邪之所客于经，而为痛痹，舍于经络者也。"《灵枢·寿夭刚柔》云："寒痹之为病也，留而不去，时痛而皮不仁。"《灵枢·贼风》云："此皆尝有所伤于湿气，藏于血脉之中，分肉之间，久留不去……其开而遇风寒，则血气凝结，与故邪相袭，则为寒痹。"此案患者右臂麻痹已有 3 个多月，此乃"有所伤于湿气，藏于血脉之中，分肉之间，久留不去"之候，乃"寒痹""痛痹"也。右臂不敢抬举，动则痛剧，伴左臂凝滞，活动受限，故此案属"形体痹"之"筋痹"也。因风寒之邪侵入肩部，颈肩部为风寒湿邪所犯，筋脉凝滞，故又有"漏肩风"之病名。

宗《金匮要略·痉湿暍病脉证》"风湿相搏，骨节疼烦，掣痛不得屈伸，近之则痛剧……甘草附子汤主之"之治，故桂枝、白术、附子并用，以助阳祛风化湿，以甘草名方，意在缓急止痛。实乃《金匮要略》桂枝附子汤、白术附子汤合方之用也。《金匮要略·中风历节病脉证并治》又有"病历节，不可屈伸，疼痛，乌头汤主之"之治。此案因寒湿留于关节，盖因甘草附子汤之力不足，故又合入乌头汤。方中麻黄发散风寒以宣痹；制川乌温经散寒而解掣痛；芍药、甘草酸甘化阴，以缓急止痛；黄芪益气固卫，助麻黄、乌头温经止痛，又可防麻黄过于发散，故乌头汤乃祛邪扶正之良剂。

《素问·评热病论》云："邪之所凑，其气必虚。"故方入当归，以佐黄芪，乃寓当归补血汤，作补血之用。方入人参，以佐黄芪，名"参芪汤"，作补气之资。肩关节凝滞，乃营卫失和之证，故方中又寓《金匮要略》黄芪桂枝五物汤。尺脉沉迟者，乃少阴虚寒之证也，故永昌公用细辛，以其味辛而厚，气温而烈，为足少阴肾经主药，伍方中之麻黄、附子，乃《伤寒论》之麻黄细辛附子汤。方入秦艽，其性辛散，然质润而不燥，为风药中之润剂，以其祛风除湿之功，成舒筋通络之用。《本草求真》谓"凡人感冒风寒与湿，则身体酸痛，肢节烦疼，拘挛不遂"，皆可用之。方入地龙、全蝎，以通络行痹，解痉止痛。永昌公精于医理，通达药性，临证中，往往以 1 剂处方，含诸法众方之妙，而有"药者，钥也，投簧即开也"之效。

麻黄加术汤证案

王某，男，53 岁，农民。1965 年 9 月 12 日。

昨日下午田里劳作，忽降大雨，冒雨返家，遂感发热恶寒，无汗，头重如裹，一身尽痛，而肩臂腰背风冷挛痛尤甚。舌苔薄白，脉弦紧。

证属寒湿袭表，邪犯太阳，湿留肌腠所致。治宜解表散寒，发汗除湿，予麻黄加术汤加味。

处方：麻黄 10g，制杏仁 15g，桂枝 10g，白术 15g，川羌活 10g，炙甘草 10g。先煮麻黄，去上沫，内诸药，水煎温服，覆取微似汗。

服药 1 剂，诸症悉减。续服 2 剂，病证痊愈。

（牟永昌医案）

解析：麻黄加术汤证，为湿家感受风寒而成寒湿在表之证。"湿家身烦痛"，示湿邪在表之候。故方中麻黄发汗解表，温散寒湿；桂枝散寒解肌，温通经脉而祛风湿；杏仁利肺气，协麻黄以解表邪；甘草和中；更加白术，以其甘苦性温之性，甘温补中，苦可燥湿，以其健脾胜湿，为疗湿家之要药。《神农本草经》谓白术"主风寒湿痹"，《珍珠囊》谓其"除湿益气，补中补阳，消痰逐水"，《本草求真》云："白术味苦而甘，既能燥湿实脾，复能缓脾生津……为脾脏补气第一要药也。"于是白术与麻黄同用，既可防麻黄之发散太过，又可助麻黄祛湿之力，诚如喻嘉言所云："麻黄得术，则虽发汗，不至多汗；术得麻黄，并可行表里之湿，下趋水道。"可谓肯綮之论。大凡湿家身烦痛，当与麻黄加术汤发其汗，切不可以火攻之。若火攻发汗，则易大汗出，风去湿存，或火热内攻，与湿相合，引起发黄或衄血。而方加羌活者，佐麻黄、桂枝以散寒解表；佐白术以解上半身肌肉之风湿痹痛及腰背之风冷挛痛。羌活之效，诚如《本草便读》所云："辛温雄壮，散肌表八风之邪，独走太阳，利周身百节之痛，湿留于表，由汗能宣，病在于颠，惟风可到。"

麻杏薏甘汤证案

米某，男，54 岁，农民。1964 年 3 月 20 日。

昨日于农田参加水利建设，值时而小雨，时而晴天，且地处丘陵，时值春寒，故而感全身不适。收工回家，遂感一身尽疼，伴头痛发热，四肢关节游走疼痛。卫生室予银翘解毒丸，解热止痛片，未见好转，且日晡加剧。今晨急来医院就诊，查体温 37.8℃，血沉 40mm/h，抗 "O" 800U，西医诊为急性风湿病。因患者拒绝输液治疗，故请中医会诊。查舌苔白腻，脉滑数。

证属风寒湿邪外袭，郁于肌表，而致风湿痹痛。治宜外解表邪，内理脾湿，予麻杏薏甘汤加味。

处方：麻黄 4.5g，杏仁 10g，薏苡仁 15g，羌活 6g，炙甘草 10g。水煎温服。

3 日后，患者欣然告知：取药回家急煎，于中午即服，有微汗。次日晨起诸症悉减，续服 2 剂，病愈。仍有恶风之候。予以唐代王冰之"蜀脂粥"法，即黄芪小麦粥以善后。

（牟永昌医案）

解析：《金匮要略心典》云："湿痹无寒不作，故以麻黄散寒，薏苡除湿，杏仁利气，助通泄之用，甘草补中，予胜湿之权也。"该论从药物功效而解方也。《金匮要略广注》云："麻黄发表，杏仁利气。甘草和荣卫，又以缓麻黄之迅烈。苡仁去湿，入肺脾二经，肺主通调水道，脾土既燥，则自能制湿矣。"此论从药物归经，以阐发方义也。由此可见，本方是麻黄汤去桂枝加薏苡仁而成，重在轻清宣化，解表祛湿。薏苡仁，《神农本草经》谓其"主筋急拘挛，不可屈伸，风湿痹"，《本草备要》云其"甘淡微寒而属土，阳明药也……土胜水，淡渗湿"。其合麻黄之辛温发散，解表而祛风寒湿邪；合杏仁之利肺气而宣肺解表；合甘草共成补中土而胜湿。羌活之用，佐麻黄以解"一身尽疼"之候，佐薏苡仁除寒湿之郁于肌腠。

防己黄芪汤证案

米某，男，18 岁，学生。1966 年 9 月 17 日。

自 1 个月前与同学"拉练"，冒雨而行，遂发风湿病。返校后曾用阿司匹林，疼痛缓解。然仍关节肿痛，汗出不止，全身沉重恶风。舌苔白滑而腻，脉浮缓。

证属卫阳不固，风湿在表。治宜益卫固表，除湿蠲痹，予防己黄芪汤加味。

处方：防己 12g，黄芪 20g，白术 12g，桂枝 10g，杭白芍 12g，防风 10g，炙甘草 6g，生姜 3 片，大枣 4 枚。水煎，去渣温服。

服药 3 剂，汗出恶风遂止，全身疼痛豁然而去，微感身沉重。予原方去杭白芍、防风二药，续服 3 剂，痊愈返校。

（牟永昌医案）

解析：《素问·评热病论》云："邪之所凑，其气必虚。"《灵枢·口问》云："故邪之所在，皆为不足。"《素问·通评虚实论》云："黄帝问曰：何为虚实？岐伯对曰：邪气盛则实，精气夺则虚。"防己黄芪汤用黄芪实表以固卫气，卫气实则风湿无所容之处而自散矣。风湿之邪从皮毛而入肌肤，白术入脾胃二经，以燥湿而泽肌，与黄芪均为无汗能发、有汗能止之药。甘草助黄芪、白术，补脾而制湿。《神农本草经》谓防己"主风寒……除邪，利大小便"，《本草备要》谓其为"太阳经药，能行十二经。通腠理，利九窍，泻下焦血分湿热，为疗风水之要药"。其性苦寒泄降，利水清热，味辛能散，兼可祛风，为祛风利湿、通络止痛之品，故为风湿痹痛之用药。加姜、枣，以其辛酸甘之味，成辛甘化阳，酸甘化阴之功，行津液而和营卫，于是诸药合用，卫阳复振，祛邪外出而愈病。此案之治，实乃防己黄芪汤合桂枝汤、玉屏风散组成。桂枝汤佐防己黄芪汤，行益卫固表，除湿蠲痹之治；玉屏风散由防风、黄芪、白术组成，以助黄芪益气固表止汗之功。

服药 3 剂，汗出恶风悉去，微感身沉重，示肌中之湿未尽去，故予防己黄芪汤续服而病愈。

乌头汤证案

潘某，女，57 岁，栖霞朱奎村人。1958 年 11 月 8 日。

患者于 1957 年 10 月因关节肿痛诊为风湿性关节炎，经西药治疗未见好转，复经针灸治疗亦未见显效。后于 1958 年 4 月延牟师永昌公接诊。查脉沉有力，两膝及右侧肘、腕、指关节皆肿痛，动则痛剧，行走足跛。予《千金方》独活寄生汤、《百一选方》蠲痹汤，先后二十余剂，收微效。患者今日因病剧而复请永昌公诊治。

症见两膝盖肿大，腕、肘关节肿胀挛痛，十指关节皆肿大，不能持物，走路跛行痛剧。寸关脉沉弦，尺脉弱。

证属寒邪偏胜，凝滞经络，气血受阻，而发痛痹，故予《金匮要略》之乌头汤，温阳散寒，除湿止痛。

处方：制川乌 10g，麻黄 12g，制白芍 18g，黄芪 18g，甘草 18g，蜂蜜 30g。水煎服。

11 月 12 日二诊：服药 4 剂，患者主诉上下肢关节疼痛减轻，肿胀消失，走路不跛，病去五分之四。查关节无异常，六脉沉缓。原方继服。

11 月 15 日三诊：续服 2 剂，症状全消，予独活寄生汤 4 剂，为善后之治。

(牟永昌医案)

解析：方以麻黄通阳开痹，乌头祛寒逐湿，芍药、甘草乃酸甘化阴之伍，开血痹而通经脉，俾营卫调，阴阳和而气血畅行。盖因麻黄发汗力猛，故佐黄芪实卫气以制其太过；乌头有毒，用白蜜之甘以缓之，使寒湿之邪微汗出而解，俾寒湿之邪去而正不伤。对该方之施，《金匮要略广注》云：

"麻黄去荣中寒邪，泄卫中风热，更用黄芪实卫，芍药和荣，甘草养正泻邪，不用附子而用乌头者，以病在筋骨荣卫间，附子温中不若乌头走表也，恐其性烈，故用蜜煎解毒，又取甘以缓之之义。"

1957 年为丁酉年，阳明燥金司天，清燥大行伤肝，故有养肝肾、调气血之独活寄生汤之治。阳历 10 月，为农历九月，主气为阳明燥金，客气为厥阴风木，客主之气相加，主气克客气，不相得，"气相得则和，不相得则病"，虽证治之法无误，然因客主之气相临，"不相得"而病加，虽经治收效，然患者未行续治。1958 年乃太阳寒水司天，太阳湿土在泉，寒湿之气胜，患者病重，复请永昌公续治。且 1958 年，戊戌岁，乃火运不及之年，火运不及则寒气大行。《素问·举痛论》云："寒气客于脉外则脉寒，脉寒则缩踡，缩踡则脉绌急，绌急则外引小络，故卒然而痛。"此即寒气盛，"寒则皮肤急而腠理闭""痛者，寒气多也，有寒故痛"之谓，故有肢节肿胀挛痛之候。永昌公以温经散寒，除湿止痛为治，施以《金匮要略》之乌头汤，服药 4 剂，诸症减轻，故患者有"病去五分之四"之主诉。继用 2 剂，而告病愈。《素问·通评虚实论》云："邪气盛则实，精气夺则虚。""邪气盛"之实证得解，"精气夺"之虚体须调，故永昌公用独活寄生汤，养肝肾，补气血，和营卫，佐以祛风胜湿，散寒通络。

四十五、寒热错杂痹

桂枝芍药知母汤证案

胡某，女，18 岁，乳山县人。1976 年 8 月 16 日。

患者发病时左手小指痛，后食、中、次指亦痛，继而腕部肿起变硬而痛，右脚踝、右手腕及左脚踝均肿痛，走路蹒跚，持物不便，面色萎黄，月经数月未潮，饮食尚可，大便常稀，发作时局部发热有灼痛感，病程已一年之久。西医诊为类风湿性关节炎。舌淡无苔，六脉沉濡而弱。

证属阴血亏虚，风寒湿邪蕴结脉络，湿渍关节发为尪痹。治宜调和营卫，祛风胜湿，温经宣痹，佐以养血清热，予桂枝芍药知母汤意化裁。

处方：黄芪 30g，桂枝 10g，赤芍 10g，麻黄 10g，姜黄 10g，白芷 12g，茯苓 15g，独活 10g，当归 12g，熟地 15g，知母 10g，苍术 12g，黄柏 10g，薏苡仁 30g，防风 12g，牛膝 10g，威灵仙 10g，没药 10g，茜草 10g，海桐皮 12g，木瓜 10g，生姜 3 片，大枣 4 枚。水煎服。

另予柏子仁 120g，白芷 30g，捣为末，淡醋调糊，敷病患处。

8 月 22 日二诊：服药 4 剂后肿处见消，舌淡无苔，脉沉涩。予以原方合活络效灵丹治之。

当归 15g，丹参 30g，乳香 6g，没药 6g，羌活 10g，川芎 12g，皂角刺 10g，海风藤 20g，鸡血藤 20g，络石藤 20g。以活血通络止痛。

9 月 16 日三诊：上方续服 20 剂，诸症悉除，病证痊愈。

（柳吉忱医案）

解析：桂枝芍药知母汤，以其温阳通痹，清热益血之功，而适用于阳虚寒湿郁热之痹证，即本虚标实之风湿证。《金匮要略心典》谓桂枝芍药知母汤，方中"桂枝、麻黄、防风，散湿于表；芍药、知母、甘草，除热于中；白术、附子，祛湿于下；而用生姜最多，以止呕降逆，为湿热外伤肢节，而复上冲心胃之治法也"。本案患者之临床见证，乃阴血亏虚，风湿兼热之痹，或云为虚实寒热错杂之风湿历节证。故公以《金匮要略》之桂枝芍药知母汤加威灵仙，以成祛风胜湿，温经通痹，滋阴清热之用；辅以四物汤、活络效灵丹、牛膝、姜黄、木瓜、薏苡仁、茜草，养肝肾，营血脉，以养血通络；二妙散、海桐皮、独活、白芷、茯苓，清利湿热，而消关节肿痛。诸方诸法施之，则虚实寒热错杂之痹得除。

四十六、热痹

白虎加桂枝汤证案

例1

杨某，男，13岁。1976年9月12日。

患者低热已有两月余，体温37.6℃，伴全体不适，关节灼热酸痛，经解放军145医院诊为风湿热。现纳呆，体瘦，头痛，烦躁，汗出恶风，苔黄燥，脉滑数。

证属热邪壅于肌腠关节而致热痹。治宜清热通络，祛风胜湿，予白虎加桂枝汤加味。

处方：石膏30g，知母10g，黄芪30g，党参10g，苍术、白术各10g，黄柏10g，桂枝10g，白芍12g，秦艽10g，熟地黄15g，当归10g，川芎10g，牛膝10g，忍冬藤60g，桑椹子15g，茯苓10g，石斛10g，炙甘草10g，桑枝为引。水煎服，5剂，并予以外治处方，嘱在当地医院守方续服。

9月29日二诊：患者父亲欣然相告，服药15剂，体温正常，诸痛悉除，病证痊愈。因时值仲秋，草木青青，嘱用

鲜鬼针草、杨树枝、柳树枝、艾草各60g，烧水浴足，以防
复发。

（柳吉忱医案）

解析：风湿热属中医"痹证"范畴。《素问·宣明五气》
云："邪入于阴则痹。"《素问·痹论》云："痹，或痛，或
不痛，或不仁，或寒，或热，或燥，或湿，其故何也……其
热者，阳气多，阴气少，病气胜，阳乘阴，故为痹热。"《素
问·四时刺逆从论》云："厥阴有余，病阴痹；不足，病生
热痹。"由此可见，痹证，是由邪气留着人体肌腠关节筋骨，
血气运行闭阻而造成的一种病证。本案患者发热，痹痛而有
灼热感，为肝肾之阴血不足，阳邪偏胜所致。故公予清热通
络之法，佐以养肝肾、补气血之味而治之。方主以白虎加桂
枝汤及二妙散、忍冬藤、秦艽、芍药，以建清热养阴、调和
营卫之功；因患者为一少年，阳有余而阴不足，故辅以加味
当归补血汤，以成养肝肾、补气血之勋；以黄芪桂枝五物
汤，具益气血、和营卫、活络通痹之功。

例2

王某，男，9岁。1973年5月12日。

患者起病已5天，发热咽痛，并有游走性关节痛，发病
第2天，即见左踝关节肿胀疼痛，行走不便，继之右膝关节
亦肿大而痛，体温40.6℃，舌苔薄白，脉滑数，面色萎黄，
咽部充血，扁桃体Ⅱ度肿大，心尖区二级收缩期杂音。血常
规检查：白细胞7.9×10^9/L，中性粒细胞0.58，淋巴细胞

0.42，抗"O"833U，黏蛋白 16mg/dL，血沉 116mm/h。心电图检查：左心室肥大。本院内科诊为风湿热。

证属湿邪入经，化热侵络。治宜清热燥湿，活血通络，予白虎加桂枝汤调之。

处方：石膏 30g，桂枝 10g，牛膝 10g，桃仁 12g，生地黄 15g，川芎 10g，红花 10g，赤芍 10g，防己 10g，秦艽 10g，羌活、独活各 10g，苍术 10g，白术 15g，知母 10g，丝瓜络 15g，黄柏 10g，西河柳 30g，威灵仙 10g，甘草 10g。5 剂，水煎服。

药后诸痛悉减，仍宗原意，上方加鸡血藤 30g，忍冬藤 30g，海风藤 30g，海桐皮 30g。水煎服。续治 2 周，病证痊愈。

（柳吉忱医案）

解析：明·王肯堂《证治准绳》云："痹者，闭也。五脏六腑正气为邪气所闭，则痹而不仁。"清·林珮琴《类证治裁》云："其历节风，痛无定处，遍历骨节，痛如虎啮。又名白虎历节。"故本案属热邪壅于关节，而成白虎历节。又因气血郁滞而致热痹，故公予清热燥湿，活血通络之法。主以《伤寒论》之白虎加桂枝汤（生石膏、知母、甘草、粳米、桂枝）合《此事难知》之大羌活汤（羌活、独活、防风、川芎、防己、黄芩、苍术、白术、知母、生地黄、细辛、黄连、甘草）化裁治之。

药用西河柳，又称柽柳，其性辛散外达，善解血分之毒。现代药理研究表明，其含有柳甙，即水杨素、槲皮黄碱素等，具调节体温，扩张血管，发表解肌之功。而方中诸藤、诸络，皆活血通络之药。故理、法、方、药朗然，内服与外治合用，收效于预期。

四十七、尪痹

三附子汤证案

张某，男，37 岁，莱阳姜疃人。1979 年 10 月 18 日。

患者 3 个月前晨起双手多个指关节活动不灵活，对称性关节肿胀，渐及指关节活动受限，近端指关节肥厚。近期关节疼痛加剧。类风湿因子弱阳性，外科诊为类风湿性关节炎，请中医诊治。舌淡，苔薄白，脉弦。

证属肝肾亏虚，营卫失和，风寒湿邪痹阻络脉而致尪痹。治宜调和营卫，温经散寒，疏风活络，燥湿通痹。予《金匮要略》之三附子汤加味治之。

处方：熟附子 30g（先煎），桂枝 10g，制白芍 30g，白术 12g，防风 12g，羌活 12g，独活 12g，防己 12g，黄芪 18g，当归 15g，川续断 12g，生薏苡仁 24g，炙甘草 18g，生姜 3 片，大枣 4 枚。水煎服。

10 月 29 日二诊：患者欣然相告，服药 10 剂，诸症减轻，关节肿胀疼痛消失，唯仍有晨僵之症，嘱续服中药，予原方加穿山龙 30g、伸筋草 15g、透骨草 15g、络石藤 20g、鸡血藤 20g。

11 月 20 日三诊：续服 20 剂，诸症悉除，实验室检查无异常。嘱用鬼针草、柳树枝、杨树枝各 60g，煎汤浴足熏洗之，以作固效之施。

（柳吉忱医案）

解析：现代医学对类风湿病的发病原因未明，而中医学以痹证论治积累了丰富的临床经验。《灵枢·九针论》云："虚邪客于经络，而为暴痹者也……邪之所客于经，舍于络，而为痛痹。"《灵枢·贼风》云："此皆尝有所伤于湿气，藏于血脉之中，分肉之间，久留而不去……其开而遇风寒，则血气凝结，与故邪相袭，则为寒痹。"《灵枢·寿夭刚柔》云："寒痹之为病也，留而不去，时痛而皮不仁。"由此可见，"伤于湿气，藏于血脉之中，分肉之间，久留而不去"，继而"遇风寒""留而不去，时痛而皮不仁"，乃其病因病机也。故于本案有调和营卫，温经散寒，祛风胜湿，蠲痹通络之法。本案证属卫阳不足，而感风寒湿邪留着肌肉、关节，故公宗《金匮要略》风湿留着肌肉关节之治，主以桂枝附子汤、白术附子汤、甘草附子汤。桂枝附子汤方取桂枝汤调和营卫，配附子辛热行阳逐寒湿而止痛；白术附子汤，以附子温经散寒定痛，白术健脾祛湿；甘草附子汤，以桂枝、甘草散风邪，温阳化气。因病邪深入关节，意在缓而行之，方以甘草为主之附子汤，意在"得微汗则解者，非正发汗也，阳胜而阴自解耳"。故本案方中合三方之量，甘草药用18g。本案实甘草附子汤、桂枝附子汤、白术附子汤同用。重用附子，取其辛热燥烈，走而不守，能通行十二经，功于峻补下焦之元阳，而逐在里之寒湿，又能外达皮毛而散在表之风寒；方加生薏苡仁，取其健脾渗湿之功；羌活、独活，佐附子以祛风胜湿，取羌活气味雄烈，其力横行肢臂以除肌表之风寒湿邪，取独活药性较缓，以长于治筋骨间之寒湿；防风乃"风药中润剂"，具祛风解痉之效；防己有行水退肿之功，伍黄芪、白术、甘草，乃《金匮要略》之防己黄芪汤，以治"风水，脉浮，身重，汗出恶风者"；入黄芪、当归，乃当归补血汤，大补气血，以解"邪之所凑，其气必虚"之证，黄芪伍桂枝、白芍、姜、枣，乃《金匮要略》治血痹之黄芪桂枝五物汤。如此顽病，药仅10剂，药简而力宏，即有诸症减轻之效。蔡陆仙谓："经方者，即古圣发明。有法则，有定例，可为治疗之规矩准绳，可作后人通常应用，而不能越出其范围，足堪师取之方也。"

二诊时，加穿山龙、伸筋草、透骨草，虽为民间中草药，然其对风湿痹痛、颇有疗效。待其诸症悉除，予以鬼针草、柳树枝、杨树枝水煎外治熏洗，虽云"偏方"，然有较好的抗风湿作用。

黄芪桂枝五物汤证案

张某，男，32岁，莱西县人。1979年3月31日。

患强直性脊柱炎经年，腰痛脊柱不能弯曲，痛及骶髂关节，四肢关节亦疼痛，走路蹒跚，右脚外踝亦肿痛，面色萎黄，体瘦，身无热，大便时下黏液，纳呆食少，舌淡苔白腻，脉沉弱而濡。

证属肾阴不足，脾阳不振，风湿之邪内蕴关节，营阴受阻。治宜补肾健脾，温阳燥湿，佐以活血化瘀。师黄芪桂枝五物汤合乌头桂枝汤、独活寄生汤意化裁。

处方：黄芪30g，桂枝9g，鹿角片15g，当归12g，赤芍10g，独活10g，桑寄生10g，狗脊15g，川续断20g，制川乌9g，醋延胡索12g，土鳖虫10g，鸡血藤20g，白术10g，茜草15g，牛膝10g，红参10g，茯苓12g，炙甘草10g，苍术12g，桑枝为引。水煎服。

肿处以鲜柳树根皮捣烂和热醋敷之。

4月10日二诊：患者服药8剂后痛减，腰部能直立，关节肿处微消，痛亦减轻，纳稍振，大便仍有黏液，舌淡苔薄白微腻，脉沉缓无力。予前方去土鳖虫，加薏苡仁24g，佛手10g，嘱服10剂。肿痛处仍用外治之法。

5月6日三诊：患者欣然相告，共服38剂，诸症悉除，病告而愈。

（柳吉忱医案）

解析：现代医学认为，强直性脊柱炎是以中轴关节慢性炎症为主的全身性疾病。主要累及脊柱、中轴关节，病程长，致残率高。本案患者伴有面色萎黄、大便时下黏液、纳呆食少、舌淡苔白腻、脉沉弱而濡，提示其病之本为脾肾两虚，继而营卫失和，气血双亏，筋骨失养，而致风寒湿邪乘虚客于筋骨之间而成痹。此病属中医"阴痹""骨痹"范畴。《灵枢·五邪》云："邪在肾，则病骨痛阴痹。"《素问·痹论》云："肾痹者，善胀，尻以代踵，脊以代头。"表述了该病的临床症状。《素问·长刺节论》云："病在骨，骨重不可举，骨髓酸痛，寒气至，名曰骨痹。"《灵枢·刺节真邪》云："虚邪之中人也，洒淅动形，起毫毛而发腠理。其入深，内抟于骨，则为骨痹。"表述了外邪侵入为致病之外因。《素问·宣明五气》云："邪入于阴则痹。"表述了"邪入于阴"，则血脉阻滞而成痹证。诚如张景岳所云："诸痹者皆在阴分，亦总由真阴衰弱，精血亏损，故三气得以乘之。"其治，景岳又有"是以治痹之法，最宜峻补真阴，使血气流行，则寒邪随去。"故公方用《金匮要略》之黄芪桂枝五物汤，和营卫，补气血，以振奋阳气，温运气血，以冀痹证得愈；合入《金匮要略》之乌头桂枝汤，以温阳散寒，除湿止痛，意在祛邪外出。考虑上述二方扶正祛邪之力不足，故公于案中合入《千金要方》之独活寄生汤。方寓十全大补汤重在扶正，外加独活诸药兼以祛邪。药用鹿角片，以成荣督健骨之治。由此案可见公组方用药之一大特点，即"经方头""时方尾"。从而彰显其"读仲景之书，察其理；辨后世之方而明其用"之临证大法，示人以古方为规矩，合今病之变通也。

本案患者属强直性脊柱炎之病轻者，故药仅 38 剂而"诸症悉除"，说明疾病的早期治疗，是愈病的关键所在。

桂枝芍药知母汤证案

例 1

丁某，男，37 岁，海阳人。1994 年 3 月 6 日。

患者全身小关节游走性疼痛，以双指间关节为著。服止痛片或推拿后略减，于 1993 年在莱阳中心医院查类风湿因子强阳性，诊为"类风湿性关节炎"，予以免疫抑制剂控制症状，停药即疼痛加剧，故求中医治疗。现双手近指端关节肿痛，伴全身小关节游走性灼痛，活动即疼痛加重，时骨节烦痛，掣痛不得屈伸，触之则痛剧，纳可，二便调，舌绛红中有裂纹，苔薄黄，脉弦。

证属肝肾不足，营卫失和，脉络痹阻，而致历节风。治宜益元荣骨，舒筋通络，调和营卫，予桂枝芍药知母汤加味。

处方：桂枝 20g，炒白芍 30g，赤芍 15g，知母 12g，牡丹皮 12g，地骨皮 12g，鹿角胶 10g（烊化），熟地黄 20g，当归 15g，麻黄 10g，炮姜 3g，黄芪 40g，穿山龙 30g，伸筋草 15g，透骨草 15g，猫爪草 12g，雷公藤 12g，地龙 15g，羌活 10g，独活 10g，制附子 60g（先煎），威灵仙 10g，玄驹 30g，全蝎 10g，炙甘草 10g，生姜 10g，大枣 10g。水煎服。

5月10日二诊：服中药2个月，四肢关节肿胀减轻，晨起或劳累后，双手指关节自觉略肿胀，微痛，休息后好转。舌淡红，苔白，脉沉弦。予乌头汤合乌头桂枝汤、当归补血汤、阳和汤意化裁。

处方：麻黄10g，白芍15g，黄芪30g，制川乌12g，当归15g，熟地黄20g，桂枝10g，鹿角胶10g（烊化），玄驹10g，地龙12g，白芥子6g，炮姜3g，猫爪草10g，伸筋草15g，透骨草15g，豨莶草15g，臭梧桐10g，穿山龙12g，炙甘草10g，生姜、大枣各10g。水煎服。

6月15日三诊：续服1个月，关节肿痛悉除，查类风湿因子阴性。予以独活寄生汤续服，以固疗效。

（柳吉忱医案）

解析：《灵枢·寿夭刚柔》云："病在阴者，命曰痹。"《素问·宣明五气》云："邪入于阴则痹。"此即肝肾亏虚，营卫失和，脉络痹阻之谓也。对此，《景岳全书》云："诸痹者皆在阴分，亦总由真阴衰弱，精血亏损，故三气得以乘之。经曰'邪入于阴则痹'，正谓此也。是以治痹之法，最宜峻补真阴，使气血流行，则寒邪随去。"故药有熟地黄、鹿角胶、黄芪、当归，养肝肾，益气血。《素问·痹论》云："风寒湿三气杂至，合而为痹也。其风气胜者为行痹，寒气胜者为痛痹，湿气胜者为着痹也。"此案之证，三邪俱存也，故辅以《金匮要略》之甘草附子汤（甘草、附子、白术、桂枝），祛风散寒，燥湿止痛。风湿流注关节，气血通行不畅，故肢节疼痛肿大；风寒湿邪外袭，渐化热伤阴，而成寒热杂合之痹，故有桂枝芍药知母汤之治。方中桂枝、麻黄祛风通阳，附子温经散寒止痛，白术、防风祛风胜湿，知母、芍药清热养阴，生姜、甘草和胃调中。本案之治方，寓桂枝芍药知母汤、当归补血汤、阳和汤、甘草附子汤四方之效。药加穿山龙、地龙、玄驹、全蝎为舒筋通络止疼之用；羌活、独活、威灵仙乃增其疏风散寒祛湿之功。

经治2个月，关节肿痛悉减，故予当归补血汤大补气血，以和营卫；阳和汤温阳解凝，蠲痹通络；乌头汤温经散寒，除湿止痛；乌头桂枝汤除寒湿，和营卫为续治之方。

续治1个月，病告而愈，予独活寄生汤，以养肝肾，补气血，祛风湿，通经活络之功，为善后之用。

类风湿性关节炎，属中医"尪痹"范畴，临证以关节病变为主。西医认为其与变态反应和自身免疫有关。大凡可构成关节的各种组织，如滑膜、软骨、韧带、肌腱和相连的骨组织均有病变，实属中医寒凝痰滞关节之证，故凡具血虚寒凝痰滞之证者，吉忱公均主以或辅以阳和汤，以其温补和阳，散寒通滞，化痰开结，补血通络之功而愈疾。

例2

路某，男，45岁。2011年7月18日。

全身小关节游走性疼痛4年，2007年始觉肩部疼痛，服止痛片或推拿后略减，2009年在莱阳中心医院诊为类风湿性关节炎，予以免疫抑制剂来氟米特片控制症状，2010年冬天因转氨酶升高而停药，今求中医治疗。现手近指端关节肿痛，伴全身小关节游走性灼痛，活动则疼痛加重，胃脘部有灼热感，无明显反酸、嗳气、胀痛，纳可，眠可，二便调，舌绛红中有裂纹，苔薄黄，脉弦。

诊断：历节风（类风湿性关节炎）。

辨证：肝肾不足，营卫失和，脉络痹阻。

治法：益元荣骨，舒筋通络，调和营卫。

方药：桂枝芍药知母汤加味。

桂枝20g，炒白芍30g，炒白术12g，地骨皮12g，知母12g，鹿角片15g，熟地黄20g，肉桂10g，麻黄10g，白芥子6g，干姜3g，黄芪40g，穿山龙30g，伸筋草15g，透骨草15g，猫爪草12g，雷公藤12g，地龙15g，土鳖虫15g，羌活10g，独活10g，制附子60g（先煎），防风15g，威灵仙10g，玄驹30g，全蝎10g，甘草10g，生姜10g，大枣10g。水煎服。

10月19日二诊：服中药3个月，现四肢关节肿胀减轻，晨起或劳累后，双手指间关节略肿胀，微痛，休息后好转，舌淡红，苔白，脉沉弦。调方如下：

桂枝20g，炒白芍30g，制附子15g（先煎），麻黄20g，赤芍15g，炒苍术15g，猫爪草10g，穿山龙30g，伸筋草15g，透骨草15g，络石藤15g，鸡血藤15g，桑枝30g，豨莶草15g，臭梧桐15g，黄芪30g，熟地黄20g，肉桂6g，鹿角片15g，当归10g，川芎12g，炙甘草10g，生姜10g，大枣

10g。水煎服。

2012 年 1 月 2 日三诊：现症状大幅缓解，关节无肿胀疼痛感。予以调方继服：

桂枝 20g，炒白芍 30g，制附子 15g（先煎），麻黄 20g，炒白术 15g，猫爪草 10g，穿山龙 30g，伸筋草 15g，透骨草 15g，络石藤 15g，鸡血藤 15g，桑枝 30g，黄芪 30g，熟地黄 20g，鹿角片 10g，当归 10g，桑寄生 12g，木瓜 12g，地龙 12g，生姜 10g，大枣 10g，炙甘草 10g。水煎服。

2012 年 1 月 18 日四诊：现关节游走性疼痛消失，四肢关节活动自如，实验室检查均正常。以黄芪桂枝五物汤善后。

（柳少逸医案）

解析：类风湿性关节炎，属中医"尪痹"范畴。本案属《金匮要略》之寒热错杂之风湿历节证，故主以桂枝芍药知母汤祛风除湿，温经宣痹，滋阴清热；辅以阳和汤温阳解凝，蠲痹通络。待其郁热得清，关节灼痛得解，则以黄芪桂枝五物汤治之。药用三草、三藤、二独、二虫，增其祛风胜湿，温经通络之功；桑寄生、木瓜佐熟地黄、鹿角胶，增其养肝肾，濡筋骨之用。因为病因病机错杂之难愈顽疾，故方中套方，乃"使其自累，以杀其势"之连环计用药式。此即"医之用药，如将之用兵，陈年顽疾，若韩信用兵，多多益善也"。

四十八、血痹

黄芪桂枝五物汤证案

例 1

谢某，男，51 岁，苏家店供销社职工。1974 年 11 月 22 日。

头目眩晕，左侧上下肢麻木，上肢尤甚，左胸膺闷，气短，自汗，晚眠，二便调。血压 130/90mmHg。舌质暗，苔薄白，脉沉缓，左寸弱。

证属气血亏虚，筋骨失濡，心营不足，脉络不畅之血痹证。治宜益气荣脉，调和营卫，通络行痹，予黄芪桂枝五物汤化裁。

处方：桂枝 12g，制白芍 20g，当归 15g，黄芪 30g，鸡血藤 30g，桑枝 20g，片姜黄 12g，怀牛膝 15g，桃仁 10g，红花 10g，海桐皮 20g，茜草 10g，远志 10g，柏子仁 20g，茯苓 15g，白术 12g，炙甘草 10g，生姜 3 片，大枣 4 枚。水煎服。

11 月 29 日二诊：服药 8 剂，诸症豁然。予原方加地龙

10g，蟅虫12g，续服8剂。

12月7日三诊：药后诸症若失，为巩固疗效，调方继服。

处方：当归10g，黄芪30g，桂枝10g，制白芍15g，鸡血藤20g，片姜黄10g，怀牛膝15g，地龙10g，蟅虫12g，炙甘草10g，生姜3片，大枣4枚。水煎服。

（柳吉忱医案）

解析：《金匮要略·血痹虚劳病脉证并治》云："血痹，阴阳俱微，寸口关上微，尺中小紧，外证身体不仁，如风痹状，黄芪桂枝五物汤主之。""阴阳俱微"，乃营卫气血不足之证，本案之病属此。"寸口关上微，尺中小紧"，乃阳气不足，阴血涩滞之证，本案之脉亦为营卫失和，气血不足之候。故吉忱公予黄芪桂枝五物汤治之。此即《灵枢·邪气脏腑病形》篇"阴阳形气俱不足……而调以甘药"之意。黄芪甘温，具生发之性，故能补气升阳生血。《本草求真》谓其"味甘性温……为补气诸药之最，是以有耆之称"；桂枝辛甘而温，《本草便读》称其"体用可通肢，由卫入营宣腠理，辛甘能入血，温经达络散风寒"。陶弘景《辅行诀脏腑用药法要》谓仲景方"但以某药名之，亦推主为识之义耳"。故仲景以二药名其方，乃"推主为识之义"也。方中黄芪佐大枣，以固表和卫补中；桂枝伍生姜治卫升阳，佐白芍入荣理血，共成厥美。五物荣卫兼理，气血并补，则血痹可除，肢麻可解。本案方加当归一味，同黄芪乃《内外伤辨惑论》之当归补血汤，药简力宏，为补气生血之良方。入鸡血藤、桑枝、片姜黄、怀牛膝、茜草、桃仁、红花、海桐皮，乃和血通络之用。方加茯苓、白术、柏子仁、远志，乃健脾益气，宁心安神之伍，而"自汗，晚眠"之症得瘳。二诊时，加地龙、䗪虫，以其为血肉有情之品，而活血通络疗痹。

公谓医者临证，"辨本草之功效，乃医学之根基，实致知之止境"。今观此案，公之处方用药，乃宗医圣张仲景撰方之要，但以某药"推主为识之义"。故公复以清代周岩《本草思辨录》语训之："人知辨证之难，甚于辨药；孰知方之不效，由于不识证者半，由于不识药者亦半。证识矣而药不当，非特不效，抑且贻害。"

例 2

陈某，男，46 岁，电业公司职工。1981 年 3 月 5 日。

患者长期野外高空作业，1 个月前右侧髂后上棘处疼痛，放射至右下肢腓肠肌，右下肢屈伸不利，活动受限，遇天冷气候变化加剧，舌淡无苔，六脉沉涩而紧。

证属寒凝经脉，营卫失和，络脉不通，而成痹证（坐骨神经痛）。予黄芪桂枝五物汤化裁。

处方：黄芪 30g，桂枝 10g，制川乌 10g，当归 15g，赤芍、白芍各 10g，陈皮 12g，延胡索 10g，没药 10g，牛膝 10g，麻黄 6g，独活 12g，鸡血藤 30g，茜草 12g，炙甘草 10g，蜂蜜 30g，生姜 3 片，大枣 4 枚，细桑枝尺长 1 支为引。水煎服。

3月11日二诊：服药5剂，痛减。原方加威灵仙12g、伸筋草15g、地龙10g。水煎服。

3月22日三诊：续服中药10剂，腰腿痛悉除，病证痊愈。予十全大补丸、伸筋丹以善其后。

（柳吉忱医案）

解析：《素问·宣明五气》云："邪入于阴则痹。"意谓血气受寒则凝而留聚，聚则为痹。故大凡痹证，公均予当归补血汤，以益气血，则邪难入阴也；同时入桂枝汤和营卫，调气血，亦邪难侵也。二方合用，则成黄芪桂枝五物汤以御血痹。《灵枢·寿夭刚柔》云："寒痹之为病也，留而不去，时痛而皮不仁。"《灵枢·贼风》云："此皆尝有所伤于湿气，藏于血脉之中，分肉之间，久留而不去……其开而遇风寒，则血气凝结，与故邪相袭，则为寒痹。"均表述了风寒湿邪杂至则为痹证。此案腰痛，放射至下肢，活动受限，又以其脉沉涩而紧，乃寒邪痹阻经脉之谓也。此即《金匮要略·中风历节病脉证并治》之"病历节，不可屈伸，疼痛，乌头汤主之"之谓也。方中麻黄发汗宣痹；乌头祛寒止痛；芍药、甘草缓急舒筋；方中妙在黄芪一味，在此方中益气护卫，可助麻黄、乌头温经止痛，又可防麻黄过于发散伤津；白蜜甘缓，以解乌头之毒。故乌头汤以其温经祛寒，除湿解痛之功以除痹证。该处方用药至此，尚寓《金匮要略》乌头桂枝汤之伍。本案药用延胡索、没药、茜草、鸡血藤，乃活血通脉之伍，药用独活、牛膝乃养血柔筋，逐寒燥湿于下肢之义。

陈皮味辛苦而性温，气芳香入脾肺，功于健脾和胃，理气燥湿。《本草求真》谓陈皮"同补剂则补，同泻剂则泻，同升剂则升，同降剂则降，各随所配而得其宜"。脾恶湿为生痰之源，脾健则无内湿之扰。陈皮之用，尚在于佐乌头、桂枝汤，外可祛风寒湿之痹痛，内可防寒气内结之腹痛寒疝。《金匮要略·腹满寒疝宿食病脉证治》篇有"寒疝腹中痛，逆冷，手足不仁，若身疼痛，灸刺诸药不能治，抵当乌头桂枝汤主之"之治。在该篇附方中，又有"《外台》乌头汤：治寒疝腹中绞痛，贼风入攻五脏，拘急不得转侧，发作有时，使人阴缩，手足厥逆"之论。乌头桂枝汤，即乌头加桂枝汤而成，方中乌头，诸典籍均缺枚数。考《金匮要略》之乌头汤，川乌为 5 枚，故与乌头桂枝汤之枚数当大致相同。《外台》乌头汤与《金匮》乌头桂枝汤药味相同，因较之病情较重，故药量亦大。由此可见，公于本案处方之臻妙。

综上所述，本案之处方，主以黄芪益气护卫，伍当归名当归补血汤，以益气血；伍以桂枝汤，名黄芪桂枝五物汤，调气血，和营卫；伍乌头诸药，名乌头汤，乃扶正祛邪之剂。桂枝汤伍乌头，或云《金匮要略》之乌头桂枝汤，或谓《外台》之乌头汤。由此可见，该处方是由黄芪、桂枝汤伍当归、乌头诸药而成，故本案称"黄芪桂枝五物汤证案"。

四十九、脉痹

四逆阳和汤证案

例 1

倪某，男，49 岁。1975 年 6 月 20 日。

患者肢端畏寒，发凉，酸胀，皮色略见苍白，足大趾皮温低，足背动脉搏动减弱。舌淡苔薄白，脉沉细。

证属血虚寒凝脉瘀。治宜养血通脉，温经散寒，予四逆阳和汤治之。

处方：熟地黄 30g，鹿角胶 6g（烊化），麻黄 3g，乳香 10g，白芥子 6g，肉桂 3g，干姜 6g，制附子 10g（先煎），怀牛膝 12g，鸡血藤 30g，当归 15g，浙贝母 12g，炙甘草 10g，黄酒为引。水煎服。

6 月 26 日二诊：服药 5 剂，趺阳脉搏动有力，趾端畏寒发凉减，予以原方附子加至 30g（先煎沸 30 分钟），黄芪 60g。水煎服。

7 月 18 日三诊：续服 20 剂，趺阳脉搏动有力，足趾皮色正常，去浙贝母，制附子用常量，续服，以固疗效。

（柳吉忱医案）

解析：《灵枢·痈疽》云："发于足指，名脱痈，其状赤黑，死不治；不赤黑，不死。"表述了脱痈（疽）之状及预后。此案乃血栓闭塞性脉管炎之局部缺血期，属中医之血虚寒凝证。历代医家将此病列为"脱疽"范畴，而吉忱公谓此证型因其脉沉细，趺阳脉弱者，可从"脉痹"论治。本案患者肢端畏寒发凉、足大趾皮温低，故以血虚寒凝为证，治之之法，当予温补和阳，散寒通滞之阳和汤为治。方中重用熟地黄益肾填精，大补阴血，任为主药；鹿角胶为血肉有情之品，生精补髓，养血助阳，而为辅药；肉桂、干姜温阳散寒而通血脉；麻黄、白芥子协助姜桂散寒而化痰结，共为佐药；甘草解毒，调和诸药以为使药。方中熟地黄、鹿角胶虽滋腻，然得姜、桂、麻黄、白芥子之宣通，则通而不散，补而不滞，乃寓攻于补之方，相辅相成之剂。诸药配伍，共奏温阳散寒之功，而成养血通脉之勋。犹如"阳光普照，阴霾四散"，故有"阳和"之名。《伤寒论》少阴病篇，有"少阴之为病，脉微细""少阴病，脉沉者，急温之，宜四逆汤"之论。此乃心肾虚衰，阳气衰微，无力鼓动血行，则脉微。本案患者脉沉细、足背动脉搏动减弱，乃阴寒内盛之证，治之之法，当予《伤寒论》回阳救逆之四逆汤为治。《素问·至真要大论》云："寒淫于内，治以甘热……寒淫所胜，平以辛热。"故有附子之热，干姜之辛，甘草之甘之治。公谓

"却阴扶阳，必以甘草为君；干姜味辛热，必以干姜为臣；附子辛大热，开腠理，暖肌通经，是以附子为使。方由甘草干姜汤合干姜附子汤而成，因其主治少阴病阴盛阳虚之四肢厥逆证，故《伤寒论》名四逆汤"。于是，对血栓闭塞性脉管炎之局部缺血证型者，公合二方之用，名"四逆阳和汤"。故理、法、方、药朗然，仅服药 5 剂，诸症悉减。为增其开腠暖肌通经之效，故辅以芪附汤，即增大附子用量加黄芪，续服 20 剂，而阳和寒解，肢温脉复而病愈。

例 2

赵某，女，28 岁。1972 年 11 月 13 日。

患者素体禀赋不足，月经后期而至，伴经后腹痛。1 年前，隆冬去冰河洗衣服，待洗毕欲返家时，则双手小指、无名指不适，继而扩展至中指、食指，局部发凉苍白，麻木，针刺样疼痛，然后潮红，十余分钟后逐渐恢复正常。患者未在意，以为冰水所致。其后每因接触凉水而发，且遇冷疼痛时间增长。1 月前因疼痛难忍而就诊。栖霞县医院内科诊为"雷诺病"，因无良好治法，故其友人介绍由余诊治。症见肢端发凉，畏寒喜暖，舌淡苔白，脉沉迟无力。巧逢应诊时天气寒冷，适见其雷诺病肢端痉挛症状，初皮色迅速苍白、青紫，继而潮红，伴疼痛，急以艾灸合谷、中渚，诸症暂得缓解。

诊断：寒厥脉痹证。

辨证：素体阳虚，骤受寒冷，寒凝血脉，经脉痹阻。

治法：温经散寒，养血通脉。

方药：四逆阳和汤加减。

制附子60g（先煎），干姜6g，熟地黄30g，鹿角胶10g（烊化），肉桂6g，桂枝15g，麻黄10g，当归30g，白芥子6g，炮山甲6g，黄芪30g，白芍20g，穿山龙15g，细辛3g，炙甘草10g，生姜10g，大枣10g。水煎服。

11月24日二诊：服药10剂，形寒大减，凉水洗碗仍指端麻木，微有刺痛。予上方加鸡血藤30g，丹参30g。水煎服。

12月6日三诊：续服中药12剂，诸症豁然，未发肢端痉挛症状，月经按期而潮，亦未发痛经。予以上方去细辛、炮山甲，续服。

12月20日四诊：患者欣然相告，洗衣洗碗，虽感水凉，但未发肢端痉挛症状。予原方制附子改为12g，续服10剂，以善其后。

（柳少逸医案）

解析：雷诺病属中医"寒厥""脉痹"范畴。此案患者多肾元不足，素体阳虚，故感寒而致经脉凝滞，成四逆寒厥之证。方用大剂量附子之四逆汤，功在温经散寒，回阳救逆。四逆阳和汤方由阳和汤合黄芪桂枝五物汤、当归四逆汤，加穿山龙、炮山甲而成，具益元温阳，调和营卫，大补气血，通脉导滞之功。大剂黄芪伍当归，乃当归补血汤之意。用大剂量附子，取其助心阳而通脉，补肾阳以益火，则厥寒可解,先煎60分钟,以减其毒性。服10剂后,形寒大减,示寒厥得解,故加鸡血藤、丹参以活血通脉,调和营卫,使气血畅行。

本案有大剂量附子、黄芪之伍,名"芪附汤",多用于脉痹、周围血管性疾病,重在益气通阳,通行十二经脉;而大剂量黄芪伍人参,名"参芪汤",重在益气养心脾,多用于胸痹、心血管疾病。

当归四逆汤证案

王某,男,72岁。

1周前感右侧下肢沉重酸痛,有麻木感,继则趺阳脉(足背动脉)搏动消失,且疼痛难忍,夜间尤甚,遂去医院就诊,诊为血栓闭塞性脉管炎,予以西药治疗。3日前,患肢肤色暗红,继而青紫至膝下,急来医院治疗,外科建议截肢。患者以其高龄拒绝手术,遂要求中药治疗。舌苔薄白,舌质紫暗,脉沉细而涩。

诊断:脉痹。

辨证:血虚寒凝脉痹。

治法:温经散寒,养血通脉,调和营卫。

方药:当归四逆汤合桂枝加附子汤加减。

当归60g,桂枝20g,赤芍、白芍各30g,细辛3g,木通15g,制附子120g(先煎),地龙20g,土鳖虫60g,水蛭

15g，生甘草 20g，生姜 10g，大枣 12 枚。水煎服。

因余当日晚要坐火车去济南开会，嘱服 2 剂以观后效。

服药 2 剂，疼痛大减，患肢青紫退至踝。其子来院开方取药，诸医均以附子超量拒之，其子即去药店取之，续服 6 剂。待余返院。其子欣然相告，药仅 8 剂而愈。

（柳少逸医案）

解析：血栓闭塞性脉管炎属难愈之顽证。本案患者年迈体弱，脾肾阳虚，脉络瘀阻，经脉闭塞之状又重，常规之温经通脉剂很难取效。故予四逆汤以温经散寒，养血通脉。当归以其苦辛甘温之性，而补血活血；桂枝加附子汤，以桂枝汤和阳益阴，调和营卫以通血脉。合二方之用，桂枝、芍药二药之量叠加，则和阳益阴之功倍增。方加赤芍、地龙、土鳖虫、水蛭、木通，以增其活血通脉之功。附子辛热燥烈，走而不守，通行十二经脉，以其善行疾走之功，而温经散寒，通脉导滞。大剂量附子，意在温经散寒，亦力求速通也。不论生用或熟用，附子所含之乌头碱毒性较大。现代研究表明，稀酸或沸水中，乌头碱易水解成乌头次碱，进一步分解成乌头原碱。乌头次碱毒性作用为乌头碱的 1/50，乌头原碱毒性作用为乌头碱的 1/200，故嘱其先煮沸 2 小时。本案仅药用 2 剂，脉络得通，继服 6 剂而病愈。

现代运用当归四逆汤，多以木通代通草，但现代研究表明，关木通、广防己含有马兜铃酸，可致肾毒害，故临床当慎用。而余在临床中所用为正品木通，多选用小木通、五叶木通、三叶木通、白木通及汉防己、木防己等不含马兜铃酸的品种。

大黄䗪虫丸证案

马某，男，56 岁，小马夼人。1960 年 10 月 14 日。

既往有左下肢静脉曲张史。1 周前晨起见左腿肿胀疼痛，发热，皮肤有烧灼感，外科诊为"左下肢血栓性静脉炎"。患者要求中医治疗。查皮色潮红，中度浮肿，按无凹陷，大便秘结，小便黄赤，舌质暗，舌尖有瘀点，苔薄黄，脉滑数。

处方：大黄 10g（后下），黄芩 6g，䗪虫 20g，虻虫 10g，水蛭 10g，蛴螬 10g，桃仁 10g，杏仁 10g，赤芍 12g，当归 20g，忍冬藤 30g，生地黄 20g，甘草 10g。黄酒与水各半煎服。

10 月 18 日二诊：服药 3 剂，左下肢肿痛悉除，大便通，小便亦正常，脉象和缓。予下瘀血汤以固药效。

处方：大黄 10g（后下），桃仁 10g，䗪虫 15g，当归 15g。水煎服。

（牟永昌医案）

解析：本案证属瘀血内留，脉络蕴热而致脉痹，治宜清热通脉，逐瘀生新，故永昌公师《金匮要略》大黄䗪虫丸意化裁用之。该方原为因虚劳而导致"经络荣卫气伤"而设。

因瘀血内留，郁久化热，故见下肢肿胀疼痛，皮肤有烧灼感，大便秘结，小便黄赤，舌尖有瘀点，苔薄黄，脉滑数。方中大黄苦寒沉降，气味俱厚，力猛善走，能清泄血分实热；䗪虫咸寒，能入血脉以软坚，功专破瘀血，消肿块，通脉痹，故共为主药。水蛭、虻虫、蛴螬、桃仁，助䗪虫以活血通络，攻逐瘀血，共为辅药。黄芩苦寒，清热燥湿，佐大黄以清血中瘀热；杏仁味苦而辛，功专苦泄润降，兼能辛宣疏散，佐桃仁以润燥结，兼以破血降气，与活血攻下药相伍则有活血散郁之效；生地黄、赤芍养血滋阴，共为佐药。甘草和中补虚，调和诸药，可缓和诸破血药过于峻猛，且与芍药相伍，名芍药甘草汤，乃酸甘化阴之剂，可益营血。黄酒煎服，以行药势，是为使药。当归其甘补辛散，苦泄温通，入心、肝、脾三经，既能补血，又能活血，且兼行气止痛之功，可补血、活血、行气而通血脉。忍冬藤以其清热解毒，通行经络之功，而解经脉中之郁热火毒。诸药合用，则瘀血得除，郁热得清，阴血得补，燥结得滋，营卫得和，脉络得通，而病证痊愈。而二诊时予《金匮要略》下瘀血汤（大黄、桃仁、䗪虫）合当归，可称减味大黄䗪虫丸，永昌公作"固效"之用，实乃"治未乱"防复发之施也。

五十、形体痹

乌头汤证案

姜某，男，61 岁。1994 年 8 月 22 日。

夏天患者于湿地纳凉，遂感肢体关节酸痛，寒冷及阴雨天加剧。以右侧下肢为著，从环跳穴至小趾处，呈胆经循行线挛痛，近期右足肿胀伴灼感，头眩，气短，呕恶，诸医以"坐骨神经痛"诊治，均罔效。舌淡红，苔白，脉沉弦。

证属风寒湿邪，闭阻经络而致痛痹，下肢筋脉挛急而致筋痹腿痛。治宜温经散寒，祛风胜湿，佐以调和营卫，舒筋通络，予乌头汤合桂枝倍芍药汤加味。

制川乌 10g，麻黄 6g，黄芪 30g，桂枝 10g，赤芍、白芍各 10g，防己 10g，牛膝 10g，羌活、独活各 10g，桑寄生 15g，威灵仙 10g，茜草 12g，白芷 10g，苍术 10g，石斛 10g，木香 10g，没药 10g，炙甘草 10g，生姜 3 片。水煎服。

乌头热熨方：生川乌 10g，生草乌 10g，白芷 10g，细辛 6g，透骨草 15g，肉桂 6g，大葱 120g。捣乱，加醋炒热布包热敷痛处，每晚一次，凉后再炒，连熨6晚。

9月1日二诊：用药1周，诸症豁然，调方如下：

黄芪30g，桂枝10g，羌活、独活各10g，秦艽12g，当归15g，赤芍10g，威灵仙12g，防己10g，牛膝10g，制川乌10g，没药10g，桑寄生15g，海风藤20g，姜黄10g，黄柏10g，苍术10g，杜仲12g，甘草10g，生姜4片。水煎服。

仍辅以乌头热熨方外治。

10日后，患者欣然相告，续治1周，诸症若失。遂予伸筋丹、十全大补丸以善其后。

（柳吉忱医案）

解析：《素问·评热病论》云："邪之所凑，其气必虚。"《素问·刺法论》云："正气存内，邪不可干。"此案患者已过甲子之年，年近八八，"五脏皆衰，筋骨解堕"，故湿地纳凉，感风寒湿邪而致痛痹。故吉忱公予祛邪扶正共施之治。首诊予乌头汤，方中乌头温经散寒，通痹止痛，任为主药；以麻黄开腠宣痹；芍药伍甘草，乃《伤寒论》之芍药甘草汤，以成酸甘化阴和营之功；黄芪甘温，具生发之性，善达表益卫，温分肉，实腠理，使卫阳通达，共为佐使药，俾营卫调和，气血得充，使邪外出。本案方中入桂枝、赤白芍，乃寓《伤寒论》桂枝加芍药汤之谓；加黄芪，乃寓《金匮要略》黄芪桂枝五物汤，以温阳行痹。此即《灵枢·邪气脏腑病形》"阴阳形气俱不足，勿取以针，而调以甘药"之谓。方加防己，以成《金匮要略》之防己黄芪汤之用，为风湿表虚证而设方。所加他药，乃独活寄生汤祛风湿，止痹痛，益肝肾，补气血之意。而乌头热熨方亦温经通痹之用。方中套方，方中加药，诸方、诸药合用，1 周后诸症豁然，示邪气势减，故二诊时主以黄芪桂枝五物汤，辅以减味独活寄生汤，共成扶正祛邪之功而愈病。

桂枝加葛根汤证案

臧某，女，34 岁。1993 年 12 月 26 日。

时值寒冬，因汗出冒风，遂发头痛，恶寒发热，项背强直，颈不可转侧，肢体酸重。舌苔白腻，脉浮缓。

诊断：痉病。

辨证：外感风寒，邪犯太阳，经脉凝滞，营卫失和，筋脉失濡。

治法：调和营卫，布津舒经，濡养筋脉。

方药：桂枝加葛根汤化裁。

桂枝 12g，芍药 15g，葛根 20g，羌活 10g，白芷 10g，地龙 10g，炙甘草 10g，生姜 10g，大枣 10g。水煎服。

服药 3 剂，头痛、项强悉除，递进 5 剂而愈。

（柳少逸医案）

解析：桂枝加葛根汤出自《伤寒论》，主治项背强急和太阳表证，病机为太阳经气不舒，筋脉失于濡养而致之痉病。方中主以桂枝汤和营卫，调气血，舒筋通脉；葛根，

《神农本草经》谓其治"诸痹",盖因其甘辛性平,气质轻扬,具升散之性,入脾胃二经,善鼓舞胃中清气上行以输布津液,于是清阳得升,筋脉得濡,可解项背肌肉挛急之证。故予以桂枝加葛根汤收效于预期。方加羌活解表散寒;白芷,辛能解表散风,温可散寒除湿,芳香之气又能上达颈项而舒筋;地龙息风解痉,为活络通痹之要药。

桂枝加芍药汤证案

张某,男,46岁。1991年10月6日。

右肩关节剧痛半年余,夜间尤甚,影响睡眠。肩动则疼痛放射至同侧上臂及前臂,故上举、内收、外展、内旋、后伸、摸背动作受限,曾予针灸、推拿及西药治疗罔效,转余诊治。查局部无红肿发热,右肩三角肌轻度萎缩。舌淡红,苔薄白,脉沉弦。

辨证:寒凝筋脉,营卫失和。

治法:和营卫,濡筋脉,活血通络。

方药:桂枝倍芍药汤合活络效灵丹加味。

处方:桂枝12g,制白芍30g,炙甘草10g,当归12g,丹参15g,乳香3g,没药3g,片姜黄10g,生姜10g,大枣10g。水煎服。

服5剂后痛减,肩可上抬外展,续服10剂,诸症若失,唯摸背时肩痛仍作。原方去乳香、没药、丹参,加黄芪30g,

鸡血藤 30g，乃寓黄芪桂枝五物汤意。再服 10 剂，而病愈。

（柳少逸医案）

解析：桂枝倍芍药汤，乃《伤寒论》为太阳病误下，邪陷太阴而设，具通阳益脾，活血和络之功。此案患者因劳作伤肩，复因汗后感寒，致寒凝筋脉，营卫失和，络脉痹阻而致肩凝。治宜和营卫，濡筋脉，活血通络。故予桂枝加芍药汤合活络效灵丹加味治之，方中寓桂枝汤，和营卫，解肌腠，益气血，温经散寒而通痹。白芍苦酸微寒，入肝脾二经，具补血敛阴，柔筋止痛之功，故倍芍药，佐甘草，乃酸甘化阴，濡筋脉，解痉舒挛而通行关节。佐活络效灵丹（当归、丹参、乳香、没药），取其活血化瘀，通脉止痛之功。诸药合用，而收效于预期。

柯琴称"桂枝加芍药，即建中之方"。《绛雪园古方选注》云："桂枝加芍药汤，此用阴和阳法也。其妙即以太阳之方，求治太阴之病，腹满时痛，阴道虚也。将芍药一味，倍加三两，佐以甘草，酸甘相辅，恰合太阴之主药。且倍加芍药，又能监桂枝深入阴分，升举其阳，辟太阳陷入太阴之邪，复有姜枣为之调和，则太阳之阳邪，不留滞于太阴矣。"鉴于此，大凡"腹式感冒"余多用此方加味。同时尚用此方调和脾胃，制肝舒挛治疗消化系统疾病，如胃脘痛、痢疾等。本方与小建中汤二方证皆因脾络不和而见腹痛，但后者重在中焦虚寒。鉴于该方为桂枝汤倍芍药而成，故而对坐骨神经痛亦有卓效。

葛根汤证案

例 1

林某，男，48 岁，职工。1964 年 3 月 6 日。

主诉感冒 5 天，在工厂卫生室服银翘解毒丸后，略见好转，然仍身热不退，全身楚痛，头项强痛，形寒肢冷，胸满，呕恶，小便短少，舌苔薄腻，脉弦紧。

证属邪犯太阳、阳明两经，而发刚痉。治宜解表发汗，调和营卫，解肌通津，予葛根汤调治。

处方：葛根 30g，麻黄 10g，桂枝 12g，杭白芍 12g，陈皮 10g，竹茹 10g，炙甘草 10g，生姜 3 片，大枣 4 枚。水煎，先煮麻黄、葛根，去沫，后内诸药，去渣温服，覆取微汗，不须啜粥。

服药 3 剂病愈。

（柳少逸医案）

解析：《金匮要略广注》谓葛根汤"此即桂枝汤加麻黄、葛根也。《经》云：桂枝本为解肌，不更发汗。今因刚痉无汗，故加麻、葛，即桂枝麻黄各半汤之例。或曰，《经》云：发汗太多，因致痉。今既成痉，又用葛根汤发汗，何也？曰：既见太阳表证，刚痉无汗，安得不小发其汗乎？况麻、葛、桂枝虽能行阳发表，而内有芍药以养阴和荣，甘草、姜、枣皆行津液和荣卫之品，又取微似汗，不令多汗，则于发散之中仍寓润养之意，于汗多成痉之戒何拘？先煮麻黄、葛根去沫者，去其浮越剽悍之性，亦不欲其过于发汗也。"其论可谓肯綮不繁。

葛根汤，原为风寒伤及太阳经而设方，即太阳伤寒兼太阳经气不舒的证治，法当发汗解表，升津舒经。就其方药组成，《金镜内台方议》有如下之精析："葛根性平，能祛风，行于阳明之经，用之为君；麻黄为臣，辅之发汗解表；桂枝、芍药为佐，通行于荣卫之间；甘草、大枣之甘，生姜之辛，以通脾胃津为使。此方乃治其表实，而兼治其合病、并病者也。"

例 2

任某，男，42 岁。1967 年 8 月 11 日。

主诉三日前于树荫下卧地纳凉午休，睡醒则感肩项腰背酸痛，不能辗转反侧，遂来院由余诊治。舌淡红，苔薄白，脉弦。

师葛根汤意。

处方：葛根 12g，麻黄 10g，桂枝 12g，制白芍 15g，伸筋草 15g，炙甘草 10g，生姜 10g，大枣 10g。先煮麻黄、葛根，去上沫，后入他药煎之，温服，覆取微汗。

服药 3 剂，痛大减，肩背颈项拘急已舒，仍宗原方，加苍术 12g，制附子 10g（先煎），片姜黄 10g。续服药 5 剂，病证痊愈。

（柳少逸医案）

解析：葛根汤为风寒伤及太阳经轻证而设方，具发汗解表，升津舒筋之功。就其方药组成，《金镜内台方议》有如下精析："葛根性平，能祛风，行于阳明之经，用之为君；麻黄为臣，辅之发汗解表；桂枝、芍药为佐，通行于荣卫之间，甘草、大枣之甘，生姜之辛，以通脾胃之津为使。复诊时加制附子，佐麻黄以温经散寒；片姜黄、桂枝、芍药，以通痹止痛。"

芍药甘草汤证案

张某，女，32岁。

患者足月产一女婴，产后未满月，即下床劳作，其后则感双足跟痛，劳作时久则跟腱挛急痛，延余诊治。症见面色萎黄，神倦乏力，四肢温，舌淡，苔薄白，脉弦。

证属产后劳作，营卫失和，筋脉失濡而致。故予酸甘化阴之芍药甘草汤。

处方：白芍60g，炙甘草15g。水煎服。

实习医生见药仅两味，甚疑之。余以成无己《伤寒明理论》语告云："用甘草以生阳明之津，芍药和太阴之液，其足即伸，此即用阳和阴法也。"服药十剂后，患者欣然相告病已愈。

（柳少逸医案）

解析：芍药甘草汤在《伤寒论》中多用于治疗筋脉失养

之脚挛急。柯琴云："脾不能为胃行津液，以灌四旁，故足挛急，用甘草以生阳明之津，芍药以和太阴之液，其脚即伸，此亦用阴和阳法也"之论。故芍药甘草汤有酸甘化阴，解痉止挛之效。后世医家多用于痛证及痉挛。

瓜蒌桂枝汤证案

李某，女，42 岁。1957 年 10 月 19 日。

三日前，偶感风寒，症见发热、恶寒、头痛，服用阿司匹林，汗出，头痛悉解，然仍身体不适。昨天下田劳作，微风吹则寒冽，头痛剧，自觉头身发热，伴颈项强痛，动则汗出如流，心烦口渴。查体温 37.6℃，舌淡红，苔少，脉沉迟。

证属外感风寒，续发太阳病中风，风淫于外，津伤于内，营卫失和，而发柔痉。治当清热滋液，调和营卫，予瓜蒌桂枝汤加味。

处方：天花粉 20g，桂枝 12g，杭白芍 15g，生栀子 10g，淡豆豉 12g，炙甘草 10g，生姜 3 片，大枣 4 枚。水煎服，啜热粥。

服药 4 剂，诸症悉除，病证痊愈，

（柳吉忱医案）

解析：本方中加栀子、豆豉，以成清热除烦之治，故此案实乃瓜蒌桂枝汤合栀子豉汤之用。"太阳病，其证备"，意谓头项强痛、发热、汗出、恶风诸症具备。诚如《金匮要略心典》所云：“太阳证备者，赵氏谓：太阳之脉，自足上行，循背至头项，此其所过之部而为之状者，皆是其证也。几几，背强连颈之貌。沉本痉之脉，迟非内寒，乃津液少而营卫之行不利也。伤寒项背强几几，汗出恶风者，脉必浮数，为邪风盛于表。此证身体强几几，然脉反沉迟者，为风淫于外，而津伤于内，故用桂枝则同，而一加葛根以助其散，一加瓜蒌根兼滋其内，则不同也。”意谓太阳病汗出而恶风者，脉象当见浮缓，今反沉迟，当知本证由于津液不足，致风邪化燥而成痉。沉迟之中，必带弦紧，而不同于沉迟无力的脉象。所以用瓜蒌根滋养津液，合桂枝汤解肌祛邪，以舒缓筋脉，使柔痉自已。

《素问·至真要大论》云：“辛甘发散为阳。”成无己有“桂枝汤辛甘之剂也”之论。桂枝汤是《伤寒论》第一方，因以桂枝为主药而得名，由桂枝甘草汤、芍药甘草汤，加姜枣而成。《素问·至真要大论》又云：“风淫所胜，平以辛凉，佐以苦甘，以甘缓之，以酸泻之。”桂枝甘草汤为辛甘化阳之伍，芍药甘草汤为酸甘化阴之配，生姜、大枣具酸甘辛之味，而和营卫。诸药合用，共奏解肌祛风，调和营卫，温分肉，实腠理之效。故《金镜内台方议》有“用桂枝为君，以散邪气而固卫气；桂枝味辛甘性温，而能散风寒，温卫气，是以辛甘发散为阳之义也。芍药味酸性寒，能行荣气，退热，理身痛，用之为臣。甘草、大枣味甘而性和，能谐荣卫之气而通脾胃之津，用之为佐。姜味辛性温，而能散邪佐气，用之为使"之精析。啜，食也。啜粥，大口饮也。温覆，加盖衣被取暖以助发汗也。故啜热粥、温覆，乃桂枝汤服用之通法，既益汗源，又防伤正，乃相得益彰之功法也。瓜蒌根，即天花粉。故瓜蒌根合桂枝汤，其性寒凉，善于滋生阴液，荣筋祛热，故为身体强急者所宜也。由此可见，太阳痉病虽然重心在表，治疗以解表为主，但必须顾护津液，即适当加入滋养筋脉之品，否则，邪从燥化，津伤筋急，而祸不旋踵。《神农本草经》云："瓜蒌根，主消渴，身热，烦满大热。"故瓜蒌根合桂枝汤，张仲景名曰"瓜蒌桂枝汤"，以其和营卫、生津液、濡筋脉之功，而为愈柔痉正治之方也。

瓜蒌桂枝汤的应用，多不出《金匮》之外，如《方极》谓"瓜蒌桂枝汤治桂枝汤证而渴者"。他如《医方发挥》治急惊风，凡是遇到小儿初感发热抽风，表现为"急惊风"者，投银翘散重加花粉，大都获效，而且其效甚速，有时令人惊奇。但若病情较长，反复不愈者，再用银翘散加花粉治疗，往往无效。需用瓜蒌桂枝汤扶阳养阴方能治愈。

五十一、痛风

乌头汤证案

李某，男，48岁。1996年7月23日。

1周前，无明原因突发右踝关节疼痛，略见肿大，常于夜间痛醒，行动受限，遇寒加重，口不渴，二便调。有嗜酒史，查血尿酸532μmol/L。舌淡润，苔薄白，脉沉紧。

诊断：痛风。

辨证：寒凝湿着，气血痹阻。

治法：温经散寒，燥湿散结，活络止痛。

方药：《普济本事方》乌头汤化裁。

制川乌10g（先煎），细辛3g，川椒6g，秦艽12g，附子10g（先煎），肉桂6g，白芍15g，炮姜6g，茯苓15g，防风10g，当归12g，独活10g，炙甘草10g。水煎，去渣，温服。

服药5剂，诸症减轻，夜间仍然痛醒，但不剧，可以忍受。原方加穿山龙20g、鸡血藤20g、威灵仙10g，续服10剂。

三诊时，欣然相告，诸症悉除，已有 1 周夜寐相安。查血尿酸正常。予以原方制成水丸，续服以善后。

（柳少逸医案）

解析：此乃为"寒冷湿痹，流于筋脉，挛缩不得转侧"之证而设方。寒痹证医者多选用《金匮要略》之乌头汤，而本方由《金匮要略》之乌头汤去麻黄、黄芪，合《伤寒论》之真武汤去白术、生姜，加散寒之细辛、川椒，祛风胜湿之防风、独活，活血通脉之当归而成。乌头汤散寒通痹止痛，调和营卫，真武汤温阳利水，顾护肾气。本方妙在乌、附并用。《本草求真》云："附子大壮元阳，虽偏下焦，而周身内外无所不至。天雄峻温不减于附，而无顷刻回阳之功。川乌专搜风湿痹痛，却少温经之力。侧子善行四末，不入脏腑。草乌悍烈，仅堪外治，此乌附同类异性者。"《金匮要略》以川乌为主药之乌头汤，乃为寒湿历节而设方，《伤寒论》以附子为用之真武汤，乃为脾肾阳虚水气内停证之用方。由此可见，本方不失为治寒湿型之痛风合并尿酸肾病之有效方剂。方中甘草调和药性，兼能解毒，更以蜜炙，以缓乌头、附子之燥烈之性，故炙甘草为乌、附剂配伍之必需。肉桂伍甘草，乃辛甘化阳之伍，芍药伍甘草乃酸甘化阴之剂，共成和营卫，补气血之功。现代药理研究表明，秦艽有抗炎、抗菌及镇痛作用，而且与延胡索、乌头等药并用，可使镇痛作用增强。由此可见，乌头伍秦艽，其散寒通痹止痛功效优于《金匮要略》之乌头汤是可信的。二诊时，药加穿山龙、鸡血藤，功于舒筋通络，活血通滞。

麻杏石甘汤证案

盖某，男，37岁。2008年5月19日。

半月前突然右外踝疼痛，伴有红肿。近1周来，常于夜间灼痛如虎啮，脚肿如脱，患足畏盖衣服，口干烦渴，心烦不得眠。查血尿酸 586.3μmol/L。舌红有裂纹，苔黄，脉弦数。

诊断：痛风。

辨证：湿热蕴结，痹阻关节。

治法：搜风通络，清利湿热。

方药：麻杏石甘汤加味。

防风10g，麻黄（去节，汤煮去沫，焙）10g，杏仁（去皮尖）10g，石膏12g（先煎），黄芩12g，川芎10g，当归12g，赤芍10g，生地黄10g，炙甘草10g。水煎服。

服药5剂，红肿热痛大减，上方加忍冬藤20g、鸡血藤20g、柳树枝20g、臭梧桐枝20g、桑枝20g，续服10剂。

药后诸症减轻，查血尿酸396μmol/L。原方加松节10g，继服。

四诊时，患者欣然告知，关节肿消痛除，口无干渴。查血正常。时值夏天草木繁茂，遍野青翠，故嘱其自采杨树枝、柳树条、鬼针草，合芒硝20g，煎熬浴足。

　　两年后，患者带其亲属就诊，告云：每周用两枝一草浴足一次，痛风无复发。

（柳少逸医案）

　　解析：《灵枢·贼风》云："今有其不离屏蔽，不出空穴之中，卒然病者，非不离贼风邪气，其何故也？岐伯曰：此皆尝有所伤于湿气，藏于血脉之中，分肉之间，久留而不去。"说明伤于湿气，留蓄于血脉之中，是痛风突然发病的重要原因和机理。若"湿气"（湿邪）久留，蕴结成热则痛处灼热，畏盖衣被，则为热痹证；热伤津液，故口干烦渴，若热在营血，则口微渴；舌质红，为热象；舌有裂纹，为阴伤之象；苔黄，脉数，均属热象。

　　本方为防风加麻杏石甘汤、越婢汤、四物汤而成，治风寒湿邪郁久化热，痹阻关节而成痛风者。防风为治风通用之品，又为太阳经引经药，俾足太阳经气至外踝达足，则外踝肿痛可解。其性微温不燥，甘缓不峻，而有"风药中润剂"之称，故不论风寒、风热皆可用之。因防风祛风为长，又能胜湿，故又用于发散脾家之郁火，搜除脾家之湿邪，又有除里湿之功。麻黄焙之，缓和其烈性，而有通腠解肌，利水消肿之功，《神农本草经》云其有"除寒热，破癥坚积聚"之效，《药性论》云其可"治身上毒风顽痹"。故于痛风之湿热蕴结，痹阻关节之证，二药共为主药。辅以石膏清热泻火，黄芩清热燥湿，则湿热可除。当归、川芎、赤芍、地黄养血，活血，通脉；杏仁沸水浸泡去皮尖炒之，去其小毒，而有宣肺除郁开溺，共为佐药。使以炙甘草调和药性，缓急止痛。诸药合用，则络脉以通，湿热以除，而病证痊愈。

鬼针草为一药源丰富的中草药，具有清热解毒、消肿化瘀功效，广用于肝炎、急性肾炎及跌打损伤，故痛风及尿酸肾病者用之，每收卓效。

五十二、痿证

桂枝倍芍药汤证案

徐某，男，31 岁。2013 年 6 月 28 日。

1 个月前因醉酒后摔倒，后又继续醉睡约 20 小时，醒后发现左上肢完全瘫痪，在中心医院诊为臂丛神经损伤。住院治疗月余，仍无好转，求中医治疗。现左上肢完全瘫痪，色暗红，肩关节脱位。患者吸烟、嗜酒多年，已产生酒精依赖，眠差，二便调，舌红，苔黄腻，脉细数。

诊断：痿证（臂丛神经损伤）。

辨证：寒湿浸渍，络脉痹阻，营卫不和。

治法：温经通络，散寒祛湿，调和营卫，通络止痛。

方药：桂枝倍芍药汤加味。

桂枝 15g，炒白芍 30g，制附子 30g（先煎），丹参 15g，当归 12g，川芎 10g，熟地黄 12g，炒桃仁 10g，红花 10g，制乳香 6g，制没药 6g，片姜黄 12g，黄芪 60g，土鳖虫 30g，地龙 10g，水蛭 10g，葛花 12g，葛根 30g，赤芍 10g，肉桂 5g，炒枳壳 6g，柴胡 10g，怀牛膝 10g，制马钱末 1g（早、晚分冲），全蝎 4 条（研冲），僵蚕 6g（研冲），蜈蚣 2 条（研冲），炙甘草 10g。水煎服。

针灸：行手阳明经络刺、手太阳经络刺。

7 月 28 日二诊：上方服用 30 剂，前臂颜色基本恢复正常，肌力恢复至 3 级，肌张力仍低下，予益元荣督方合桂枝倍芍药汤以善后。

熟地黄 15g，枸杞子 15g，山萸肉 15g，菟丝子 15g，怀牛膝 15g，炒山药 15g，鹿角胶 1 片（烊化），制龟甲 12g（先煎），制鳖甲 10g，玄驹 12g，太子参 15g，炒白术 15g，桂枝 20g，制白芍 30g，淫羊藿 12g，葛根 20g，柏子仁 15g，土鳖虫 10g，水蛭 10g，地龙 15g，丹参 15g，黄精 15g，茯苓 15g，生薏苡仁 30g，蜈蚣 2 条（研冲），甘草 10g。每日 1 剂，水煎服。

（柳少逸医案）

解析：患者大量饮酒后摔倒，左肩部外伤后致局部脉络受损，加之长时间醉睡湿地，血瘀寒湿痹阻络脉，致使左上肢筋骨肉脉失养而瘫痪。此即《素问·痿论》所云："以水为事，若有所留，居处相湿，肌肉濡渍，痹而不仁，发为肉痿。"摔倒损伤，筋弛致肩关节脱位；脉络瘀阻致患肢色暗红；眠差、舌红、脉细数，为酗酒多年耗伤肝肾之阴津所致。方主以桂枝倍芍药汤，调营卫，和气血，温经通络；合入桂枝加附子汤，并重用附子，以其辛热燥烈，走而不守，能通行十二经络，外能逐肌腠之寒湿，内能峻补下焦之元阳，火旺土健，健脾燥湿；药用葛根，以成葛根汤之施；黄芪，为补药之长，为治痿之要药，药加黄芪，乃黄芪桂枝五物汤之意，《金匮要略》谓其为治血痹之用方；大剂黄芪伍当归，乃当归补血汤之谓；合入四逆散、葛花，可疏肝达郁，解酗酒毒；合入桃红四物汤、活络效灵丹及诸虫，以成调补气血、活血通络之用；伍肉桂、姜黄、怀牛膝、制马钱末，以增其温经通络之治。取《灵枢》手太阳、阳明经络刺，以通经活络，散寒祛湿。故诸方、诸法合用，而收效于预期。

桂枝加附子汤证案

杨某，男，29岁，铁路职工。1978年10月20日。

患者从事铁路工作，长期野外工作。2个月前在南方野外施工，晨起全身不适，双眼睑下垂，影响视力，急去某医学院附属医院就诊，诊为重症肌无力，遂予抗胆碱酯酶类药物和肾上腺皮质激素，治疗月余，病情无改观，且病情加重，故回山东由余诊治。症见面色苍白，神情憔悴，眼肌无力，双上睑下垂，眼裂小似一线，视物需用手撑开眼睑方可。伴腹胀，气短，乏力。舌淡红，苔薄白，脉细。

诊断：痿证（重症肌无力）。

辨证：久居湿地，寒湿濡渍肌肤。

治法：调和营卫，大补气血，温经通脉，益气祛湿。

方药：桂枝加附子汤加味。

桂枝 15g，制白芍 30g，制附子 60g（先煎），鸡血藤 30g，麻黄 10g，当归 15g，黄芪 30g，红参 10g，炒白术 15g，鹿角胶 10g（烊化），龟甲胶 10g（烊化），葛根 30g，炙甘草 10g，生姜 10g，大枣 10g。水煎服。

服药 5 剂，诸症悉减，晨起睑裂改观，但至傍晚仍变小如初。予上方制附子加至 90g（先煎沸 90 分钟），加巴戟天 15g、黄精 15g。水煎服。

续服 10 剂，笑颜来诊，眼睑开裂正常，告云唯傍晚时复感眼肌疲劳，对镜观之，睑裂较晨略小。予上方加淫羊藿 10g、肉苁蓉 15g。带药 30 剂，返回单位续服。

1 个月后复诊，神情愉悦，睑裂正常，身无不适。嘱其避居湿地，患者告云，已调换工作岗位。嘱服黄芪桂枝五物汤以善后。

（柳少逸医案）

解析：《素问·痿论》云："有渐于湿，以水为事，若有所留，居处相湿，肌肉濡渍，痹而不仁，发为肉痿。故《下经》曰：肉痿者，得之湿地也。"本案患者之病因即属于此，故温经散寒燥湿，以祛邪为其治法。该篇又云："《论》言治痿者独取阳明何也？岐伯曰：阳明者，五脏六腑之海，主润宗筋，宗筋主束骨而利机关也。"阳明为五脏六腑营养之源泉，可濡养宗筋，约束关节。故和营卫，补气血，健脾胃，以助气血生化之源，乃治痿之大法。本案以桂枝加附子汤合桂枝倍芍药汤，以和营卫，补气血，润肌肤，濡关节。重用附子，意在温经散寒祛湿；入葛根、麻黄解肌肤之痹；鸡血藤和血通脉；加黄芪乃寓黄芪桂枝五物汤意；重用黄芪补气以生血，伍当归乃当归补血汤之意；入二胶，乃荣督益任之用。方用黄芪、人参、附子、白术，尝寓《良方》之参附汤、《魏氏家藏方》之芪附汤、《医宗金鉴》之术附汤及验方之参芪膏。诸药合用，"取阳明""润宗筋"，则后天之功倍，而"治痿"之功收。

柴胡加龙骨牡蛎汤证案

梁某，男，45 岁。1988 年 11 月 24 日。

阳痿六七年，心烦不得眠，眩晕，心悸，口苦，咽干。舌苔薄白，中心略黄，脉沉弦。

辨证：心肾不交，胆火被郁，相火妄动，扰乱心神。

治法：条达枢机，交通心肾。

方药：柴胡加龙骨牡蛎汤化裁。

柴胡 12g，黄芩 10g，党参 10g，姜半夏 6g，桂枝 10g，川大黄 6g（后下），龙骨 15g（先煎），牡蛎 15g（先煎），琥珀 3g（冲服），竹茹 12g，远志 10g，制龟甲 12g（先煎），柏子仁 15g，莲子心 15g，炙甘草 6g，生姜 10g，大枣 10g。水煎服。

服药 5 剂，阳痿好转，余症豁然。原方加当归 10g、白芍 12g、百合 10g。续服 15 剂，病证痊愈。嘱服天王补心丹、五子衍宗丸以养心肾。

（柳少逸医案）

解析：阳痿即阳事不举或临房举而不坚之证，多由命门衰微，或心脾亏虚，或惊恐伤肾，或湿热下注而致，然此案均非上述诸证。眩晕、口苦、咽干，乃少阳证，心悸、心烦不得眠，乃少阴病之阴虚火旺证。阴阳互根，阴阳之根同出于肾。肾中元阳，又称命门之火，且为少阳相火之源，故少阳之根出于肾，《灵枢·本输》有"少阳属肾"之说。元阳闭藏即是少阴，元阳活动即是少阳，一静一动，一体一用，体之枢在少阴，用之枢在少阳，即人体开阖、升降、出入之枢，不动在少阴，动在少阳。该案患者由于少阳枢机不利，胆火被郁，相火妄动，扰乱心神，致心肾不交而病不寐，宗筋痿而不举。故予柴胡加龙骨牡蛎汤以条达枢机，而降妄动之相火，以坚阴坚肾；加龟甲、远志伍龙骨，乃寓孔圣枕中丹意，以宁心益肾，荣冲濡任；加琥珀、柏子仁、莲子心以宁心安神。全方无壮阳之药，以条达枢机、交通心肾，引火归原，濡养宗筋为治。

柴胡桂枝汤证案

孙某，女，58 岁，工人。2012 年 10 月 26 日。

患者 5 天前感冒，3 天前出现左侧口角歪斜，右侧面部发紧，活动不灵，喝水时水从右侧口角流出，患侧前额无皱纹，眼裂扩大，鼻唇沟变浅，口角下垂，笑时明显，右侧不能皱额、闭眼、鼓腮。舌红苔白，脉沉弦。

诊断：面瘫（阳明经筋病）。

辨证：外感风寒，枢机不利，寒凝筋脉。

治法：条达枢机，温经通络。

方药：柴胡桂枝汤加味。

柴胡 30g，黄芩 30g，红参 10g，姜半夏 10g，荆芥 30g，防风 30g，白附子 10g（先煎），僵蚕 10g，大全蝎 10 条（研冲），蜈蚣 5 条（研冲），炙甘草 10g，生姜 10g，大枣 10g。水、黄酒各半煎服。

10 月 31 日二诊：药后口眼歪斜若失，再合入桂枝汤，以和营卫，实肌腠。

柴胡 30g，黄芩 30g，红参 10g，姜半夏 10g，荆芥 30g，白附子 10g（先煎），防风 20g，川芎 15g，当归 15g，桂枝 12g，炒白芍 15g，蜈蚣 5 条（研冲），大全蝎 6 条（研冲），僵蚕 10g，炙甘草 10g，生姜 10g，大枣 10g。水、黄酒各半煎服。

11 月 6 日三诊：药后患者欣然相告，病已痊愈。观之五官正，口角、额纹无异常。嘱灸合谷、足三里，以善其后。

（柳少逸医案）

解析：面瘫，俗称"吊线风""歪嘴风"，《灵枢》称"口歪""卒口僻"，《金匮要略》称"口眼歪斜"。《灵枢·经筋》云："卒口僻，急者目不合，热则筋纵，目不开。颊筋有寒，则急引颊移口；有热则筋弛纵缓不胜收，故僻。"本案患者因外感风寒，风中阳明经筋，而发面瘫。方由小柴胡汤合牵正散而成。邪犯经筋，郁于半表半里，故以小柴胡汤合桂枝汤，通达枢机，调和营卫，鼓邪外出；牵正散长于祛头面之风，通经络，止痉挛。于是，经筋得濡，经络通畅，而病证痊愈。

因邪犯阳明经筋部，故大剂柴、芩以和解表里，方可解肌腠之邪。柴胡为伞形科植物柴胡或狭叶柴胡的干燥根，分别习称北柴胡（黑柴胡、硬柴胡）及南柴胡（红柴胡、细柴胡、软柴胡）。南柴胡，虽冠名"南"字，其实南北皆产。华北称软柴胡，东北称细柴胡，江苏称红柴胡，山东称麦苗柴胡。现代研究表明，柴胡中所含的柴胡皂苷有镇静、镇痛、镇咳、解热、抗炎、降胆固醇、降血压活性的作用，还能促进肝细胞核的核糖核酸及蛋白合成。软柴胡中之植物甾醇有升压作用，所含皂苷对肾小管有损害作用。故软柴胡用量过大，可致血压升高、恶心呕吐、水肿、少尿甚至无尿。此即"医者竟不知药，则药之是非真伪全然不问，医者与药不相谋，而药之误多矣"。故余从不用南柴胡，即使用北柴胡，若剂量大，或久用，多伍茯苓、车前子，以防柴胡致肾毒害。另柴胡有使毛细血管扩张及发汗作用，若剂量过大，可使毛细血管破裂出血，或汗多亡阳虚脱，故临证又常与白及、白芍同用。小剂量约 6～12g，中剂量约 12～20g，大剂量为 30g 以上。

五十三、中风

人参汤证案

孙某，男，51 岁。1950 年端午节前 1 日。

患者于晨起突然昏倒，不省人事，口角㖞斜，流涎不止，肢体软瘫，目合口张，鼻鼾息微，大小便自遗，急来院就诊，查血压 130/80mmHg，舌暗红，苔薄白，脉沉细。

此乃阳浮于上，阴遏于下，阴阳气不相顺接而成脱证，且有离决之势。治宜益气回阳，救逆固脱之法，急予《金匮要略》人参汤合《伤寒论》四逆汤化裁。

处方：制附子 12g（先煎），红参 10g，干姜 10g，炒白术 12g，生黄芪 90g，赤芍 10g，当归 10g，地龙 10g，川芎 6g，桂枝 6g，桃仁 6g，红花 6g，竹沥 12g，石菖蒲 10g，炙甘草 10。水煎服。

3 日后家人告知：服药 3 剂，神识清，但左侧肢体仍麻木，不能站立，舌强言謇，带有痰声，口眼㖞斜，脉仍沉细。师王清任法，予补阳还五汤化裁，调方如下：

黄芪 120g，赤芍 10g，当归 10g，地龙 10g，川芎 10g，桂枝 10g，桃仁 10g，红花 10g，石菖蒲 10g，天竺黄 10g，人参 10g，制附子 10g（先煎），炒白术 10g，炙甘草 10g。水煎冲服牵正散（白附子、僵蚕、全蝎各等分），每次 6g。

继服三十余剂，言语清，面瘫已愈，已能下地行走，然左侧肢体仍行走困难。予上方去附子，加鹿角胶 10g（烊化）、龟甲胶 10g（烊化）、巴戟天 10g、肉苁蓉 10g。水煎服。

续服二十余剂，家人欣然相告，病证痊愈。

（柳吉忱医案）

解析：此案系吉忱公任栖东县立医院院长时之验案，乡里曾传为神奇，公亦留案以作传道解惑之用。其病机，公引《金匮要略·中风历节病脉证并治》语解云："邪在于络，肌肤不任；邪在于经，即重不胜；邪入于腑，即不识人；邪入于脏，舌即难言，口吐涎。"此案患者年过半百，积损成虚，时值平旦，阴阳失序，而成脱证。诚如明代王肯堂《证治准绳》所云："卒仆偏枯之症，虽有多因，未有不因真气不周而病者。"故予以仲景人参汤（人参、甘草、干姜、白术）、四逆汤（附子、干姜、甘草）回阳救逆，此即《金匮要略心典》"养阳之虚，即以逐阴"之解。二方之主药分别为人参、附子，名参附汤，乃闭证、脱证必用之效方；佐以《医林改错》补阳还五汤，乃师王清任补气活血祛瘀通络心法；牵正散祛风化痰通络，外风或内风之面瘫者皆可用之。药用桂枝伍甘草，名桂枝甘草汤，以成辛甘化阳之伍；方加竹沥、石菖蒲，以成豁痰开窍醒神之功。故理、法、方、药朗然，而收奇效。

至于"传为神奇"说，公笑云："非医者之神奇也，亦非医药之神奇也，乃法之神妙也。昔吴尚先曾云：'医理药性无二，而法则神奇变幻，上可以发泄造化五行之奥蕴，下亦扶危救急，层见叠出而不穷。'"

五十四、乳痈

小陷胸汤证案

潘某，女，27 岁。1973 年 11 月 3 日。

患者于产后月余患急性乳腺炎，来我院求治。发热，恶寒，头痛，口渴，右侧乳房明显肿大，局部红肿发硬，触之则痛剧，舌苔黄腻，脉弦数。

此乃肝胃蕴热，乳络阻塞而成乳痈，治宜疏肝和胃，通络散结，予小陷胸汤意化裁。

处方：黄连 10g，姜半夏 10g，瓜蒌 20g，牛蒡子 10g，炮山甲 3g，当归尾 10g，益母草 15g，生甘草 6g。水煎服。

局部用芒硝 30g，以热水冲溶溻渍。

治疗 3 日，家人欣然相告乳肿消退，诸症若失。续治 1 周，病证痊愈。

（柳少逸医案）

解析：乳痈为妇女乳房急性化脓性疾病，多为肝胃蕴热，乳络阻塞不通而成。初期未成脓，以乳络阻滞而致肿痛为主。故主以小陷胸汤清热涤痰开结为治。方中黄连以其清热、泻火、解毒之功，为疗疔毒痈肿之要药；半夏燥湿散结，以消痈疽肿痛；瓜蒌甘寒滑润，既能上清肺胃之热而涤痰导滞，又能宽中下气而开胸散结，故为乳络阻塞之乳痈必用之药。方加炮山甲、当归、牛蒡子、益母草、生甘草，以增其软坚散结，活血通络，消肿止痛之力。

五十五、月经不调、痛经

胶艾汤证案

例1

吕某，女，39岁。1994年3月11日。

3个月前患者因小产，月经淋漓漏下不止，复行刮宫术后遂止。因失子之痛，而情绪不佳，抑郁烦躁，月经先期而至，经量多，色深红，质黏稠，夹有血块，腰腹胀痛，面红唇干，口渴心烦，夜寐不安，大便秘结，小便短黄，舌红苔黄，脉沉数。

证属阴血亏虚，肝郁血热而致月经先期。治宜补血清热，予胶艾四物汤治之。

处方：当归6g，白芍12g，川芎3g，生地黄15g，黄芩10g，黄连3g，黄柏6g，香附3g，知母10g，阿胶10g（烊化），艾叶炭10g，炙甘草3g。水煎服。

予以上方治疗1个月，每周服药5剂，月经按期而至，经量适中，余症悉除。又予原方去黄芩、黄连，于经后1周服5剂，经期中服5剂；经前1周去黄柏、知母，亦服5剂，续服1个月，月经亦如期而至。遂予胶艾汤作水丸续服。3个月后怀孕，足月产一男婴，母子平安。

（柳吉忱医案）

解析：此案因小产漏下，行刮宫术，伤冲任、胞脉，复因抑郁化热，遂成血虚有热之证。故吉忱公用《金匮要略》之胶艾汤加清热凉血药治之。胶艾汤，又名芎归胶艾汤，乃仲景为"妇人有漏下者，有半产后因续下血都不绝者"而设方。方中以四物汤养血和血，阿胶养阴止血，艾叶炭化，有暖宫止血之功，香附疏肝解郁、调经止痛，甘草调和诸药。诸药合用，以其调补冲任，固经养血之功而愈病。药用三黄、知母清热泻火，乃苦坚阴、坚肾之用，此即《内经》"火郁发之"之意。

经治1个月，月经正常，遂去黄芩、黄连，以防苦寒败胃之弊。经治2个月，月经正常，心情平稳。且因该方尚主治"妊娠下血者""妊娠腹中痛，为胞阻"者。故予以胶艾汤作丸服用，又以其调冲任，养血促孕之功，而妊娠产子。

例2

杨某，女，21岁，莱阳人。1976年3月4日。

患者19岁月经初潮时即鼻衄，曾因出血过多而晕倒。此后每值月经来潮即鼻衄，至今未愈。经来量少，月经常不按期。面色萎黄无华，两颧及唇周均有色素沉着。舌淡无苔，六脉沉涩。

证属肝肾亏虚，冲任失濡，阴亏于下，冲脉之气浮越于上而致倒经。治宜养肝肾，调冲任，益血降冲，予芎归胶艾汤意化裁。

处方：当归 15g，阿胶 10g（烊化），艾叶 10g，白芍 10g，川芎 10g，生地黄 30g，血余炭 10g，小蓟炭 10g，怀牛膝 10g，牡丹皮 10g，旱莲草 30g，女贞子 30g，陈皮 10g，焦栀子 10g，甘草 10g，大枣 3 枚。水煎服。

服药 15 剂，经治当月，经行未见鼻衄。嘱服当归丸，经前 1 周服药 7 剂。经调治 3 个月，病未见复发。

（柳吉忱医案）

解析：此案患者天癸不足，19 岁时月事方行，属冲任失调，阴血亏于下，故有阳气浮越于上，夹冲气上逆，而有倒经之患。诚如清代王馥原《医方简义》所云："凡妇人以及室女患鼻衄吐血等症，切勿以鼻衄吐血之常法治之。此名倒经，必由肝阳上升，情怀失畅，致冲任失司，逆行而上也。"故吉忱公予养肝肾调冲任之法，师《金匮要略》之芎归胶艾汤意调之。胶艾汤原为阴血亏虚，冲任损伤所致之崩漏、胞阻或胎动不安病而设方。据《得配本草·奇经药考》所云："川芎，行冲脉当归，主冲脉为病，逆气里急。"……今用治倒经，取四物汤养血和血以调冲任；阿胶养阴止血；艾叶温下元，补命门而调冲任；《得配本草》谓"甘草，和冲脉之逆，缓带脉之急"，故甘草调和诸药兼有缓急降冲之用。合入二至丸（女贞子、旱莲草）养肝肾之阴；血余炭、小蓟炭凉血止血；牛膝引血下行而归经。虑其血虚肝脉失濡，导致肝火旺之证，故合入陈皮、牡丹皮、栀子，成理气、达郁、清火之功。故诸药合用，而收效于预期。

当归芍药散证案

李某，女，17 岁，学生。1972 年 5 月 17 日。

患者 15 岁月经初潮，每次月经将来之前，必腹痛腹泻，且经量少，几天过后，月经始畅，其腹痛腹泻则息。伴腰痛，带下清稀。因临近毕业，学习紧张，痛经证候剧，近日腹部始痛，故求治于中医。查面色不荣，舌淡红，苔白，脉左弦右缓，双尺弱。

证属肝郁脾虚，冲任失调而致痛经。治宜健脾渗湿，养血柔肝，予当归芍药散易汤化裁。

处方：白芍 20g，当归 12g，川芎 10g，茯苓 15g，炒白术 15g，泽泻 12g，陈皮 10g，防风 10g。水煎服。

服药 4 剂，月经来潮，腹部微感不适，然未见腹痛腹泻。守方治疗月余，月经来潮无不适。

（柳吉忱医案）

解析：肝郁脾虚，冲任失调，故见月经来潮时腹痛腹泻，故有当归芍药散易汤之施。方中重用芍药泻肝木而安脾土，合以当归、川芎调冲任、养血濡肝，白术补脾渗湿，合茯苓、泽泻渗湿泄浊。总观该方之治，诚如《金匮要略广注》所云："用白术健脾燥湿，茯苓、泽泻利水散瘀，当归、川芎养血行气，芍药独多用者，以其敛阴气而安脾经，为血虚腹痛者所必需也。"又因肝气犯脾，故有《景岳全书》引刘草窗之"痛泻要方"之佐。盖因土虚木乘，脾受肝制，胃肠升降功能失常而致经来腹痛腹泻。此即吴鹤皋"泻责之脾，痛责之肝，肝责之实，脾责之虚，脾虚肝实，故令痛泻"之谓也。白术燥湿健脾，白芍养血泻肝，陈皮理气醒脾，防风散肝舒脾。四药补脾土而泻肝木，调气机而止痛泻，名曰当归芍药散合痛泻要方，实乃当归芍药散伍陈皮、防风之用也。

枳实芍药散证案

衣某，女，42 岁。1964 年 8 月 19 日。

患者产后五天，腹痛拒按，心中烦满而不得卧，恶露不多，舌淡红，苔薄白中心微黄，脉沉微涩。

证属产后气血郁滞而致腹痛，治宜理气导滞，养血通脉，师《金匮要略》枳实芍药散意，易汤施之。

处方：枳实 10g（炒令黑），制白芍 20g，醋延胡索 10g，川楝子 6g，炙甘草 10g。水煎服，佐服大麦粥。

药后 4 剂，腹痛豁然，续服 2 剂，诸症悉除。予枳实芍药散原方易汤 3 剂以固效。

（柳吉忱医案）

解析：枳实芍药散行气血，和血通脉，且断血郁成热之路，《金匮要略心典》解云："产后腹痛，而致烦满不得卧，知血郁而成热，且下病而碍上也，与虚寒疠痛不同矣。枳实烧令黑，能入血行滞，同芍药为和血止痛之剂也。"大凡枳实烧黑，能行血中之气；芍药和血通脉而缓急止痛；大麦粥和胃气则津液得布，助气血得畅行郁滞。故枳实芍药散乃养血柔肝、理气导滞之小剂。心中烦满而不得卧，乃胃不和心不安之谓也。金铃子，又名苦楝子，产四川者良，名川楝子，具疏肝气，泄郁火之功；延胡索行气活血，二药合用，《素问病机气宜保命集》名"金铃子散"。故金铃子散，佐枳实芍药散易汤，既具和血祛瘀之功，又具解郁化火之效，故1剂腹痛得解，复2剂而病愈。

当归生姜羊肉汤证案

盖某，女，17岁，学生。1974年8月6日。

患者16岁月经初潮，五十余天行经一次，经来腹痛，隐隐作痛，乳房微胀，色淡量少，一日即净。月经来潮期间食冰棍两支，遂即感四肢不温，肢体蜷缩，腹中挛急疼痛，上冲及胁肋、乳部。校医予止痛片未解，急来医院求诊。主诉肢寒身冷，四肢不温，月经刚潮即无，大便溏薄，少腹挛痛，上及胁肋、乳房。面色苍白，舌质淡，苔薄白，脉沉弦而细。

　　证属血虚寒凝之证，治宜补虚养血，温经散寒，予当归生姜羊肉汤调治之。

　　处方：当归 30g，生姜 60g，羊肉 100g，加水 2000mL，煎取 1000mL，每服 250mL，日服两次。

　　服药二日，诸症悉除，且月经复潮，续服四日，药及羊肉减半，服至下次月经来潮。一个月后其母欣然告知：月经经量、经色正常，亦无乳房胀痛之候。嘱服益母草膏以固药效。

（柳吉忱医案）

　　解析：当归生姜羊肉汤，乃《金匮要略》为血虚寒疝证而设方。对此之解，《金匮要略广注》云："疝属肝病，肝藏血，其经布胁肋，腹胁并痛者，血气寒而凝涩也，当归通经活血，生姜温中散寒，里急者，内虚也，用羊肉补之。"《素问·阴阳应象大论》云："形不足者，温之以气；精不足者，补之以味。"此乃血虚寒疝证之用方也。腹痛是寒疝证的主要证候，此患者值经期食冷而发腹中痛，且伴胁肋痛、乳房痛，吉忱公予此方以养肝血，温脾肾，祛里寒，而收卓效，此乃"有其证，用其方"之谓也，亦异病同治之法则也。

五十六、崩漏

胶艾汤证案

李某，女，27岁，栖霞县亭口村人。1962年10月9日。

患者人工流产后，阴道流血淋漓不止，且伴腹痛不适，已有1个多月。血色鲜红而质稠，伴五心烦热，小便黄，大便干，苔薄黄，脉细数。

处方：阿胶10g（烊化），麦冬10g，杜仲10g，当归10g，杭白芍10g，艾叶10g，棕榈炭10g，侧柏炭10g，地榆炭10g，生地黄12g，黄柏10g，党参10g，小蓟10g，炙甘草10g。3剂，水煎服。

药用1剂，阴血漏下已止。2剂服毕，腹痛，烦热悉除，二便亦调。

（牟永昌医案）

解析：崩漏是指经血非时而下不止类疾病的总称；分而论之，又有漏下、崩中之别，对此宋·严用和《济生方》云："崩漏之疾，本乎一证。轻者谓之漏下，甚者谓之崩中。"究其病因病机，隋·巢元方《诸病源候论》有"漏下者，由劳伤血气，冲任之脉虚损故也……若劳伤者，以冲任之气虚损，不能制其经脉，故血非时而下，淋沥不断，谓之漏下也"之论；宋《太平圣惠方》有"妇人崩中之病者，是伤损冲任之脉"之记。均表达了漏下、崩中之疾均由"伤损冲任之脉"所致。细而论之，《太平圣惠方》云："冲任之脉，皆起于胞内，为经脉之海，劳伤过度，冲任气虚，不能统制经血，故忽然崩下，谓之崩中。崩而内有瘀血，故时淋沥不断，名曰崩中漏下也。"提示了"内有瘀血"，则新血难安，故阴血"淋漓不断"，而成"漏下"，故又名"崩中漏下"。本案患者因人工流产，损伤胞宫，继而导致"冲任气虚，不能统制经血"而发病。永昌公宗古法，而有《金匮要略》"妇人有漏下者，有半产后因续下血都不绝者……胶艾汤主之"之施。

肾为封藏之本，受五脏之精而藏之；肝主藏血，有储藏和调节血量之用。肝肾为冲任之源，精血之本，即肝肾同源。阿胶甘平，入肝肾二经，为血肉有情之品，《本草求真》谓其"气味俱阴，既入肝经养血，复入肾经滋水"。故方中阿胶，补肝肾，调冲任，益精血，俾阴气内守，以其滋补黏腻之性，善于凝固血络，而达止血之效。艾叶苦燥辛散，芳香而温，专入三阴经，《本草便读》谓其"补命门以暖子宫，香达肝脾……理血气而疗崩带"。艾叶可温气血，温经脉，故仲景用以治漏下之疾，时珍认为其是治经带之品，故为妇科要药。生地黄、白芍、当归、川芎和血养血，以成四物汤之用。川芎为妇科方中常用之药，实以活血为用，四物汤之用川芎，非用以补血，乃通行气血，使其方补而不滞。本案之病机，因人工流产"伤损冲任之脉"，故永昌公弃川芎，并告云："川芎辛温走窜，血虚气弱之证，不宜使用。"甘草调和药性。于是诸药合用，以成《金匮要略》之胶艾汤，乃固本之治，则气血得补，虚损之冲任得调，以冀阴血得守，漏下得止。患者有五心烦热之候，加之舌脉乃阴虚血热之证，故师《景岳全书》保阴煎意，方用地黄、当归、白芍、麦冬、阿胶滋阴凉血，黄柏清热止血，杜仲养肝肾而益冲任，党参、甘草补脾固气摄血以和中，此乃澄源之治。因火热迫血妄行，离经之血外溢，故永昌公药用小蓟、侧柏炭、棕榈炭、地榆炭，乃师《十药神书》十灰散意，以凉血止血之功，而成塞流之治。由此可见，永昌公"加减胶艾汤"，寓固本、澄源、塞流三法于一方。此乃《素问·阴阳应象大论》"治病必求于本"，《素问·至真要大论》"必伏其所主，而先其所因"之谓也。

温经汤证案

刘某，女，49岁。

月经延后年余，西医诊为功能性子宫出血。症见量多色暗，夹有血块，面色萎黄，形寒肢冷，手足不温，腰膝酸软，神疲乏力，小腹冷痛，舌质暗淡，苔薄白，脉沉细而涩，尺脉尤弱。

证属肝肾亏虚，冲任失调，寒凝胞宫，瘀阻胞络，血不归经，而致漏下。治宜养气养血，温通经脉，故予温经汤化裁。

处方：吴茱萸 6g，当归 12g，川芎 6g，桂枝 10g，制白芍 12g，红参 10g，牡丹皮 10g，阿胶 10g（烊化），三七 3g（研冲），炮姜 3g，炙甘草 10g。水煎服。

服药 4 剂流血减少，续服 4 剂流血停止，余症若失，继服 4 剂，病证痊愈。

（柳吉忱医案）

解析：温经汤，《金匮要略》以其调补冲任，行瘀养血之功，用治瘀血而致崩漏证。尤在泾谓方中"吴茱萸、桂枝、丹皮入血散寒而行其瘀，芎、归、芍药、麦冬、阿胶以生新血，人参、甘草、姜、夏以正脾气，盖瘀久者荣必衰，下多者脾必伤也。"对此，李彣解云："《内经》云：血气者，喜温而恶寒，寒则凝涩不流，温则消而去之。此汤名温经，以瘀血得温即行也。方内皆补养气血之药，未尝以逐瘀为事而瘀血自去者，以养正邪自消之法也。故妇人崩淋不孕，月事不调者，并主之。"方加三七，以其养血化瘀之功而用之。前人对其化瘀之功，尤为推重。故有"一味三七，可代《金匮要略》之下瘀血汤，而较用下瘀血汤尤为稳妥也"之论。

白术散证案

张某，女，26 岁。1979 年 10 月 21 日。

月经多延后，量少，色淡清稀。每次怀孕，均于 3 个月左右自然流产，西医保胎无效。现已怀孕近 2 个月而就诊。查面色㿠白，形寒肢冷，手足不温，形体清瘦，纳食呆滞，白带多，舌淡红，苔薄白，脉沉细，双尺弱。

证属肝肾不足，脾胃虚弱之候，治宜健脾温中，养肝肾，调冲任而养胎元，师《金匮》白术散易汤加味施之。

处方：炒白术 15g，川芎 10g，蜀椒 10g，牡蛎 20g，制白芍 30g，菟丝子 10g，川续断 10g，小麦 30g。水煎服。每日 1 剂，分 2 次服。

服药一个月，体健纳可，未见不适。仍守方每剂药分 2 日服之。续服 2 个月，妇科检查胎儿发育正常，遂停药。后足月产下一男婴，母子平安。

（柳吉忱医案）

解析：方中白术健脾燥湿，川芎调冲柔肝舒郁，蜀椒温中散寒，牡蛎除湿利水。同时白术伍川芎，乃调冲任、健脾气之伍，亦安胎益元之治；蜀椒与牡蛎，又有降逆固胎之效。对此方之用，《金匮要略心典》尝云："妊娠伤胎，有因湿热者，亦有因湿寒者，随人脏气之阴阳而异也。当归散，正治湿热之剂，白术散中白术、牡蛎燥湿，川芎温血，蜀椒去寒，则正治湿寒之剂也。仲景并列于此，其所以诏示后人者深也。"此乃"药必《本经》"之解也。

《金匮要略广注》解云："养胎者，胎无病而调养之，不使其损堕也。凡胎始于肾，天一生水也；长于脾胃，坤厚载物也；保于肝经，蓄血养胎也；系于命门，少火生气也。白术补脾胃以培土，牡蛎涩精气以壮水，蜀椒温脾胃而补命门，使火土相生，芎藭养肝气以资精血，使癸乙同归一治，是真能养胎者矣。腹痛加芍药，安脾经而通壅也。心痛加芎藭，舒肝气而行滞也。心烦吐痛，不能食饮，加细辛散水逆以去内寒，加半夏转枢机以散逆气也。呕服酸浆水，味酸敛液入肝经也。小麦解呕，入心经以安火。大麦解渴，入心养胃，使生血以润津液也。"此解乃"理必《内经》"之谓也。故方予白术散易汤，乃取其正治湿寒而保胎元也。药加白芍、菟丝子、川续断，乃增其养肝肾、调冲任之效也；小麦佐白术行补脾胃之治也。

五十七、妊娠呕吐

小柴胡汤证案

王某，女，26岁，农民。1990年5月。

患者停经50天，伴恶心剧吐约10天。患者既往体弱，劳则眩晕体疲，然月经尚正常，此次约50天末至，于大约10天前，晨起感恶心，进食后即刻呕吐，此后，进食则吐，严重时，呕吐物带有鲜血。来诊时，患者呈痛苦容貌，舌红苔薄黄少津，脉弦细数，查妊娠试验（＋），诊为早孕，妊娠恶阻。

辨证：冲气上逆，胃失和降。

治法：条达气机，和胃降逆。

方药：小柴胡汤加味。

柴胡12g，黄芩12g，姜半夏10g，党参12g，竹茹15g，桑寄生10g，甘草6g，生姜5片，大枣5枚。水煎服。

服药3剂后，呕吐大减，可进少量饮食。加砂仁10g，服4剂后，呕吐止，唯感恶心，此乃正常生理现象，不需再服它药，以苏梗 6g、桑寄生 6g、山楂 6g，代茶饮之。

（柳少逸医案）

解析：本案证属素体肝肾不足，妊娠而阴血趋下养胎，阳气浮越于上，冲脉之气夹胃气上逆，而致妊娠恶阻。治宜条达枢机，和胃降冲。予以小柴胡汤加竹茹、桑寄生，以条达气机，和胃降逆。桑寄生，为寿胎之要药，《本草求真》谓其"感桑精气而生，味苦而甘，性平而和，不寒不热，号为补肾补血要剂"。本案患者素体禀赋不足，冲任亦虚，故方加一味桑寄生养肝肾，调冲任，扶正而安胎。

五十八、带下病

当归芍药散证案

吴某，女，34岁。1974年9月10日。

带下赤白，小便频数，每日6~7次，尿量少，色赤黄，口渴且腻，胸烦食减，肢体沉重无力，舌质淡，苔薄白，脉细数微弦。

证属脾虚湿盛，蕴久成热，致湿热移于下焦，蕴结胞宫。治宜清热利湿，化瘀止带，师当归芍药散合萆薢渗湿汤意化裁。

处方：当归12g，萆薢30g，淡竹叶15g，木通10g，黄柏15g，牛膝10g，车前子12g（包煎），茯苓12g，泽泻12g，牡丹皮6g，薏苡仁20g，白鸡冠花30g，赤芍10g，川芎10g，甘草3g。水煎服。

9月16日二诊：服药5剂，带下减少，小便次数减少，每日3~4次。效不更方，予原方加白术12g、滑石12g、知母10g，续服。

10月5日三诊：守方续治2周，带下、尿频诸症悉除。予知柏地黄丸、白带丸续治，以固疗效。

（柳吉忱医案）

解析：此乃脾虚湿盛，郁久化热，下移胞宫、净府，故有带下、气淋之证。公予《金匮要略》之当归芍药散（当归、芍药、川芎、茯苓、白术、泽泻），以养血疏肝，健脾利湿。合《疡科心得集》之萆薢渗湿汤（萆薢、薏苡仁、黄柏、茯苓、牡丹皮、泽泻、通草）以清热利湿，止带通淋。故集二方之效，则湿热得除，气滞血瘀得解。药加牛膝活血化瘀，滋补肝肾；车前子、白鸡冠、淡竹叶、木通，以增其燥湿止带之功。二诊时，加白术健脾益气以蠲湿邪，滑石、知母佐方中之黄柏、芍药，乃《医学衷中参西录》之寒通汤，以增其清热化湿，利水通淋之效。于是胞宫、净府之湿热得解，而带下、气淋之证则愈。

毛祥麟《对山医话》云："治病不难用药，而难于辨证。辨证既明，则中有所主，而用药自无疑畏。"此案以带下赤白、小便频数为主症，而其证同为脾虚湿困，继而有湿热蕴结而致尿频、尿赤、带下赤白之症。吉忱公谓此案有当归芍药散证、萆薢渗湿汤证、寒通汤证之治，故收效于预期。

五十九、鼻渊

小柴胡汤证案

例1

赵某，女，16岁。1976年4月12日。

感冒1周，发热，头痛剧烈，鼻塞，微咳，口干口苦，有脓涕出，味臭。X射线检查：双上颌窦炎。舌红，苔黄腻，脉弦而数。

证属肺热胆火上犯鼻腔而致鼻渊。治宜条达枢机，宣通鼻窍，清热泻火，师小柴胡汤化裁。

处方：柴胡30g，黄芩15g，姜半夏10g，党参10g，苍耳子12g，白芷12g，川芎10g，连翘30g，金银花30g，桔梗10g，辛夷12g，防风10g，甘草10g，姜枣各10g。水煎服。

服药5剂后，有脓涕自鼻孔排出，涕出后痛热渐减。再服5剂，无脓涕出，仍可见白稠涕，上方加野菊花15g。5剂后，诸症悉除，收效于预期。

（柳吉忱医案）

解析：鼻渊，为邪聚鼻之窦窍，灼腐肌膜而成。西医学对本病有急、慢性之分，本案继发于伤风感冒，肺经蕴热于鼻窍，此即《素问·至真要大论》"甚则入肺，咳而鼻渊"之谓也。枢机不利，致胆火上犯"辛頞"，此即《素问·气厥论》"胆移热于脑，则辛頞鼻渊"之由也。頞者，鼻梁也。辛頞，即鼻梁内有辛辣之感，故本案为肺热胆火上犯于鼻窍而成，故公以柴胡汤加味治之。方由《伤寒论》之小柴胡汤条达气机，清胆经之郁火；合《济生方》之苍耳子散易汤而成。方中苍耳子宣通鼻窍，散风止痛；辛夷辛散以通肺窍，白芷清浊泄热。三药合用，以其散风邪，通鼻窍之功，而为治鼻炎、副鼻窦炎之常用方。药加防风，性浮升散，能发散脾家之郁火，搜剔脾家之湿邪，则鼻窍之脓涕可除；金银花、连翘、菊花以其清热解毒之用，而除郁热之邪；桔梗舟楫之剂，载诸药上行，以达鼻窍头颠；川芎以其辛香走窜之功，上达头颠窦窍，而活血化瘀，此乃血中之气药，可解窦窍肌膜之郁滞，以疗头痛。于是诸药合用，肺热胆火得清，鼻窍得通，而收效于预期。

例2

王某，男，18岁，学生。1991年3月。

头痛胀重、鼻流浊涕约1年。1年前，患者因"感冒"而头痛、流浊涕、鼻塞，当时未在意，后感头痛加重，且胀闷困重，鼻流浊涕，服"复方新诺明、鼻炎丸、藿胆丸"等药，病情未见好转，且夜间失眠多梦，白昼多寐易困，上课稍用脑即头痛思睡，每遇感冒后，即流浊涕，头痛加重，口苦咽干，拍 X 片示"双额窦炎"，脉弦数，舌红，苔黄腻。

证属肺失宣发，肺窍不利，少阳郁热，上移于脑。治宜和解少阳，清窍散郁，涤热化痰之法，予小柴胡汤加味。

处方：柴胡 20g，黄芩 12g，姜半夏 10g，党参 12g，龙胆草 12g，桔梗 12g，夏枯草 12g，天竺黄 10g，胆南星 10g，竹茹 12g，苍耳子 10g，辛夷 10g，甘草 10g，姜枣各 10g。水煎服。

5 剂后症状减轻。15 剂后涕量大减，色白。30 剂后诸症消失，为巩固疗效，调方如下：

柴胡 12g，黄芩 12g，姜半夏 10g，党参 15g，苍耳子 12g，辛夷 12g，甘草 10g，姜枣各 10g。水煎服。

服药 10 剂，诸症悉除，随访半年，未复发。

（柳少逸医案）

解析：额窦炎，属中医"鼻渊"范畴。《素问·气厥论》云："胆移热于脑，则辛颊鼻渊，鼻渊者，浊涕下不止也。"故条达气机，清泻胆火，乃治鼻渊之正法也。方以小柴胡汤清散少阳被郁之火，《本草求真》谓苍耳子"上而脑顶，下而足膝，内而骨髓，外而皮肤，靡不病症悉形。"故取其宣肺通窍，而疗鼻渊头痛，《本草便读》云辛夷"禀春阳之气，味薄而辛，具香窜之能，气温且散，开窍搜邪于肺部，鼻塞堪通"。故苍耳子、辛夷为治鼻渊之专药。方中龙胆草、夏枯草清热；桔梗载药上行，以达头颠；天竺黄、胆南星、竹茹清热化痰。于是，诸药合用，肺窍得肃，胆热得清，枢机得调，而鼻渊得愈。

六十、目疾

小柴胡汤证案

例1

李某，女，25岁，农民。1989年3月。

双目红赤，视物模糊1周。1周前，因生气上火后，即感双目视物稍感模糊，即以手揉之，愈揉愈重，且渐现红赤，遂来本院眼科就诊，诊为"病毒性角膜炎"，给予抗菌素、激素局部应用，病情未见好转，且渐加重，视物极为模糊，来求中医治疗。来诊时，口苦咽干，目赤多眵，舌红，苔黄，脉弦细。

证属肝胆郁热，上熏目窍。治宜清解肝胆火热，予小柴胡汤加味。

处方：柴胡20g，黄芩12g，黄连6g，党参12g，青葙子12g，夏枯草15g，石决明15g，大青叶15g，板蓝根15g，贯众15g，沙苑蒺藜12g，车前子12g（包煎），茺蔚子12g，野菊花15g，甘草10g。水煎服。

5 剂后，病情好转，服药 12 剂，病证痊愈。

（柳少逸医案）

解析：此案患者属肝经火盛而致混睛障，治宜清解肝胆火热，故主以小柴胡汤，佐以青葙子、夏枯草、石决明、大青叶、板蓝根、贯众清肝明目、涤热解毒之品，则火热之邪得解，睛障得除。沙苑子、车前子、茺蔚子具养肝肾明目之功。诸药合用，乃扶正祛邪之治。

例 2

尉某，女，23 岁。1964 年 8 月 3 日。

1 周前，因心情抑郁，恚怒存心，遂感右眼视物模糊，当时未在意，继而左眼亦然，遂来我院眼科就诊，诊为中心性视网膜炎，予西药治疗。因效不显，转中医治疗，症见双目视物模糊，头目眩晕，耳鸣，心烦不寐，口苦咽干，舌红，脉细数。

证属枢机不利，五志化火，郁火上炎。治宜达郁清火，清营凉血，师小柴胡汤意化裁。

处方：生地黄 20g，柴胡 3g，黄芩 6g，黄连 3g，黄柏 6g，犀角 3g（研冲），栀子 15g，知母 10g，山萸肉 10g，枸杞子 15g，白芍 10g，牡丹皮 10g，甘草 6g。水煎服。

8 月 8 日二诊：服药 4 剂，视力有复，余症好转，上方加女贞子 10g、旱莲草 15g、玄参 10g、三七 3g（研冲）。续服。

8 月 20 日三诊：续服 12 剂，视力恢复，眩晕诸候以除，然阅读时间过长或疲惫时，仍有视物不清之感。嘱其静心养目，为固效复明之续治，予以地黄复明丸。

处方：生地黄 15g，熟地 15g，蛤粉 15g，水牛角 10g，木贼 10g，谷精草 10g，枸杞子 10g，太子参 10g，黄连 10g，夜明砂 10g，天冬 10g，黄芩 10g，知母 10g，牡丹皮 10g，枳壳 10g，车前子 10g，泽泻 10g，石菖蒲 10g，白芍 10g，远志 10g，茯苓 10g，决明子 10g，五味子 10g，石决明 30g，当归 12g。共研细末，蜜丸 10g 重，朱砂研末为衣。每日 3 次，食前服。

9月17日四诊：用药 2 周，患者欣言相告，阅读时目无不适，嘱其慎之，不可急之，仍予地黄复明丸续服，以善其后。

（柳吉忱医案）

解析：本案患者眼外观端好无异常，以其视力急剧下降，诊为中心性视网膜炎，属中医"暴盲"范畴。患者眩晕，耳鸣，心烦不寐，口苦咽干，情志抑郁，恚怒存心，遂致枢机不利，五志化火，郁火上炎目窍而致暴盲，故吉忱公有达郁泻火，清营凉血之治。主以《伤寒论》小柴胡汤达郁清火；《千金要方》犀角地黄汤清营凉血，可治眼底因郁火迫血妄行而出血；《外台秘要》黄连解毒汤泻火清热，以减火势而除心肝之郁火蕴热。故三方化裁，《寿世保元》立"生地芩连汤"。吉忱公谓凡暴盲及眼底出血而具阴虚火旺之证者，俱可用之。地黄复明丸，乃吉忱公所创，具滋养肝阴，理气达郁，疏肝泻火，活血凉血之功，故暴盲诸症皆可用。

六十一、痒疮

麻黄连轺赤小豆汤证案

例 1

车某，男，24 岁，工人。1965 年 3 月 16 日。

患者自昨日起突然全身泛发大小不一白色风团，痒甚，恶风畏寒，遇风加剧，时起时消，舌苔薄白，脉浮紧。

诊断：游风（荨麻疹）。

辨证：风寒犯表，郁于肌腠，营卫失和。

治法：祛风散寒，调和营卫。

方药：麻黄连轺赤小豆汤加味。

麻黄 6g，杏仁 6g，赤小豆 30g，桑白皮 30g，荆芥 10g，防风 6g，桂枝 6g，当归 12g，甘草 6g，生姜 3 片，大枣 4 枚。水煎服。

3 月 20 日二诊，选进 4 剂，风团瘙痒悉除，予以 4 剂桂枝汤加味善后。

（柳少逸医案）

解析：游风多发于肌肤，起如云片，浮肿焮热，时消时现，出没无定，故名游风，又称风疹块，分赤白二种，赤者为热，白者为风。

本案患者因感风寒，邪郁肌表，营卫失和，而发游风，故主以麻黄连轺赤小豆汤。因药源之因，今多用连轺易连翘，梓白皮易桑白皮。因属风寒为患，故本方去连轺，加桂枝、荆芥、防风等药，佐麻黄、杏仁宣肺利水，俾腠理之邪随汗而解；赤小豆、桑白皮肃肺、清热、利湿，以冀湿热随小便而利；生姜、大枣、甘草辛甘、酸甘相和，健脾和中，调和营卫，以助三焦气化。方加当归和血通脉，乃"治风先治血，血行风自灭"之意。诸药合用，则风寒得散，营卫调和，游风得解。

例 2

王某，女，37 岁，教师。1978 年 7 月 11 日。

患者泛发红色豆瓣状风团，扁平隆起，口干怕热，心烦不宁，皮肤灼热，奇痒 3 天，舌红苔黄，脉浮滑。

诊断：瘖瘟（荨麻疹）。

辨证：风热郁于肌肤，不能透达。

治法：散风清热，透理三焦。

方药：麻黄连轺赤小豆汤加减。

麻黄 6g，杏仁 6g，连翘 12g，赤小豆 30g，桑白皮 30g，蝉蜕 10g，浮萍 6g，防风 6g，荷叶 6g，白蒺藜 15g，当归 12g，赤芍 15g，生地黄 15g，甘草 6g，生姜 3 片，大枣 4 枚。

水煎服。

7月15日二诊：服上方5剂，诸症大减，仍宗原意，上方加牡丹皮10g、赤芍10g。水煎服。

7月20日三诊：连进4剂，诸症悉除，予以苍耳子6g、荷叶6g作饮，服用1周，以善其后。

（柳少逸医案）

解析：此二案均为风邪郁表，但邪又有寒热之别，连翘乃苦寒之品，于风寒不利，故案例1去之。瘾瘰，又名鬼疹疙瘩、肥脉瘾疹，其状，风团扁平隆起，堆垒成片，状如豆瓣，多以热为重，故本案以散风清热，透理三焦为治。当归、赤芍、生地黄之属，乃"治风先治血，血行风自灭"之义也。

例3

于某，男，28岁。1971年10月2日。

1周前于胸部出现一片圆形玫瑰色红斑，上有细薄屑，直径约1.5cm，轻度发痒，近两天躯干及四肢近端出现大小不一的椭圆形红色斑片，上有皱纹，边缘有一圈糠状细鳞屑，舌红苔黄，脉浮。

诊断：风癣（玫瑰糠疹）。

辨证：风热血燥，腠理闭塞。

治法：散风清热，凉血润燥。

方药：麻黄连轺赤小豆汤加减。

麻黄6g，杏仁6g，连翘12g，桑白皮30g，赤小豆30g，蝉蜕 10g，牡丹皮 10g，赤芍 10g，白蒺藜 2g，金银花 18g，防风 6g，荆芥 6g，甘草 6g，生姜 3 片，大枣 4 枚。水煎服。

10 月 7 日二诊：连进 4 剂，斑片颜色变淡，鳞屑渐退，痒自已，仍宗原方继服。

10 月 16 日三诊：续进 8 剂，诸症悉除。

（柳少逸医案）

解析：玫瑰糠疹属中医"风癣"范畴。对此，《外科正宗》有"风癣如云朵，皮肤娇嫩，抓之则起白屑"的论述。本病是春秋易发的皮肤病，多发于青壮年，且好发于躯干及四肢近端，初发多在胸部，先出现一指甲大玫瑰斑疹，1 周后斑疹渐大如钱币，斑疹中心产生浅棕色糠皮样鳞屑，称为前驱斑，又称原发斑或母斑。历数日后，于躯干及四肢猝发多数相似的较小红斑，称为子斑，子斑亦逐渐增大，但始终不超过母斑大小。斑疹颜色不一，鲜红或褐黄或灰褐色。斑疹长轴与皮肤纹理一致，表面附有细小糠样鳞屑，轻度瘙痒，病程约 4 ~ 6 周，部分患者可伴有周身不适、轻度发热等全身症状。

中医学认为，此病多因风热血燥，闭塞肌腠而发。治宜散风清热，凉血通络。麻黄连轺赤小豆汤为外解表邪，内清里热之剂，用治此证，即"去宛陈莝"之义也。

六十二、痄腮

小柴胡汤证案

生某，男，36岁，工人。1978年12月。

1周前，患者夜晚入睡时，始感耳后下方疼痛，次日晨起即见隆起，进食时有酸胀感，夜间即感发冷发热，在厂卫生室诊为"腮腺炎"，给予青、链霉素肌注，且给解热镇痛药口服，病情无好转，双侧腮部肿胀高突，继而患者又感双侧睾丸疼痛，轻度红肿，急来求诊。追其病史，既往无腮腺炎病史，诊为病毒性腮腺炎并睾丸炎。

辨证：瘟毒结于少阳而传入厥阴。

治法：和解少阳，清泻厥阴邪毒。

方药：小柴胡汤化裁。

柴胡15g，黄芩12g，姜半夏10g，党参15g，龙胆草12g，栀子10g，车前子12g，泽泻12g，白花蛇舌草15g，半枝连15g，夏枯草12g，荔枝核12g，甘草10g，生姜5片，大枣5枚。水煎服。

服6剂后，双侧腮肿消失如常，唯睾丸挤按时仍疼痛，质稍硬，上方加炮山甲6g（研冲）。5剂后，诸症豁然。

（柳少逸医案）

解析：病毒性腮腺炎，属中医"发颐""痄腮"范畴。盖因少阳内主三焦，外主腠理，故予小柴胡汤以达表和里，升清降浊。足少阳胆经"下耳后""出走耳前""下经颊车"，足厥阴肝经"循股阴""过阴器"，发病部位均系肝、胆经经脉所过部位。故合入龙胆草、山栀、泽泻、车前子，乃寓龙胆泻肝汤之意，既泻肝胆实火，又清肝胆湿热。白花蛇舌草、半枝莲、夏枯草增其清热之功，荔枝核行气散结止痛。诸药合用，则三焦之郁火得清，肝胆之湿热得除，则病证痊愈。

六十三、口疮

小柴胡汤证案

姜某，女，4岁。1991年2月19日。

其母代诉：十余天前患儿表现躁动不安，发热寒战，头痛咽痛，哭啼拒食。2日后口腔内唇、舌黏膜多处红肿，继而出现针头大小、壁薄透明小疱，或散或簇状。部分疱疹破裂，有的留有浅表溃疡，淋巴结肿大，舌质稍红，苔黄白相间，指纹风关红赤。

证属肝胆火炽，相火上扰枢窍。宜用滋肾清肝之剂，佐以燥湿解毒、活血通络之味，予小柴胡汤加味。

处方：柴胡6g，生地黄10g，连翘6g，牛蒡子6g，生栀子6g，黄芩3g，黄连3g，黄柏3g，苍术6g，天花粉3g，当归3g，川芎3g，赤芍3g，地骨皮3g，牡丹皮3g，龙胆草3g，防风3g，生甘草3g。3剂，水煎服。

3日后复诊，诸症悉减，已能进食。上方去防风，予6剂续服。在颈部淋巴结肿大处，以水研六神丸敷之。1周后其母欣然相告，患儿口疮已愈，嘱服小柴胡冲剂，以善其后。

（柳少逸医案）

解析：本案之小儿疱疹性口腔炎，属中医"口疮"范畴。方寓小柴胡汤，加连翘、栀子、牛蒡子、龙胆草、黄连、黄柏，则肝胆之火得清，湿热之邪得除；方寓四物汤合地骨皮、牡丹皮，以清营凉血；药用天花粉、牛蒡子，可解毒消肿。故本方为清热泻火解毒之要剂。

六十四、咽痛

猪肤汤证案

于某，女，3岁。

因初入托儿所不适应，哭叫致咽喉肿痛，伴音哑。屡用胖大海代茶无效。说话、吞咽均咽痛，继而哭闹，且病情日益加重，延余诊治。查咽部红肿，舌红少苔。

予以《伤寒论》之猪肤汤，仲景法熬服之。服用1周而愈。此益阴润燥清热之法。成人、小儿均可用之。

处方：鲜猪皮60g，白粉50g（米粉），白蜜30g。文火炖成浓汁，下白粉、白蜜熬成膏，小儿每次15g，日3次。

（柳少逸医案）

解析：猪肤汤证属少阴热化、阴津受损之证。此证多为阴虚火旺而致咽痛，虚火上炎扰胸则胸满，热扰心神则心烦。以猪肤润肺肾之燥，解虚烦之热，白粉、白蜜补脾缓于中。诸药合用，滋肾润肺，益脾生津，润燥而降火，则咽痛诸症可解。

猪皮胶由猪皮熬胶而成，又名之新阿胶，为阿胶之代用品，对原发性血小板减少性紫癜、再生障碍性贫血、脾功能亢进、各种原因所致贫血及慢性咽炎均有较好的疗效。

桔梗汤证案

于某，女，13 岁。

近因感冒，喉内不适，干痒而咳，音低而粗，声出不利，继而喉内灼热疼痛，伴发热恶寒，头痛，体痛等症。喉部红肿，舌质红，苔白兼黄，脉浮数。

证属热邪蕴结于喉，脉络痹阻，而致急喉瘖。治宜清热解毒，消肿开结，师桔梗汤加味。

桔梗 10g，生甘草 15g，金果榄 6g。水煎服。

患者服用 1 周而病愈。

（柳少逸医案）

解析：此案乃少阴客热所致咽痛，故法当清热利咽。生甘草清热解毒，咽部轻微肿痛者，可一味甘草以愈之。

盖因一味甘草汤，为清热利咽之小剂，合入桔梗，《伤寒论》名桔梗汤。《珍珠囊》称其"与甘草同行，为舟楫之剂"，可直达咽喉，故桔梗汤又称"甘桔汤"，为疗咽喉肿痛要方。业师永昌公临证多以桔梗汤佐苦寒清热解毒之金果榄。并告云：京戏演员多以金果榄代茶，以防喉喑。

苦酒汤证案

姜某，女，12 岁。

三日前患感冒，服药好转。一日后咽喉肿痛，咽部红肿，喉底有颗粒突起，喉核肿胀不明显。舌苔微黄，脉浮数。

此乃风热邪毒犯咽所致，治宜疏风清热，解毒利咽，予苦酒汤。如仲景法服之。3 日病愈。

处方：半夏 6g，鸡子 1 枚，醋 10mL。水煎取汁，少少含咽之。

（柳少逸医案）

解析：此案乃少阴病咽伤溃破的证治，故法当清热涤痰，敛疮消肿。咽中溃疡，概由痰火郁结而致，故方中以半夏涤痰散结，鸡子清润利咽，苦酒（醋）敛疮消肿。半夏得鸡子，有利窍通声之功，无燥津涸液之虑；半夏得苦酒，辛开苦泻，能增强敛疮消肿之功。取药少许含咽，可使药物持续作用于咽部，以增疗效。

苦酒汤与桔梗汤同属热性咽痛用方。桔梗汤纯属热邪客于少阴经所致咽痛；苦酒汤则因痰火郁结于少阴之经，故除咽痛外，尚伴咽部溃烂。

半夏散及汤证案

张某，女，34 岁，教师。

既往有慢性咽炎史。耳鼻喉科诊为咽炎、声带小结。近因高考辅导课程增多而加重。声嘶日久，讲话费力，喉内不适，有异物感，以清嗓求缓，伴胸闷气短。舌质暗，脉涩。

证属气滞血瘀痰凝之候。治宜行气活血，化痰开音，师半夏散及汤意化裁。

处方：姜半夏 10g，桔梗 10g，陈皮 10g，炒枳壳 10g，桂枝 3g，炙甘草 6g。水煎服。

服用 3 剂，诸症悉减。续服 5 剂，声嘶愈，咽部微有异物感，予上方加乌梅 6g，制成散剂，每次 30g 代茶饮。

(柳少逸医案)

解析：此乃少阴客寒咽痛的证治。方中有半夏、桂枝、甘草三味，为辛温之剂。知此咽痛当属风寒客于少阴，兼痰湿阻络。虽咽痛必不红肿，苔白而滑，且必伴恶寒气逆、痰涎多等症，故用此方，以奏散寒通阳、涤痰开结之功。现代临床上多用此方治疗慢性咽炎、声带水肿、扁桃体炎、口腔溃疡等上呼吸道炎性疾病。

慢喉喑，指久病声音不扬、嘶哑失音之疾，又称久喑。此案所处半夏散及汤方，实乃寓甘草汤、桔梗汤及《活法机要》之桔梗汤（桔梗、姜半夏、陈皮各十两，炒枳壳五两，为粗末，每服二钱，加生姜五片，水煎服）众方之效。余名之为"加味甘桔汤"，尚可用于治疗咳嗽、肺痈而见气滞血瘀痰凝证者。

后　记

　　经典著作中的方剂，称为经方，泛指先秦及秦汉时期医学著作所载之方剂。目前所言经方者，系指《黄帝内经》及汉代张仲景《伤寒杂病论》中的方剂。

　　《黄帝内经》的治法，多为《灵枢》经中的针灸等非药物疗法，而对方药的应用，仅提出了十三首方剂，通称"《内经》十三方"。虽说只有"十三方"，然而它却是我国运用方剂治疗疾病的早期记载，且一些方剂仍为现今临床所运用。如汤液、醪醴，都是五谷为原料，经过酿制而成，具安和脏腑的作用。同时，对后世方剂的发展，有着很深的影响。

　　《伤寒论》113方，《金匮要略》262方，之所以被称为经方，是因其充分体现了治疗八法，从而奠定了"方以法立，法以方现，方证结合，组方不拘于一格，随证施治的临床应用大法"，即柳氏医派所倡导的"方证立论法式"。且经方在临床应用上，尚有方简力宏、效显力专的特点，故称仲景方为"万法之宗，群方之祖"。仲景方在不同的历史时期，均保持其旺盛的生命力，具有不朽的临床实践价值。诚如蔡陆仙所云："经方者，即古圣发明。有法则，有定例，可为治疗之规矩准绳，可作后人通常应用，而不能越出其范围，足堪师取之方也。"晋唐之后医家对经方采取灵活的运用，如清代缪希雍则主张"师其意，变通之"。综观历代医家对经方的研究，均已超出《伤寒杂病论》的应用范围。而用经方治疗现代医学疾病，均以证与病相结合，为中医临床提供了广阔的空间，昭示了经方的应用，仍有坚实的临床基础。

《余听鸿医案》云："药贵中病，不论贵贱，在善用之而已。古人之方，不欺后学，所难者中病耳。如病药相合，断无不效验者。"家父吉忱公宗仲景立方之要，广验于临床，均有"以对方证对者，施之于人，其效若神"之验。而余等亦"以对方证对者，施之于人"亦无不效验者。本书将家父吉忱公、蒙师牟永昌公及余等应用经方及其类方的部分医案，整理成册。意在说明"尝以对方证对者，施之于人，其效若神"之语，绝非妄论。

所选之案，多为吉忱公、永昌公和余等两代人应用经方之治验，且所选之验案，跨越两个世纪，均以当时之实录，略加整理，其文体亦为原录，以求原貌，故名曰《柳氏医派经方治验录》。

编　者
2020 年仲秋